표지의 빨간 튤립: 파킨슨병 상징

1980년 파킨슨병 환자였던 한 네덜란드 원예학자가 자신이 품종을 개량해 첫선을 보인 빨간 튤립에 파킨슨병 시조명인 "제임스 파킨슨 박사"라고 이름 붙인 데서 파킨슨병을 상징하게 되었습니다. 오늘날 레드튤립은 파킨슨병에 대한 일반인의 인식을 높이고 환자와 보호자에 대한 지원의 의미를 담으면서 전 세계 많은 파킨슨병협회에서 질환의 심벌로 채택하고 있으며, 유럽파킨슨병협회(EPDA)의 로고이기도 합니다. 저희 한방병원 파킨슨병클리닉 이름도 레드튤립 클럽하우스로 명명하고 있습니다.

EPDA
European Parkinson's
Disease Association

[그림] 빨간 튤립으로 상징되는 우럽파킨슨병협회의 로고

파킨슨병 한의진료

지은이 조기호

1판 1쇄 인쇄 2018. 02. 20
1판 1쇄 발행 2018. 02. 28

발행처_물고기숲 • 발행인_임민수 • 등록번호_제406-2012-000004호 • 등록일자_2012. 01. 03. • 주소_(우10906) 경기도 파주시 와석순환로 61, 708-601 • 전화_031)943-2090 • 팩시밀리_031)943-2091

값은 뒤표지에 있습니다. • ISBN 978-89-98038-31-1 93510 • 카카오톡 ID_fishwood • 카카오 스토리_http://story.kakao.com/fishwood • 이메일_ fishwoodbook@naver.com • 블로그_http://blog.naver.com/fishwoodbook • 스토어팜_ http://storefarm.naver.com/fishwood • 물고기숲은 독자 여러분의 의견에 귀 기울여 좋은 책을 만들겠습니다.

진단의 핵심과 표준약물의 이해, 한의치료의 최신지견

파킨슨병 한의진료

조기호 지음

서문

이 책은 어디로 향하는가

저는 한의학의 내과학에서 뇌 질환을 전문으로 하고 있습니다. 1984년에 한의사 면허증을 취득하고 곧장 경희대학교 한방병원에 들어 와서 환자들과 씨름한 지 33년째 맞이하면서 그동안 뇌 질환자의 패턴이 크게 변화함을 실감하고 있습니다. 1980년대에는 열악하면서 불완전한 혈압강하제, 생활습관에 대한 인식부족 탓으로 뇌출혈 환자들이 넘쳐났습니다. 그러다가 1990년대 들어오면서 혈압강하제가 업그레이드되면서 뇌출혈 환자는 급격하게 줄어든 반면, 고령화 사회(aging society)에 접어들면서 뇌경색 환자가 더 많이 발생하는 역전현상이 일어나기 시작하였습니다. 그리고 뇌영상기법, 즉 뇌CT에 이어 뇌MR의 보급으로 증상 없이 모르고 지나간 뇌경색까지 알게 됨으로써 뇌출혈과 뇌경색의 발생추이는 현재 2대8 비율로 있으며, 이 추세는 앞으로 그대로 이어질 것 같습니다.

바야흐로 혈관의 노화라는 뇌경색의 시대라 할 만한 요즈음, 혈관의 영역을 벗어나 뇌 자체가 위축되고 뇌기능을 손상시키는 다양한 물질의 축적 때문에 발생하는 퇴행성 뇌질환을 만나는 것도 일상화되고 있습니다. 한국사회가 고령화 사회를 지나 65세 이상의 인구가 전체에서 14% 이상을 점하는 고령자 사회에 이미 진입한 현실에서, 의료현장에서는 만성적으로 진행되는 뇌의 퇴행성질환이 고령화에 비례하여 늘어나고 있습니다. 이 질환의 중심에 파킨슨병이 자리하고 있으며, 이를 둘러싸고 있는 유사질환에 대한 개념도 중요시되고 있습니다. 이들은 우리 모두가 장수사회에서 만나게 될 가능성이 크다는 점, 치료하더라도 다양한 증상이 진행된다는 점, 사용하는 약물 치료의 효과가 언젠가는 바닥을 드러낸다는 공포감 등, 이러한 특징으로 인해 자칫 이리저리 떠돌아다니는 난민 신세를 면하지 못한다는 점에서 제대로 이해할 필요가 있습니다.

매스컴에서도 뇌졸중 같은 '병명' 중심에서 벗어나 요 몇 년 사이에 '걸음걸이', '보행장애', '종종걸음'이라는 표제어를 달고, '증상' 중심으로 전체를 조망하는 트렌드 변화를 읽을 수 있습니다. 그동안 뇌중풍 일색이던 내용이 걸음걸이를 가지고 만성경막하출혈, 파킨슨병, 뇌경색, 정상압수두증, 척추관협착증, 퇴행성경수증, 퇴행성관절염까지 한꺼번에 다루는 것은 고령화 사회에서 반드시 필요한 의학 정보이기 때문입니다. 걸음걸이가 평소와 조금이라도 달라졌다면 몸 어딘가에 이상이 생겼다는 경고 신호이며, 모든 보행장애에는 신경계질환이 숨어 있을 가능성이 크다는 것을 일목요연하게 알려주려는 것입니다. 걸음걸이가 건강 지표가 되는 이유는 운동기능, 균형감각, 적응력으로 이루어진 복합체가 얼마나 규칙적으로 걸음을 유지하는지, 주위 환경에 어떻게 대처할 수 있는지, 중심을 얼마나 잘 잡는지 등이 포함되기 때문에 관련되는 질환은 의외로 복잡하게 얽혀 있습니다. 한 발짝 내딛는 데도 대뇌 전두엽에서부터 기저핵, 소뇌, 척수, 신경근, 말초신경에 이르기까지 신경이라는 루트가 제대로 작동하여야만 하며, 여기서 그 어느 한곳이라도 문제가 생기면 정상적인 궤도를 이탈하게 되는 엄중한 현실을 만나게 됩니다. 영상기법이 발달하고 유전자변이가 더 많이 밝혀지는 세상에서 이러한 이상신호들은 단순한 노화가 아닌 뇌질환으로 인식해야 합니다. 한국보다 약 20년 앞서 인구사회 변동이 이루어지고 있는 일본에서는 지자체에서, 혹은 학회의 홈페이지에서 일반인들을 위하여 고령화 사회에서 만나게 되는 다양한 질환에 대해 정확한 의료정보를 제공하기 위해 많은 노력을 기울이고 있습니다.

저는 한방치료를 하는 입장에서, 그리고 제가 근무하는 한방병원이 한의학의 메카라는 명성과 거기에 걸맞은 위상을 겸비하고 있는 터라 전국구로서 다양한 퇴행성뇌질환

환자를 만날 수 있습니다. 교과서에서만 볼 수 있는 환자를 직접 만날 수 있다는 행운도 있지만, 방방곡곡 멀리서 온 분들에게 객관적이면서 데이터에 의거한 한방치료를 제공하지 못한 한계를 느낀 적도 많습니다. 저는 뇌질환을 전공하면서 뇌중풍 영역을 확장하여 퇴행성질환에 대한 정통교육의 필요성을 느끼게 되었고, 제2의 고향인 일본 도야마대학 의학부 신경내과에 달려갔습니다. 일본의학에서는 한국과는 달리 신경외과를 뇌신경외과로, 신경과를 신경내과로 구분하고 있는데, 신경과는 내과학의 한 전문분야로 자리 잡고 있습니다. 그때가 2007년이었습니다. 게이오대학 의학부 출신인 다카시마 슈타로(高嶋修太郎) 교수에게 하루 종일 달라붙어 굳어버린 머리에 쥐가 날 정도로 알파에서 오메가까지 파킨슨병에 대한 지식을 차곡차곡 채워 넣었었습니다.

1996년부터 1997년까지 1년간 일본 도야마대학 한방진료과에 유학한 경험도 있어 제 임상의 밑바닥에는 일본의학이 자리 잡고 있다는 사실을 숨길 수 없습니다. 서양의학의 한계는 치료의학의 한계가 아니라, 플러스 한방치료 알파가 있다는 것이 일본의학의 장점입니다. 실제로 85%의 일본의사들이 한방약을 처방하고 있으며, 한방엑기스제제의 시장 규모가 연 3조원을 넘고 있는 현실이 이를 뒷받침하고 있습니다. 한국의료의 메이저인 양방에서 입버릇처럼 되뇌이는, '한약물은 간이나 콩팥을 나쁘게 한다'는 말은 정통 있는 일본의료에서는 찾아볼 수 없습니다. 오히려 간이나 콩팥질환에 양약보다 더 안전하다는 인식 하에 한약물에서 그 해법을 구하고 있습니다.

저는 2014년에 통합의료 측면에서 뇌중풍을 정리한 《뇌중풍 치료와 재발억제 전략》을 선보였습니다. 그동안 쌓은 내공과 경험을 살려 뇌중풍에 대한 환자 중심의 양한방통합의료를 가로세로로 엮었습니다. 이제 그 뒤를 이어 파킨슨병에 대하여 환자 측면에서의 양한방통합의료를 마무리하게 되었습니다. 이보다 앞서 '파킨슨병 환자 측면'에서 제대로 된 가이드북이 없음을 안타깝게 생각하던 차에, 일본 신경내과와 한방의학을 겸하는 전문의의 관련 서적 두 권을 번역해 많은 호응을 얻기도 하였습니다. 제 진료실에서는 '레드튤립 클럽하우스: 한방파킨슨병클리닉'을 운영하고 있으며, 실제 환자군도 3분의 1 정도는 파킨슨병으로 이루어지고 있습니다. 일찍이 파킨슨병 환자를 대상으로 데이터를 분석하기도 하였으며, 그중 몇 편은 국제학술지에 실리기도 하였습니다.

제가 파킨슨병을 중심으로 한 퇴행성뇌질환에 필이 꽂힌 이유 중에 하나는 한의학 고유의 세밀한 관찰과 진찰을 통하면 그 진단의 정확성이 엄청나게 높다는 점입니다. 한방진료에서는 신체검사뿐만 아니라 머리에서 발끝까지 훑어보는 예리하고 감각적인 눈이 절대 강자입니다. 뇌영상을 비롯한 관련 검사는 어디까지나 보조적인 수단이며, 진단의 핵심은 환자 본인이 가지고 있는 증상 표현이라는 데는 이견이 없습니다. 전신의 모습을 쳐다보고 만져보고, 들어보는 한방 진단 과정을 최대의 장점으로 살려 환자 측면에서 진료가 가능한 분야가 바로 파킨슨병입니다. 진료실에 들어오는 모습만 보고도, 나아가 10여 미터 걷는 양상만 관찰하더라도 진단의 윤곽을 알 수 있는 것이 파킨슨병과 그 관련 질환입니다.

이 책은 파킨슨병에 대한 답을 주는 것이 아닙니다. 오히려 끊임없이 환자 본인이나 가족들이 의문을 품게 만들어 질문하게 함으로써 질병을 이해하고, 그런 다음 해결책을 찾게 하는 데 있습니다. 삶 자체가 끊임없이 밀어닥치는 선택의 연속이라는 점에서 난관에 부딪히기 마련인 파킨슨병 환자와 그 가족들에게 도움이 되었으면 하는 바람입니다. 서술 형식도 전문가 우월주의자들이 끊임없이 잔소리하는 맨스플레인(mansplain) 형식이 아니고, 환자들이 가지고 있는 의문과 고통을 공유하고자 주거니 받거니 하는 문답식의 형식을 빌려 평어체가 아닌 존대어를 사용하였습니다. 여기에 실은 증례는 모두 저에게 오신 분들로, 미력이나마 도움이 된 분도 있었지만, 힘이 부쳤던 분들이 더 많았다는 사실을 숨길 수 없습니다. 임상의학의 기초는 어디까지나 환자 분이기에 저와 인연을 맺었던 모든 분들에게 감사의 말을 전하며, 저의 누적된 경험을 후배들에게 전하면서 다음 세대에서 업데이트 될 것으로 믿어 의심치 않습니다.

이번 작업에서도 동료들에게 힘입은 바가 큽니다. 같은 교실의 조교수인 권승원 선생이 참고문헌을 일일이 확인하여 정리해 주었으며, 일부 그림과 도표는 직접 제작하였고, 내용의 정확성까지 더블체크해 주었기에 마무리가 가능하였습니다. 레드튤립 클럽하우스에서 잔뼈가 굵은 박준영, 진철, 이지은 선생들과 주임간호사 차숙화는 거친 원고의 행간에 하나하나 밑줄을 그어주었으며, 정민호, 양정윤 선생을 비롯한 많은 의국원들이 초독을 해주었습니다. 귀가 뚫리고 눈이 밝은 젊은이들이 제가 하는 일의 시작과 끝을 지켜봐주기 때문에 해타해지기 쉬운 초로(初老)의 저를 채찍질하고 있습니다.

마지막으로 감사의 말을 전해야 할 사람은 앞서 잠깐 언급하였지만, 도야마대학 의학부 신경내과학 교실의 다카시마 슈타로 교수(2018년 1월 현재 다카오카 후시키병원 원장)입니다. 제가 2007년 경희의료원 미원기금 지원으로 파킨슨병을 단기간 집중적으로 배우고자 달려간 곳이 바로 이 교수의 곁이었습니다. 일본 한방의학의 메카인 도야마대학 의학부 화한진료학 교실의 고토 히로조(後藤博三) 교수(2018년 1월 현재 도야마 호쿠세이병원 부원장)의 소개로 그를 만난 뒤, 임상을 중심으로 파킨슨병의 진단에서 약물까지 배웠습니다. 다카시마 교수는 일본신경학회, 일본파킨슨병·운동장애질환학회에 발을 담가 최신 지견의 피드백을 받도록 도와주었으며, 이상운동질환에서 다양한 실제 모습을 보여주는 비디오 세션에서는 같은 테이블에서 만찬과 토론을 즐기도록 배려해 주었습니다. 파킨슨병 분야에서 제 은사이신, 그의 정년(2017년 3월)에 맞추어 졸저를 통해 감사의 말을 전할 수 있게 되었습니다. 그동안 입은 은혜에 조그마한 보답이 될 것으로 믿어 의심치 않습니다.

졸고를 흔쾌히 받아주고 꼼꼼하게 문장 하나하나를 체크하여 준 물고기숲 출판사 임민수 사장의 도움이 가장 컸다는 사실을 마지막에 명기하여 둡니다.

2018년 1월 엄동에

지은이 씀

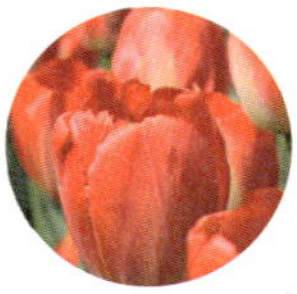

차 례

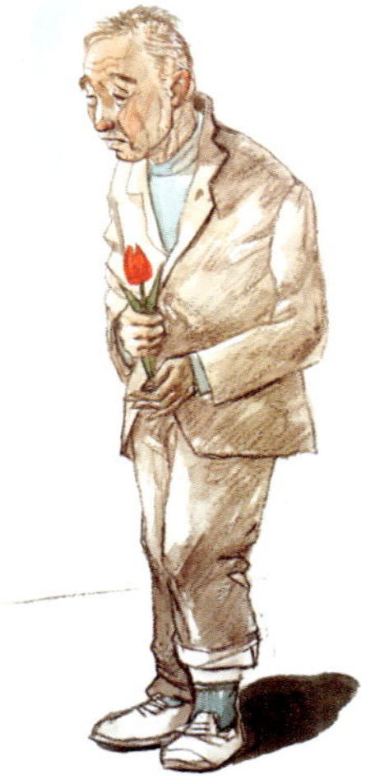

열면서
'내 의지대로 움직이지 못하거나', '내 의지와 상관없이 움직인다'는 문제에 대하여

인간은 스스로 움직일 수 있다는 특징 때문에 동물군에 속하는데, 이러한 자의적인 생각과 행동을 상실하고 심장과 호흡만 뛰는 상태를 의학적으로 식물 상태라 진단합니다. 인간이 동물이라는 전제에서는 뇌가 가지고 있는 고유한 기능과 이에 종속적으로 움직이는 팔다리의 건전함을 자연스럽게 생각합니다. 인간을 특징짓는 속성의 으뜸으로 '움직임'에 방점을 찍습니다. 그러나 어떤 원인에서든 몸이 부자연스럽고 시공간 개념을 잃어버린 사람들을 만나게 되면 새삼스럽게 생로병사의 윤회 속에서 인간이 가지고 있는 생각과 그 행동이라는 명제를 떠올리게 됩니다. 알파고 같은 인공지능로봇의 등장으로 인간은 한심한 동물에 불과하다는 자조에 가까운 절망감에 휩싸일 때, 2015년에 나온 이스라엘 역사학자 유발 하라리(Yuval Harari)의 《사피엔스》는 10만 년 전 다른 인간종을 제치고 유일하게 살아남은 호모사피엔스(homo sapiens)의 인지혁명, 농업혁명, 과학혁명을 풀어 나갑니다. 호모 사피엔스는 일찍이 스웨덴의 식물학자 칼 폰 린네(Carl von Linne, 1707~78)가 처음으로 인간을 '지혜가 있는 사람'이라는 뜻으로 만들어 낸 말입니다. 지혜라는 것은 뇌로부터 나오며, 이 지혜는 팔다리라는 하인을 거느리고 있습니다. 그런데 살다 보면 언젠가부터 생각이 제대로 안 되어 지혜롭지 못하게 되기도 하고, 혹은 마음먹은 대로 육체를 움직이지 못하거나 의지와 관계없이 몸이 움직여 그 지혜를 수행하지 못하는 심각함을 마주하게 됩니다. 여기서 우리는 내 몸을 움직이는 주체는 무엇이며 콘트롤할 수 없는 제어장치가 고장나는 것은 어디에 근원하는지, 종국에는 정신이 육체를 지배하는지 등등 마음과 몸의 관계에 대하여 확장하는 담론에 골몰하게 됩니다. 더구나 인간은 나 홀로 고고하게 살아가는 것이 아니라 이웃과 더불어 살아간다는 삶의 방식을 존중하여 사회적 동물로서, '사람 인(人)' 자의 형상도 이러한 휴먼네트워크를 뜻한다는 점에서 나의 개인적인 의지와 그에 수반한 육체의 동일성은 중요합니다.

생각 따로 몸 따로 노는 질환을 운동이상질환(movement disorder)이라 합니다. 1637년 《방법서설》에서 근대철학의 문을 연 르네 데카르트(René Descartes, 1596~1650)는 '나는 생각한다. 그러므로 존재한다'는 명제를 선언하였는데, 뇌 사고와 팔다리 움직임의 부조화라는 질병 차원에서 보면, '나는 생각한다. 이에 따라 나는 움직인다. 그러므로 나는 존재한다'라고 확장할 수 있습니다. 내 몸을 내 마음대로 할 수 없다는 불행함에 대한 회의는 신으로부터 벗어나 인간이라는 주체로서의 물음에 답한 르네 데카르트의 얘기에서 출발하는 것이 좀 더 합리적일 것으로 생각합니다. 왜냐하면 그는 '나'라는 존재는 신이 정한 바에 따라 결정되는 것이 아니고, 내가 생각하면서 살아 움직이는 주체로서의 인간이라는 철학을 입안한 학자이기 때문입니다. 그가 살았던 시대에 인간이 산다고 하는 것은 신의 은총, 즉 신이 우리에게 살아갈 수 있는 지구라는 터전을 주고 생명을 부여하였기 때문에 살고 있다는 믿음이 지배적이었습니다. 그때 그는 '나는 생각한다, 그러므로 나는 존재한다'고 외치면서 인간의 존엄성을 생각의 주체로 삼습니다. 생각이라는 키워드에는 동물로서의 인간에게 '움직인다'는 행동도 당연히 포함된 개념일 것입니다. 데카르트의 인간의 존재 증명, 즉 '나는 생각한다. 그러므로 나는 존재한다'라는 명제가 인간의 사유 철학이 동물적인 본능으로 확장한다면 '나는 생각한다. 따라서 움직인다. 그러므로 나는 존재한다'라는 명제가 성립되어야 할 것입니다. 이러한 철학적 명제는 근대의학이 자라나는 데 절대적 영향을 끼치며, 생각과 행동의 주체는 바로 다름이 아니라 '뇌'라는 데 주목하게 되면서 오늘날 뇌과학으로까지 발전하게 됩니다. 데카르트 철학의 결정적인 영향으로 17세기 이후부터 서양의학은 분석적 방법론에 힘입어 인도의학이나 중국 중심의 동아시아의학을 앞서나가게 됩니다. 어떻게 해서 내가 생각한 대로 내 몸이 움직이느냐 하는 데 초점이 맞춰져 인간의 몸을 해부하고 각

기능을 연구한 생리·병리학으로 발전하였기 때문입니다. 다시 말하여 서양에서는 정신과 육체를 분리하여 생각하면서 뇌과학이 발전하게 되는 계기를 마련하는데, 이에 반하여 동아시아의학에서는 정신의 본부를 심장에서 떼어내지 못하는 우를 계속 범함으로써 근대의학으로 성숙하지 못하게 됩니다.

인간이 다른 동물보다 우선 진화한 이유 중 하나로 두 발로 걸음으로써 두 손을 마음대로 쓸 수 있게 한 직립보행을 들고 있습니다. 우리 인간은 특별한 원인이 없는 한 생후 10개월쯤부터 손발 네 개를 사용하여 기어다니던 형태에서 은연중 일어서기 시작하면서 아장아장 걷게 됩니다. 어른들이 손뼉을 치면서 애기의 두 손을 앞으로 내밀게끔 시키면 느닷없이 두 손을 쭉 뻗으면서 걷는 모습을 관찰하게 됩니다. 이 과정은 너무나 천연스럽게 이루어지면서 원래부터 인간은 직립보행을 하도록 세팅되어 있는 만물의 영장임을 확인할 수 있는 장면입니다. 넘어지지 않고 걷는 자동장치가 설정되어 있음을 알 수 있는데, 즉 사물을 보는 시신경의 눈과 발바닥이 푹신하거나 딱딱한 감각을 느끼면서 소뇌에서 균형을 잡도록 조절하는 전달체계가 갖추어져 있습니다. 여기서 손과 발은 걷는 동작에서 상호 보완하는 기구인데 인위적이 아니더라도 너무나 자연스럽게 견제와 조화를 이룬다는 사실을 깨닫게 됩니다. 초등학교에 들어가서 '하나, 둘' 하고 손을 흔들면서 걷는 동작을 연습할 때, '오른발이 앞으로 나갈 때는 왼팔을, 왼발이 앞으로 나갈 때는 오른팔을 앞으로 내밀어야 한다'는 선생님의 설명을 듣고 나서 걸으려 하면, 오히려 버벅대던 경험을 가지고 있을 것입니다. 자동장치에 인위적인 복잡한 생각이 가미되면 동작이 헝클어지는 경험에서 오늘날 인간의 생각 및 몸의 부조화를 떠올리게 됩니다. 미국 작가 리베카 솔닛은 그의 《걷기의 인문학》에서 사람이 걸어가는 모습은 위대하다고 하였으며, 스위스 조각가인 알베르토 자코메티는 '걸어가는 사람' 연작을 통하여 인간 삶의 본질을 탐구하려 했습니다. 영국의 현대 미술가 줄리언 오피는 걸어 다니는 사람들을 그려서 유명해졌습니다. 그는 인간의 얼굴 대신에 발걸음에서 느껴지는 표정을 강조하였는데, 즉 걸음이 얼마나 가벼운지, 질질 끄는지, 톡톡 튀는지, 종종거리며 걷는지, 아니면 쭉쭉 뻗으며 걷는지. 이런 걸 살펴보면 얼굴을 보지 않아도 그 사람의 분위기를 느낄 수 있다고 합니다.[1]

명연설가라 하더라도 대중 앞에 서면 떨리고, 사랑을 고백할 때는 음성이 떨리게 됩니다. 혹은 글씨를 쓸 때 손이 떨려 엉망이 되어버리거나 커피 잔을 입에 가져가기도 전에 흘려버리는 일, 조용히 앉아 텔레비전을 보거나 걸을 때에 무심코 떨리는 손 등등, 매 순간 움직이는 본능이 있는 인간에게 내 의지와 무관하게 작동되는 사건을 직면하게 됩니다. 그래서 의학에서는 내가 생각한 바대로 움직이지 않는 질환에 대해 별도로 운동질환이라는 개념을 설정하고 있습니다. 육체를 움직이게 만드는 총본산으로서 뇌의 질환과 그 말초에 해당하는 근육의 질환이라 하지 않고 움직임의 속도와 강도를 중심으로 운동질환이라는 항목을 새롭게 설정한 이유를 이해하여야 합니다. 행동이 느린 파킨슨병을 뇌에서의 도파민부족이라는 사실을 알고서도 뇌질환에 넣지 않고 운동질환에 넣은 신경학자들의 고민을 알 것입니다.

움직여야 하는 동물로서 인간의 본능이 억제된다면 얼마나 혼란스러울까요? 내 몸을 내 맘대로 할 수 없다는, 이 움직임의 주체로서 근육은 뇌로부터 지령을 받는 하수인에 불과하기 때문에, 움직임의 제 문제에서는 뇌를 한 치도 떠나서 생각할 수 없습니다. 우리가 몸을 움직일 때 근육이 움직이는 것 같지만, 이보다 앞서 뇌라는 총본부의 명령이 있어야만 이루어지기 때문에 뇌에서 근육까지 전달되는 전체 통로를 이해할 필요가 있습니다. 그 과정을 보면, 뇌에서 시작된 전기신호가 척수를 거쳐 운동신경에 전달될 때 운동신경세포는 뇌의 지시 사항을 근육에 전달하는 역할을 충실하게 수행합니다. 이렇듯 뇌와 근육이 서로 영향을 주고받으면서 움직임이 이루어지는데, 이들은 제멋대로 가고 오는 것이 아니라 정해진 길이 있습니다. 이 길의 어딘가에 문제가 있으면 자유의지와 관계없이 빨라지기도 하고 느려지기도 하고, 혹은 전혀 예측하지 못하는 움직임까지 일어나게 됩니다.

지금까지 여러 길이 알려져 있습니다. 하지만 여기서는 뇌에서 시작되어 근육까지 전달되는 몇몇 길에 대해서만 설명하겠습니다. 뇌라는 중추신경의 최종공통로의 중심축을 추체로라 하며, 여기에 기저핵을 중심으로 하는 통로와 소뇌를 중심으로 하는 통로가 각각 협력을 하고 있습니다. 협력하는 보조길을 추체외로라 합니다. 연수의 피라미드(pyramid)를 거쳐 척수로 들어오느냐의 차이로 추체로(피라미드 길), 추체외로(파라미드 윗길)라고 합니다.

추체로는 시냅스의 간섭 없이 대뇌피질에서 척수로 직접 내려갑니다. 80~90%의 피질척수섬유가 연수 추체에서 X자 형으로 좌우 교차된 후 내려가게 됩니다. 바로 이러한 섬유 교차 때문에 오른쪽 대뇌반구는 왼쪽의 근육을, 왼쪽 대뇌반구는 오른쪽 근육

조직을 움직이는 데 관여합니다. 피질척수섬유는 행동의 민첩성을 요구하는 섬세한 움직임을 통제하는 데 주로 관여합니다. 나머지는 추체외로계로 중뇌와 뇌간 부위에서 유래합니다. 이 운동통제에 참여하는 소뇌, 기저핵, 대뇌피질의 부위는 수많은 시냅스와 상호 연결되어 있고, 추체외 운동로를 만드는 핵을 자극하거나 억제함으로써 움직임에 영향을 줄 수 있습니다. 이러한 과정을 통해 추체외로계는 운동을 수정·보완·교정하는 역할을 수행하게 됩니다. '추체로+추체외르+소뇌계'의 합작을 통하여 바늘귀를 꿴다거나 외줄타기 같은 정밀하고도 세밀하면서 균형 잡힌 동작이 가능해집니다.

[그림이 우리 몸은 어떻게 자연스럽게 움직이는가[2] [그림 제작: 권승원]

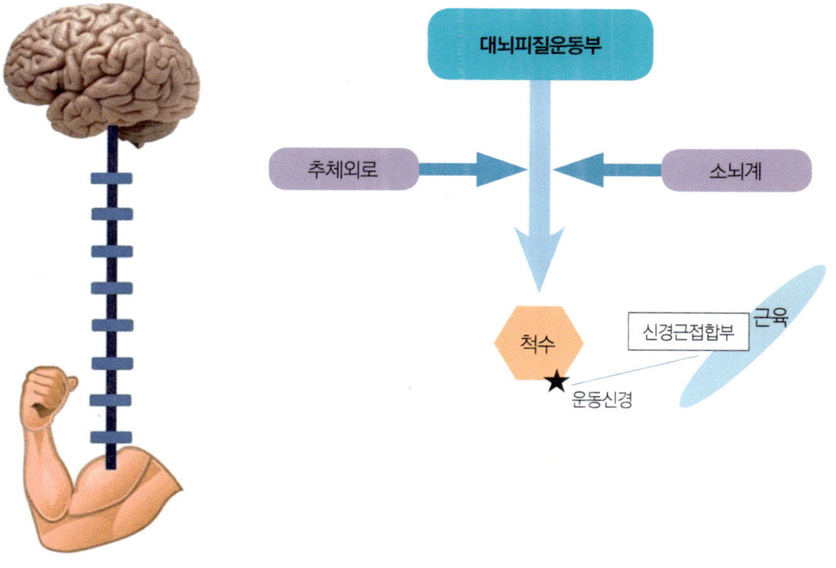

참고문헌

1. 조선일보, 2017년 12월 1일 A30면, 이주은, 수원시립아이파크미술관 '줄리언 요피'전
2. 시바사키 히로시, 《신경진단학을 공부하는 사람을 위해, 제2판》, 이가쿠쇼인, 도쿄, 2013, p. 312 일부 개정.

제1장
파킨슨병의 정체는 무엇입니까

환자에 대한 예리한 관찰에서 파킨슨병은 탄생합니다: 그때나 오늘이나 같습니다

1817년, 슈베르트와 베토벤이 활약하던 시대, 조선 후기의 영·정조에 이은 순조 17년에 영국의 한 신경학자가 발표한 한 편의 소논문이 발단되어 파킨슨병의 역사는 시작됩니다. 이 짧은 논문은 특이한 몇몇 환자들을 묶은 증례보고인데, 그 내용은 다음과 같습니다.

> 환자는 이 병이 언제 시작하였는지 정확히 기억하지 못한다. 초기증상은 가볍게 마비된 듯한 느낌으로, 손이나 팔에서 가장 흔하고, 가끔 머리에도 생기는 신체 특정부위의 떨림증 …… 몸이 앞으로 구부정해지는 경향이 뚜렷해진다 …… 신체장애는 심해지고, 근육의 자의적인 조절은 점차 없어지며, 떨림증은 점점 심해진다.

이 논문의 저자는 바로 제임스 파킨슨(James Parkinson, 1755~1824)이라는 신경학 임상의인데, 제목은 〈떨리는 마비에 관한 단신(An Essay on Shaking Palsy)〉입니다. 그 당시 팔다리의 이상이었다면 뇌중풍이나 신경매독이 대부분이었을 텐데, 그는 이 질환이 지금까지 알려진 이들 질병과 확실하게 다르다는 점을 발견하였기 때문에 의학사에서 불멸의 논문으로 이름을 남기게 됩니다. 파킨슨은 자신이 기술하려는 병은 실험연구의 대상이 된 적도 없고, 보고할 만한 해부학적 결론도 없다면서 지극히 겸손한 사과문으로 시작합니다. 그러나 그가 제공할 수 있는 것은 추측에 지나지 않지만, 이 병은 너무나 심각하고 환자에게 미치는 영향이 치명적이기 때문에 미완이지만 어떤 이유로도 출간을 미룰 수 없었다고 씁니다. 아울러 건강을 해치고 생명을 단축시킬 수도 있는 이 무시무시한 많은 과정의 베일에 대해 해부학자들이 새로운 연구를 수행할 수 있는 견인차 역할을 할 수 있을 것이라고 언급합니다. 그런 다음 이 병의 정의와 진행과정, 증상, 혼동할 수 있는 다른 질병, 개연성 있는 원인, 치료제 발견의 전망 등을 할애한 5개의 짧은 항목으로 꾸밉니다. 제임스 파킨슨의 첫 보고는 차분한 서술 기법으로 일관하여 19세기 의학 저술의 전형적이었다는 평으로, 즉 파킨슨의 산문은 절대 장황하거나 횡설수설하지 않으면서 자기 얘기에 충실하였습니다. 자칫하면 연민에 빠져 감상적으로 흐르기 쉽지만, 전적으로 그 당시에 할 수 있었던 관찰과 가끔 행해졌던 치료 개입에 바탕을 두었습니다. 이 증례보고는 그 뒤 몇몇 신경과 의사의 주목을 받으면서 꾸준히 논의되다가, 파리에 살았던 19세기 최고의 신경과학자인 장 마르탱 샤르코(Jean Martin Charcot, 1825~93)의 관심을 사로잡으면서 의학사에서 전면에 등장하게 됩니다. 파킨슨이 언급한 아주 독특한 증후군에 대하여 샤르코는 1861년 동료와 함께 여러 편의 논문에서 이 주제를 다루었으며, 수차례 환자의 부검을 직접 해부하기도 합니다. 그러나 그는 신경계의 어떤 병변이나 이상을 찾지 못하고 '떨림마비'를 동반하는 진짜 병변을 발견하지 못하였다고 마무리하면서 1876년 11월 19일 강의 도중 이 병에 '파킨슨'이란 이름을 붙일 것을 제안합니다. 왜냐하면 그는 더이상 '떨림마비'라는 명칭에 만족할 수 없는 이유를 두 가지 들었기 때문입니다. 환자들이 언제나 마비나 쇠약 징후를 보이는 것은 아니며, 동력계를 포함한 실험 결과 팔이 격렬하게 떨리고 있을 때조차도 근육은 많은 힘을 보유하고 있음이 드러났고, 게다가 휘어진 등, 가면 같은 얼굴, 경직 따위의 징후를 나타내면서도 떨림이 없는 환자들도 있기 때문에 '떨림'이라는 단어 자체가 부적절하다는 것입니다. 따라서 항상 나타나지 않는 증상의 특징을 따서 떨림마비 같은 병명을 붙이는 것은 이상한 일이라는 결론을 내리고, '파킨슨병'이라 부르자고 제안한 것이 오늘에 이르고 있습니다.[1]

이렇게 보면 근대 신경학의 아버지라 불리는 프랑스의 샤르코에 의하여 파킨슨병은 정립되었다고 할 수 있습니다. 파킨슨병의 4대증상 중, 제임스 파킨슨이 놓친 근육의 뻣뻣함은 샤르코에 의하여 1892년에 추가되었고, 이는 오늘날까지 유효합니다. 제임스 파킨슨은 떨림에 대한 명확한 특징을 확실하게 봤으나, 전체 파킨슨병 환자의 4분의 1은 떨리지 않는다는 사실에 샤르코는 근육경직을 필수증상으로 삼았던 것입니다. 이들의 예리한 관찰은 의학사에서 이들의 이름도 불멸로 자리 잡게 됩니다. 오늘날 우리가 알고 있는 파킨슨병의 모든 것을 19세기 초에 이 위대한 신경학 전공 임상의에 의하여 이미 다 기술되었다는 사실에 경외감을 가지지 않을 수 없습니다. 오늘날 우리가 이해하는 파킨슨병을 그대로 기술하고 있다는 점에서 최초라는 역사성뿐 아니라 치밀한 관찰 후에 얻은 의학적인 발견에 그 뒤 모든 학자들은 이 보고를 인용하면서 존중의 뜻을 나타내고 있습니다.

이들의 뒤를 이어 샤르코의 제자인 프랑스 에두아르 브리소(Edouard Brissaud)는 1895년, 파킨슨병이 흑질이라는 뇌의 한 부위가 손상되어 발생하는 것이 아닌가 하는 의혹을 제기하였고, 1912년 프레데릭 레비(Frederic Lewy)[01]는 파킨슨병의 조직병리에서 루이(레비)소체가 특징이라는 사실을 밝혀내고, 1919년에는 콘스탄틴 트레티아코프(Constantin Trétiakoff)가 일련의 사체 부검에서 흑질 가설을 뒷받침할 만한 증거를 찾으면서 파킨슨병의 책임 병소가 흑질치밀층의 신경세포탈락이라고 못을 박습니다. 이처럼 파킨슨병의 실체는 19세기 후반 프랑스의 신경과 임상의의 예리한 관찰과 20세기 초 독일의 신경병리학자들의 노력으로 거의 규명됩니다. 이로부터 한참 시간이 지나 뇌 흑질에서 도파민이 생산된다는 사실이 밝혀지면서 1953년부터 파킨슨병은 신경세포들 간의 흥분 조절을 담당하는 도파민의 부족 대문에 발생한다는 이론이 정설로 굳어집니다. 1960년에는 오스트리아 생화학자, 호니키에비츠(Hornykiewicz) 등은 대뇌기저핵의 중요부인 선조체(미상핵+피각)에서 도파민이 현저하게 저하된다는 것까지 밝혀내는데, 이는 트레티아코프의 흑질장애 발견으로부터 무려 40년의 세월이 걸렸습니다.[2]

제임스 파킨슨이 태어나고 죽은 그 기간은 18세기 중엽으로 영국 역사에서는 산업혁명기와 일치하며, 의학에서도 특히 임상의학이 크게 발전된 역동의 시대를 함께하였다고 할 수 있습니다.

'떨림마비'라 한 파킨슨의 임상기록을 '파킨슨병'이라는 이름을 선사한 장 마르탱 샤

01 Lewy를 독일어로는 '레비', 영어로는 '루이'로 발음하는데 국제적으로 영어 중심으로 되어간다.

르코의 위대함도 신경학 역사에서 대단한 위치를 점하고 있습니다. 제임스 파킨슨에게 파킨슨병이라는 시조명을 안겨준 샤르코는 그 자신이 시조명으로 된 '샤르코마리투스병'의 명예를 가집니다. 2015년 여름날, 삼성그룹가의 장남인 이맹희 CJ그룹 명예회장이 별세했을 때, 그의 장남인 이재현 회장이 샤르코마리투스(Charcot-Marie-Tooth: CMT)에 걸려 고생한다는 기사가 있었는데, 최근에는 이 병세가 급속히 악화되어 젓가락질도 제대로 할 수 없는 상태라고 합니다.[3] 이 병명의 첫 글자인 샤르코가 바로 파킨슨병을 명명한 그 사람의 이름입니다. 그는 제자도 잘 두었는데 경련성 틱 질환인 투렛증후군의 시조명을 가지게 된 조르주 질 드라 투렛(Georges Gilles de la Tourette)이 대표적입니다. 또한 평생 무의식을 연구한 현대 정신의학의 거두, 지그문트 프로이트도 프랑스 파리 살페트리에르 병원에서 장 마르탱 샤르크 교수의 지도 아래 히스테리 환자를 관찰하였다고 합니다. 그래서 오늘날 신경학자는 1893년 8월 15일 숨을 거둔 19세기 최고의 신경학 거두인 장 마르탱 샤르코의 일대기도 빠지지 않고 읽고 있습니다.

2017년은 제임스 파킨슨이 최초로 파킨슨병에 대한 논문을 발표한 지 200주년이 되는 기념비적인 해입니다. 제21회 파킨슨병 및 이상운동증 국제학회가 2017년 6월에 캐나다 밴쿠버에서 열렸는데, 200년간의 파킨슨병 역사관이 설치되기도 하였습니다. '파킨슨병의 200년'이란 타이틀로 제32회 일본 대뇌기저핵 연구회가 열리기도 합니다. 현대의학에서 꽤 긴 역사를 가졌다고 할 수 있습니다. 어떤 학자들은 1500년대에 레오나르도 다빈치에 의하여 이미 파킨슨병이 기술되었다고 합니다.[4] 그러나 레오나르도 다빈치는 미술, 건축에서 더 뛰어났기 때문인지 의학사에서까지 왕관을 씌워주고 있지는 않습니다. 미국 시카고 대학의 크리스토퍼는 부분적이지만 1768년 소바주(Sauvages)는 과속보행을 기술하였다고 하며, 이보다 훨씬 전인 기원전 1000년경의 전통인도의학과 중국의학에서 파킨슨병을 뜻하는 문헌을 찾을 수 있다는 얘기를 합니다.[5]

한의학에서 파킨슨병의 문헌기록을 더듬어봅니다

파킨슨병 관련 학회지에서는 미국 시카고 대학의 크리스토퍼(Christopher)[5]가 중국의 장(Zhang)[6]이 쓴 논문을 인용하면서 일찍이 고대 중국의학에서도 오늘날 파킨슨병을 의미하는 문헌이 있었다고 할 정도로 동아시아 전통의학에 주목하고 있습니다. 한의학을 포함한 동아시아 의학사에서는 후한시대, 대략 3세기에 지은 것으로 알려진 《금궤요략》 제19장의 '부궐(趺蹶)'병에서 파킨슨병의 연원을 거슬러 올라갈 수 있습니다. 부궐병은 '앞으로는 나아갈 수는 있는데, 뒤로 물러서는 것은 안 된다'고 정의하는데,[7] 이것은 제자리에서 꼼짝 못하는 증상의 표현으로 파킨슨병의 동결걸음(freezing of gait)을 의미한다고 해석합니다. 부궐병과 같은 항목에는 팔다리의 근육이 뻣뻣하거나 근육이 뒤틀리는 질환을 함께 다루고 있는데, 포괄적으로 파킨슨병의 가능성을 암시하는 것으로 짐작됩니다. 파킨슨병의 관점에서 가장 의미 있는 기술이라 생각하지만, 그 뒤의 학자들에게 '부궐병'은 더이상 인용되지 않아 일회성으로 사장되고 맙니다.

그러다가 17세기 초, 명나라 왕긍당(1549~1613)에 의하여 1604년에 출간된《증치준승(證治準繩)》에서 〈전진(顫振)〉이라는 항목으로 '떨림'이 독립적으로 설정되어 폭넓게 다루어지는데, 여기서부터 본격적으로 파킨슨병 범주의 임상의학이 시작되었다고 할 수 있습니다. 운동장애를 뜻하는 '마비'와는 달리 '떨림' 그 자체를 하나의 '특징적인 증상'으로 보고 다룬 것은 중국의학이 세계의학사에서 가장 빨랐다는 결론을 내릴 수 있습니다. 떨림을 오늘날 한자어로 '진전(振顫)'이라 하는데,《증치준승》의 〈전진(顫振)〉이 앞뒤 글자가 뒤바뀐 채 후대로 내려오면서 그대로 굳어진 것이 아닌가 추측해 봅니다. 이 두 단어의 동일성을 고려할 때, 〈전진(顫振)〉이 후대로 내려오면서 오늘날 '진전(振顫)'으로 되었을 가능성이 높다고 생각합니다. 오늘날에는 '전진'이라는 말은 사용하지 않고 있으며, '진전'·'진전마비'라는 용어가 일반화되어 통용되고 있습니다. 중국에서는 '진전(振顫)'의 한자에서 '振'은 '震'으로, '顫'은 '戰'으로 각각 혼용하고 있는 모습을 보이기도 합니다. 모두 획수가 많고 어려운 단어의 쓰임이 후대에 내려오면서 편리하게 바뀌었다고 봅니다. '떨릴 전(顫)'의 일반 쓰임에서 떨면서 쓰는 필법인 '전필(顫筆)'이 유명합니다. 어떻든《증치준승》의 소논문을 찬찬히 살펴보면 '전(顫)'은 흔들린다는 '동요'이며, '진(振)'은 움직인다는 '동(動)'으로 정의합니다. 말 그대로 '몸이 요동치는' 증상을 〈전진(顫振)〉이라 표현하였으며, 이를 '바람' 부는 형상에 비유했습니다. 더 구체적으로 저자는 머리만 떨고 손발은 멀쩡한[頭動而手足不通] 유형과 손발은 떨지만 머리는 괜찮은[手足動而頭不通] 두 유형으로 분류하였는데, 오늘날 신경학적 관점에서 보면 전자는 본태성 떨림이고, 후자는 파킨슨병 떨림임을 알 수 있습니다. 17세기의 문이 막 열리기 시작한 때에 이 둘을 엄연히 구분하였다는 것은 중국 근대의학의 정밀성을 엿볼 수 있습니다. 경제사에서도 그 당시 중국이 세계에서 가장 선진국이었다는 평가를 하는데, 의학의 발전은 경제 발전과 함께 간다는 방증입니다. '떨림'의 유병률에 대해서 장년에는 드물고, 중년 이후에 나타나기 시작하여 노년에 가장 많은 질환이라고 하여 노화를 그 원인으로 정확하게 보았으며, 노년에는 음혈(陰血)이 늘 부족하여 치솟는 화(火)를 억제하지 못하기 때문에 난치질환이라고 진단을 내렸습니다. 따라서 치료법은 풍(風) 기운을 몰아내고 기(氣)를 끄는 약을 써야 하며 절대로 열(熱)한 처방으로 따뜻하게 해서는 안 된다고 강조하였습니다. 구체적으로 왕긍당은 떨림의 방아쇠 역할을 하는 피로에는 삼출탕으로 보하게 하고, 스트레스가 원인이라면 보심환으로 심장을 튼튼하게 하며, 노인성에는 떨림을 멈추게 한다는 정진환을 처방한다고 가이드라인을 제시하였습니다.[8] 지금 보아도 오늘날까지 유효한 치료법을 유산으로 남겨주었습니다.

이에 영향을 받은 조선시대 허준은 그의 《동의보감》(1613년 첫 출판)에서 왕긍당(王肯堂)의 이론을 그대로 답습하지 않고 나름대로의 이론을 정립하고 있습니다. 즉, '전진' 항목을 별도로 설정하지 않는 대신, 신체 부위별로 떨림을 정리하였습니다. 손의 수진(手振), 머리의 요두(搖頭), 혀의 농설(弄舌) 등의 임상표현으로 분류하였으며, 특히 〈두(頭)〉 항목에서는 '풍두선(風頭旋)'이라는 진단명을 제시하면서 특별한 원인이 없이 자기 자신도 모르는 사이에 머리를 떠는 증상이라고 정의하였습니다. 이것은 전형적인 본태성 떨림을 말하고 있습니다. 〈수(手)〉 항목에서는 '심허수진(心虛手振)'이라는 진단명이 나오는데, 그 치료법을 〈신(神)〉 항목의 보심환 처방을 제시하여 정신적·심리적 요인을 그 원인으로 보았습니다. 덧붙여 오진을 염려하여 바로 옆에 평소 음주과다가 있는 사람에게 나타나는 손 떨림은 '주객수진

[그림1-1] 증치준승의 〈전진〉 소논문[9]

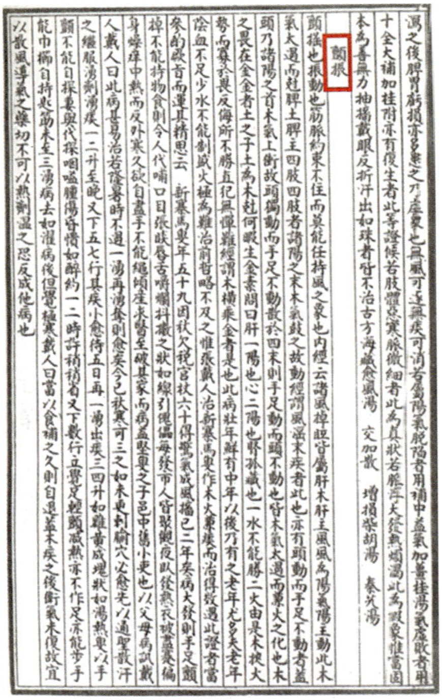

(酒客手振)'[02]이라 하여 〈내상(內傷)〉 항목의 갈화해성탕을 처방하라고 제시하였습니다. 허준은 떨림이 많이 나타나는 부위를 '손'과 '머리'로 국한하였으며, 그의 예리한 관찰은 '손' 떨림이라 하더라도 스트레스와 관계없이 알코올중독 경향인 경우에는 내과적 치료를 우선해야 한다고 분명히 하고 있습니다.[9] 본태성 떨림과 알코올중독성 파킨슨 증후군의 차이점에 대한 탁견은 오늘날에도 유효합니다. 허준의 위대함은 중국의학을 문헌적 기반으로 하면서도 본인 임상경험을 결합시켜 자기 목소리를 내었다는 점입니다. 단순히 문헌만 정리하는 데 그치지 않고 섬세한 임상관찰을 통해 자기만의 결론을 도출하였기 때문에 《동의보감》은 17세기 이후 중국, 일본에서도 각광받으면서 동아시아 근대의학의 글로벌한 의학서라는 후한 점수를 얻었습니다. 이는 오늘날 서양의학의 《해리슨내과학》과 같은 존재감이라고 그 무게를 가늠할 수 있습니다. 그러나 파킨슨병 환자 특유의 몇 가지 복합적인 증상에 대해서 기술하지 않은 탓에 200년 뒤 영국의 제임스 파킨슨에게 그 공을 송두리째 빼앗기고 맙니다.

이상에서 살펴보았듯이 떨림증을 주 증상으로 하는 몇몇 병태에 대한 기술은 있지만, 파킨슨병은 떨림증 이외에도 다양한 증상을 동반하고 있기 때문에 한의학 문헌에서 어디까지가 특발성 파킨슨병인지는 분명하지 않습니다. 서양의학에서는 파킨슨질환과 떨림(tremor)은 공통된 부분이 있지만, 근본적으로 다르다는 면에서 별개로 다루고 있다는 점에 주목하여야 할 것입니다.

무엇을 파킨슨병이라 합니까

의학 교과서로서 가장 저명한 《해리슨내과학》에서 파킨슨병의 정의를 보면 '병리적으로 파킨슨병은 흑질내 도파민 신경의 퇴화, 선조체의 도파민 감소, 루이소체로 알려진 세포질내 봉입체의 침착으로 표현된다'고 되어 있습니다.[10] 파킨슨병을 정의할 때의 키워드로 사용되는 신경세포, 변성질환, 도파민 부족, 추체외로라는 말이 콤팩트하게 다 들어 있는 구절로서, 풀이하면 '신경세포가 제 역할을 하지 못하고 자꾸 변화되어가는 질환의 하나이며, 이는 신경전달물질인 도파민의 부족으로 뇌에서 근육으로 연결되는 운동기능을 돕는 데 문제가 된다'고 하면 될 것 같습니다. 여기서 주목하여야 할 것은 도파민의 결핍이라는 것이며, 이것이 생산되는 중심부가 중뇌의 흑질이라는 부위입

02 여기서 객(客)은 침범한다는 뜻이다.

니다. 이곳은 흑질이라는 단어가 암시하듯 색소가 풍부한 치밀부로 구성되어 있는데, 무슨 이유인지 정확하게는 알 수 없지만 거무스러한 색조가 탈락하는 일이 생깁니다. 이렇게 되면 여기서 나오는 도파민도 줄어들게 됩니다. 파킨슨병 환자의 부검에서 관찰한 흑질의 변성을 보면 다음 그림과 같습니다.

[그림1-2] 정상인과 파킨슨병 환자의 중뇌 흑질, 교 청핵반에서의 멜라닌 함유세포가 변성·소실된 차이

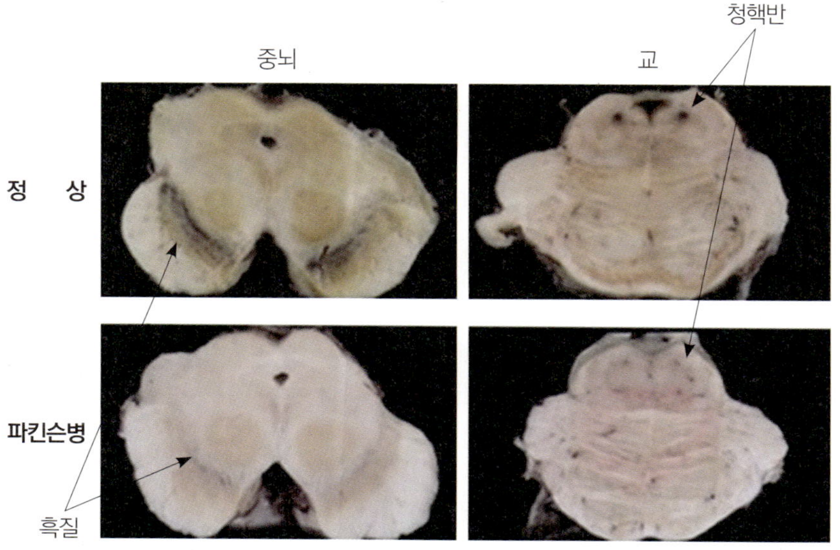

정상인의 뇌에서는 흑질이라 하듯 검은색을 띠나, 파킨슨병 환자에서는 검은색을 띠는 멜라닌 신경세포의 탈락으로 인하여 희게 보입니다. [슬라이드: 다카시마 슈타로 교수 제공]

흑질의 신경원들은 도파민이라는 신경전달물질의 생산에 관여하는데, 불행하게도 흑질 치밀부에서 변성작용이 일어나 도파민 생산이 감소하면 그다음 단계, 즉 흑질에서 운반된 도파민을 받아들이는 선조체의 도파민 수용체가 장애를 받음으로써 여러 가지 불편한 증상이 일어납니다. 이러한 환자의 주 증상은 떨림, 뻣뻣한 근육, 느린 동작, 구부정한 허리에 재빠른 걸음걸이 같은 자세반사장애 등입니다. 시간이 흘러가면 여기에 덧붙여 원래의 운동증상 외에도 다양한 비운동증상을 동반하는 다소 복잡한 성질을 가지고 있으며, 신경병리도 말초의 자율신경부터 대뇌피질까지 광범위하게 미친다는

것으로 알려져 있습니다.[11]

우리가 이러한 사실을 알게 된 것은 지금으로부터 약 50여 년 전 1960년에 오스트리아의 호니키에비츠 등이 파킨슨병 환자의 뇌부검에서 기저핵을 이루는 미상핵, 피각, 담창구 등의 선조체 부위에서 도파민 양이 현저하게 감소한 것을 발견한 데서 출발합니다. 그들은 처음으로 파킨슨병과 도파민의 관계를 밝혀냄으로써 파킨슨병에 대한 생화학적 이상 해명에 기초를 닦았는데, 지금도 그 공로가 퇴색되지 않고 있습니다. 다시 말하여 그전까지 어둠 속에서 헤매던 파킨슨병이 1960년대 초에 들어와서 뇌의 한가운데에 위치하는 기저핵에서 원인 모르게 뇌세포가 죽기 때문에 일어난다는 사실을 알게

[그림1-3] 몸을 움직일 때 뇌에서 일어나는 과정

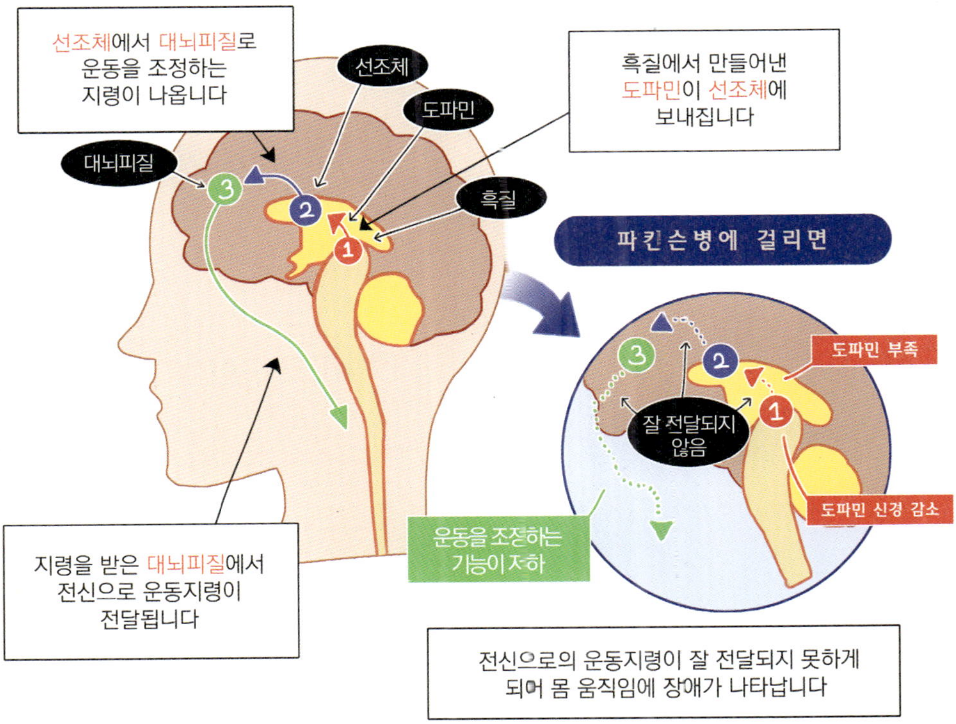

몸을 움직일 때 뇌의 흑질에서 만들어낸 도파민이 선조체로 보내집니다. 기저핵에서 주로 정보를 받아들이는 선조체에서는 대뇌피질로 운동을 조정하는 지령을 내보내게 되며, 그 지령을 받은 대뇌피질에서 전신으로 전달됩니다. 그러나 흑질의 신경세포가 감소하여 도파민 방출이 부족해지면 운동을 조정하는 기능이 떨어지게 되며, 따라서 몸 움직임에 장애가 발생합니다. [그림 제작·설명: 권승원]

됨으로써 양지로 나오게 되는 전환점이 되었다는 것입니다. 기저핵의 특정 뇌세포에서는 뇌의 다른 부분에 신호를 전달하는 도파민이라는 신경전달물질을 합성하는데, 이 기저핵에서 문제가 발생하면 몸자세 유지, 근육 긴장도, 의지에 따른 자연스러운 동작이 이상해지는 등의 증상으로 고민하게 된다는 것입니다. 학회에 가보면 파킨슨병을 뇌기저핵질환 세션으로 분류하며, 혹은 뇌기저핵만을 전문으로 다루는 학회도 있습니다.

그렇다면 도파민의 역할은 무엇일까요? 도파민(dopamine)은 3-hydroxytyramine으로 노르에피네프린의 직접 전구물질로 알려져 있으며, 카테콜라민 함유량이 많은 흑질, 선조체, 담창구를 포함하는 추체외로계의 운동중추에 고농도로 포함되어 있습니다. 파킨슨병에서는 흑질에 세포체를 가진 특정 뉴런이 변성되면 투사 대상인 선조체에서 도파민이 현저하게 떨어지게 되며, 이어서 인간의 고유한 자발적 움직임에 장애를 가지게 됩니다.

얼마나 많은 환자들이 있습니까? 고령화 사회에서 흔히 만나게 됩니다

한국은 2~3년 이내로 65세 인구가 전체 인구 비율에서 14%가 넘는 고령화 사회를 목전에 두고 있습니다. 이러한 상황에서 뇌의 노화를 생각할 때 파킨슨병은 심각하게 걱정해야 할 골칫거리 중 하나입니다. 2014년 당시 사상 최대 관객을 모은 한국영화, '국제시장'에서 주인공 역을 맡았던 배우 황정민은 70대 할아버지 덕수 역을 하기 위하여 서울 종로의 탑골공원에 나가 할아버지들을 관찰하였으며, 한 번에 2시간 50분 걸리는 분장보다 더 중요시한 것은 걸음걸이, 행동의 실루엣, 말투, 바라보는 눈의 느낌, 손 떨림 같은 디테일이었다고 고백합니다.[12] 여기서 할아버지 역에 필요한 걸음걸이, 손 떨림은 바로 파킨슨병을 말하고 있습니다. 정도의 차이는 있을 수 있지만, 나이를 들면 누구나 파킨슨병 증상이 나타난다는 사실을 은연중에 알려주고 있습니다.

실제 파킨슨병으로 진료를 받은 환자의 연령을 보면 10명 중 9명은 60대 이상인 것으로 나타나고 있습니다. 파킨슨병의 발병 연령은 20세부터 시작하지만, 55세부터 70세까지가 대부분으로 피크는 60대인데, 환자의 분포는 70대가 45.3%로 가장 많으며, 60대 이상이 90.9%로 나이와 직접 관련되어 있다는 사실을 알려주고 있습니다.[13] 이 숫자는 인구 10만 명당 168.5명으로 최근 5년간(2010~2014) 연평균 7.2%가 늘어났으며, 80대 이상 환자가 해마다 8.3%씩 늘어 가장 높은 증가율을 보이고 있습니다. 파킨슨병 발병 통계에 따라 남녀별 차이가 있으나, 근본적으로는 그 차이가 없는 것으로 알려지고 있으며, 한국에서는 여성환자가 60.8%르 남성보다 많은 것으로 나타났습니다.[14] 이 통계는 실제 진료를 받은 환자의 숫자이므로 파고 들어가보면 더 있을 것이라는 추측을 하게 됩니다.

[그림1-4] 파킨슨병 진료 인원 증가추세[13]

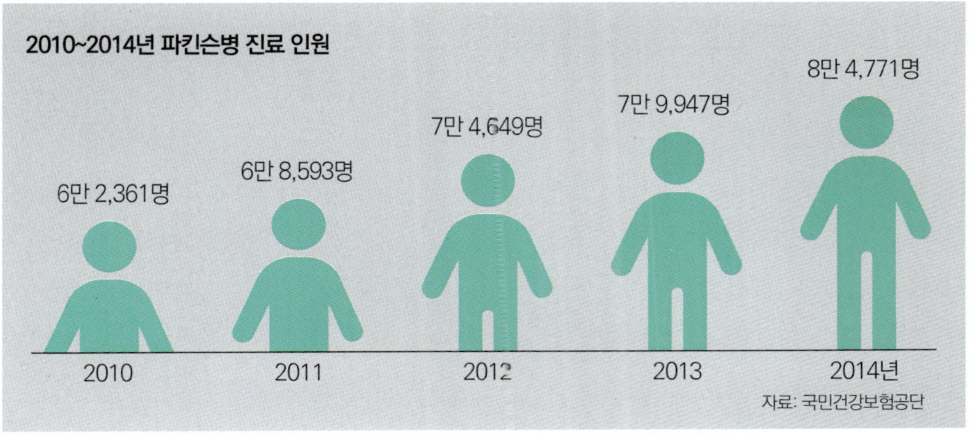

한국형 인구분포의 앞선 통계를 보여주는 일본의 예를 보면, 준텐도대학 핫토리 노부타카 교수는 파킨슨병 유병률을 10만 명당 약 125명의 비율이라 하였는데, 이처럼 파킨슨병 유병률은 보고자에 따라 꽤 다르게 나타나기도 하지만, 크게 보면 인구 10만 명당 100명으로 보고 있으며, 이웃하는 질환인 치매는 700명, 뇌중풍은 470명인 것과 비교됩니다. 파킨슨병은 노화와 관련되어 있기 때문에 65세 이상을 기준으로 한다면 10만 명당 1,000명으로 나와 있어, 결코 적은 수는 아니라고 할 수 있습니다.[13,15]

도파민 자연감소를 가져오는 뇌의 노화 원인을 찾아봅니다

파킨슨병에서 그 주범인 도파민 감소가 나이와 얼마나 상관성을 가지는지 먼저 살펴보겠습니다.

[그림1-5] 나이에 따른 흑질에서의 도파민 감소

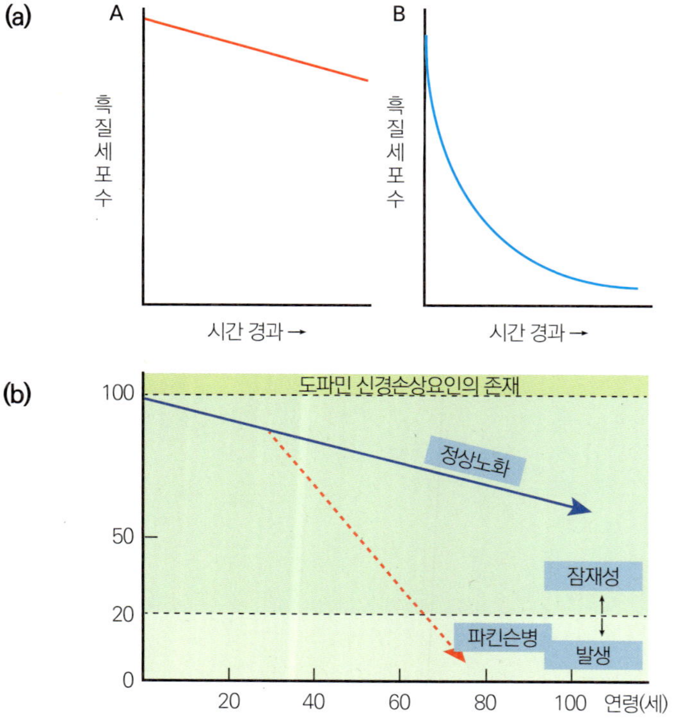

(a) 정상 노화 A와 파킨슨병 B에서의 흑질세포 감소[16]

(b) 노화에 따른 도파민 감소와 파킨슨병 발생의 관계[17]

정상 노화에서는 흑질세포가 거의 연령에 비례하여 감소하지만, 파킨슨병 발생 후에는 흑질세포가 급격히 감소한다는 사실을 보여주고 있습니다(Fearrnley JM, et al. Brain 1991을 참고하여 작성) [그림제작·설명: 권승원]

[그림1-5]에서 나이에 따른 자연적인 도파민 호르몬 감소와 파킨슨병 환자의 급격한 도파민감소의 확연한 차이를 알 수 있습니다. 누구든지 겪는 가령에 따른 노화를 피할 수 없지만, 파킨슨질환을 유발하는 조기 노화의 원인을 살펴볼 필요가 있습니다. 여기에는 너무나 많은 이론과 가설이 제기되고 있지만, 지금까지 활성산소, 유전적 요인, 도파민세포의 조기노화설, 환경독소설, 위장호르몬인 그렐린 관련설 등이 거론되고 있습니다.

노화가설에 대한 단서 중 하나로 활성산소가 가장 먼저 꼽히는데, 이 이론을 생각해

낸 사람은 1954년 캘리포니아 대학 버클리캠퍼스에 근무하던 데넘 하먼(Denham Harman, 1916~2014)이라는 의사입니다. 그는 노화의 보편성에 흥미를 느꼈으며, 의과대학으로 오기 전에 셸 석유회사에서 15년 동안 화학자로 일한 그의 경력이 여타 의학자나 생화학자들과는 차별된 생각을 하게 되었습니다. 그는 수명의 한계가 대사과정에 생성되는 특정한 분자에 의해 지속적으로 손상된다는 점에 주목하였으며, 그 범인으로 지목한 것이 바로 활성산소라는 자유 라디칼 분자였습니다. 당이 산소와 결합하여 화학에너지를 방출할 때마다 자유 라디칼이 생성되는데, 이는 여느 공기 중에 일어나는 연소 현상과 마찬가지로 위험한 부산물일 것이라는 생각이 석유회사에서 근무했던 화학자의 머리에 떠올랐던 것입니다. 1956년 하먼은 활성산소에 관한 논문을 발표했지만, 10년 가까이 지나도록 생물학자들의 이해를 구하지 못하고 심지어 이런 발상을 무시하거나 비웃기조차 하였습니다. 그러다가 1970년 후반에 들어와서 짝을 이루지 못하는 자유 라디칼은 짝을 찾으려는 반응이 커지면서 세포의 분자에 달라붙어 산화시키고 중요한 생물학적 기능을 수행하지 못하도록 한다는 사실을 알게 되면서 폭발적인 관심을 끌게 됩니다.

우리는 숨을 쉬면서 산소를 들이켜 인체 대사 활동에 이용합니다. 그런데 체내에 들어 온 산소는 대사 과정에서 매우 불안정한 상태로 있기 때문에 뭔가 가까이 있는 것에 붙으려는 성질을 가지고 있습니다. 이때 산소의 힘은 무척 센데, 이를 '활성산소'라 합니다. 철이 오래되어 녹이 슨다든지, 기름이 갈색으로 변하거나 사과를 깎아두면 누렇게 변색되거나 심지어 불붙는 것도 산화 현상인데, 이것이 인체 내에서는 활성산소라는 단어로 쓰이고 있습니다. 활성산소(즉 산화 스트레스)가 신경세포를 죽음으로 몰아넣는다고 생각하는 것입니다. '산소'라는 단어만 보면 좋은 이미지가 떠오를 것 같지만, 착하게 태어난 놈이 살다가 어찌하여 악의 무리에 빠져들어 고약한 성질로 변해 버린 아주 거칠어진 유해물질입니다. 사람은 하루에 500L 이상의 산소를 들이마시는데 이 가운데 약 2%가 활성산소로 변한다고 알려져 있습니다. 이 활성산소는 강력한 공격력을 가지고 있어 바이러스나 세균을 물리치기도 하지만, 필요 이상으로 늘어나면 건강한 세포까지 손상시켜 노화를 촉진하거나 질병을 유발한다는 문제를 가지고 있습니다.

활성산소는 세포의 핵심부위를 보호하는 세포막을 손상시켜 에너지 생산을 담당하는 미토콘드리아의 기능을 마비시킵니다. 따라서 에너지 대사를 담당하는 미토콘드리아가 다양한 만성질환과 연관될 개연성이 높아지고 있습니다. 노화, 산화스트레스, 활성산소, 미토콘드리아 손상이라는 단어는 한 가족처럼 달라붙어 있는 셈입니다. 1969년 활성산소를 제거하는 항산화효소가 발견 된 이후,[18] 지금은 항산화제라는 말을 떼고 살 수 없는 세상이 되고 말았습니다. 과일은 물론이고 커피까지 항산화제로 인식하고 있으며, 한약과 같은 천연물에는 항산화제가 풍부하게 들어 있다고 알려지고 있습니다. 활성산소라는 이론이 일반화되면서 항산화제라는 산업화와 연결된 하나의 예입니다.

다음으로 유전적 요인을 들 수 있습니다. 20세기 의학사에서 단연 1위를 차지하는 것은 프랜시스 크릭과 토머스 왓슨에 의하여 1953년 4월 25일 《네이처》 지에 발표된, 인간의 DNA 구조를 밝힌 논문입니다. 1993년 스티븐 스필버그의 〈쥐라기 공원〉에서 화석으로 남아 있는 모기에서 공룡의 DNA를 추출하여 6500만 년 전의 공룡을 되살려내는 모습이 인상적이었는데, 이제 범죄수사에서 혈흔 한 점, 침 한 방울, 기타 체액을 통하여 어떤 한 사람을 특정할 수 있는 세상이 되었습니다. 당연히 의학계에서도 이를 활용하게 됨으로써 큰 발전을 하게 되는데, 파킨슨병도 예외는 아닙니다. 파킨슨병 환자들이 반드시 알고 싶어 하는 것 중 하나는 유전성입니다. 실제 부모가 파킨슨병을 앓았으므로 본인도 걸리지 않을까, 또는 본인이 파킨슨병이므로 자식들에게 대물림하지 않을까 걱정하는 목소리도 나옵니다. 본인의 질병이 대를 이어갈 것인가 하는 걱정, 반면 자식들 입장에서는 다가올 미래에 원치 않은 질병이 찾아올 것인가 하는 우려 등이 혼재하고 있습니다. 파킨슨병 발병 연령대가 만약 20~40대라면 유전 관련성이 꽤 높으며, 50대 이후에도 관계하는 경우가 있다고 알려지고 있는데, 전문가들의 의견으로는 전체 파킨슨병 환자 중 약 10%가 유전으로 일어나는 가족성 파킨슨병으로 추정된다고 합니다.[19]

가족성이라면 같은 연령대에 나타날 가능성이 높다고 점쳐지고 있으며, 오늘날 유전이 원인인 가족성 파킨슨병은 어느 정도 밝혀져 있습니다. 유전성 파킨슨병은 단일 유전자의 변이로 일어나며 젊은이의 경우에는 유전자 검사를 하는 것이 통례로 되어 있습니다. 2016년 4월까지 밝혀진 파킨슨병 관련 유전자는 PARK1에서 PARK18까지 입니다.[20] 가족성이 아닌 고립성으로 나타나는 파킨슨병에서도 다른 가족들의 위험도를 조사한 바에 의하면 2.3배 높다는 결과가 나왔으나, 이것은 유전적인 소인이 아니라 공통된 생활환경을 지목하고 있습니다. 그러나 유전성 소인이 있다고 하여 반드시 나타나는 것은 아니며, 다수의 환경인자가 복잡하게 엉겨서 발병한다는 의견이 지배적입니다. 현 시점에서 분명한 것은, 파킨슨병이 없는 가계보다는 있는 쪽에서 발병 확률이 높을 가능성은 있지만, 확률적으로 밝혀진 것은 없습니다.

다음으로는 도파민세포가 재빨리 노화된다는 이론입니다. 파킨슨병 환자의 도파민세포가 정상인의 도파민세포보다 예상 속도 이상으로 빨리 노화하기 때문에 파킨슨병이 생길 가능성이 있다는 연구입니다. 노화 현상과 파킨슨병 모두 항산화제에 의하여 보호를 받지 못하고 있다는 사실이 이 이론을 뒷받침하고 있습니다. 나이 들면 파킨슨병이 일어난다는 설명에는 동의하지만, 내 나이로 보면 다소 억울하다는 호소를 듣기도 하는데, 이 이론을 궁색하게 들먹이면서 도파민이 빨리 없어지는 인생이 아니겠느냐고 위로를 합니다.

다음으로는 환경독소설이 있습니다. 1980년대에 합성마약을 주입한 마약중독자들에게 파킨슨병과 유사한 증세가 일어난다는 보고가 나왔습니다. 그 원인은 MPTP(1-methyl-4-phenyl-1, 2, 3, 6-tetrahydro-pyridine, 1-메틸-4-페닐-1,2,3,6-테트리하이드로피리딘)라는 물질로 알려져 있으며, 이 독성물질이 특히 도파민세포에 고농도로 축적되며, 그 결과 세포의 생존에 필요한 에너지를 만드는 미토콘드리아의 기능을 방해하여 정상세포를 죽게 한다는 사실을 알아냈습니다. 즉, MPTP는 미토콘드리아에 독소로 작용하여 에너지를 감소시키고 결국에는 세포를 죽게 한다는 것입니다. MPTP는 도파민과 화학구조가 유사하기 때문에 도파민처럼 도파민 전달체를 통하여 도파민세포 안으로 들어갈 수 있는데, 이 때문에 MPTP는 뇌의 다른 세포나 미토콘드리아에 아무런 영향을 미치지 않고 도파민세포만을 파괴시켜 파킨슨병과 유사한 증상을 일으킨다고 알려져 있습니다.

마지막으로 위장에서 생성되는 호르몬인 그렐린(Ghrelin)의 감소가 파킨슨병의 원인이라는 가설도 있습니다. 이 가설은 그렐린이 파킨슨병에 대한 저항성을 높여서 병의 진행을 늦출 수 있었다는 실험 데이터를 통해 확인되기도 했습니다. 그렐린은 1999년 일본 오사카 국립순환기병센터 연구소에서 쥐의 위에서 추출한 아미노산 28개로 구성된 호르몬인데, 초기에는 성장호르몬 분비촉진물질로서 주목받았지만, 2001년에 강력한 섭식 항진작용을 가진다는 것이 증명되었습니다. 예일대학 의학부 타마스 호바스(Tamas Horvath) 교수는 2009년 《뉴로사이언스》 저널에 식욕에 영향을 주는 호르몬인 그렐린이 뇌의 도파민 생성 뉴런을 보호하며, 이들을 직접 활성화시키는 것을 확인하여 파킨슨병에 대한 저항성을 높이고, 진행을 지연시키는 데 도움이 될 것으로 보인다고 밝혔습니다.[21]

결론적으로 말하면 지금까지 원인으로 거론된 제설들은 각각 독립변수로 작용하는 것이 아니고, 이들이 서로 얽혀서 파킨슨병을 일으키는 것이 아닌가 하고 추정하고 있습니다.

참고문헌

1. 다우어 드라이스마, 조미현 역, 《마음의 혼란》, 에코리브르, 서울, 2015, pp.49-69.
2. 미즈노 요시쿠니, 《파킨슨병 진료방법과 치료과정》, 추가이이가쿠샤, 도쿄, 2012, pp.5-6.
3. 조선일보, 2016년 7월 20일, 젓가락질도 못하는 CJ 이재현 회장.
4. 핫토리 노부타카, 《준텐도대학이 가르치는 파킨슨병 자택요법》, 슈후노토모 인포스조호샤, 도쿄, 2015, p.38.
5. Christopher G. Goetz, *The History of Parkinson's Disease: Early Clinical Description and Neurological Therapies*, Cold Spring Harb Perspect Med, 2011:1:a008862:1.
6. Zhang ZX, Dong ZH, Román GC, *Early descriptions of Parkinson disease in ancient China*, Arch Neurol, 2006:63(5):782-4.
7. 웹사이트: 한국전통지식포탈

   (http://www.koreantk.com/ktkp2014/disease/disease-view.view?disCd=D0003366)
8. 왕긍당, 《육과준승(증치준승)》, 상해홍보재서국발행, 한성사(복사), 서울, 1982, pp.260-261.
9. 허준, 《동의보감》, 남산당, 서울, 1976, pp.207, 299.
10. Longo D, *Harrison's Principle of Internal Medicine 18th edition(Vol. 2)*, McGrawHill education, 2015, p.2609.
11. Obeso JA, Rodríguez-Oroz MC, Benitez-Temino B, Blesa FJ, Guridi J, Marin C, Rodriguez M, *Functional organization of the basal ganglia: therapeutic implications for Parkinson's disease*, Mov Disord, 2008:23 Suppl 3:S548-59.
12. 조선일보, 2014년 12월 22일, 평범해서 더 먹먹한…그런 아버지가 되고 싶었다.

13 조선일보, 2015년 11월 18일 A25면, 파킨슨병 환자 10명 중 4명, 증상 헷갈려 1년 이상 방치.

14. 중앙일보, 2015년 11월 9일 21면, 파킨슨병 8만 명 넘어—여성이 60%.
15. 핫토리 노부타카, 《준텐도대학이 가르치는 파킨슨병 자택요법》, 슈후노토모 인포스조호샤, 도쿄,

2015, p.15.

16. 쓰지 쇼지 외, 《파킨슨병과 운동이상, 나카야마쇼텐》, 도쿄, 2013, p.328.

17. 야마모토 미쓰토시, 《환자와 가족을 위한 파킨슨병 Q&A》, 라이프사이언스, 도쿄, 1995, p.17 일부 개정.

18. 조너선 실버타운, 노승영 역, 《늙는다는 건 우주의 일》, 서해문집, 서울, 2016, pp.173-175.

19. 핫토리 노부타카, 《준텐도대학이 가르치는 파킨슨병 자택요법》, 슈후노토모 인포스조호샤, 도쿄, 2015, p.56.

20. Zhou LL, Zhang X, Bao QQ, Liu RP, Gong MY, Mao GY, Zou M, Zhu JH, *Association analysis of PARK16-18 variants and Parkinson's disease in a Chinese population*, J Clin Neurosci, 2014:21(6):1029-32.

21. Andrews ZB, Erion D, Beiler R, Liu ZW, Abizaid A, Zigman J, Elsworth JD, Savitt JM, DiMarchi R, Tschoep M, Roth RH, Gao XB, Horvath TL, *Ghrelin promotes and protects nigrostriatal dopamine function via a UCP2-dependent mitochondrial mechanism*, J Neurosci, 2009:29(45):14057-65.

제2장

파킨슨병은 예고편이 있습니까

모든 일이 그렇습니다만, 예상과 빗나가는 삶이나 어떤 사안에 대한 무지가 가장 공포스러운 존재가 아닌가 하는 생각을 해보면서, 처음으로 대하는 파킨슨병에 대하여 이전까지 본인의 인생을 되돌아보게 하는 계기가 되기도 합니다. 실제로 뇌중풍 같은 뇌질환을 의심하였던 환자들이 파킨슨병이라고 하면 매우 당황해하면서 앞으로 이 질병의 진행 과정을 생각하고는 공황상태에 빠지게 됩니다.

의학자들은 늘 어떤 질병을 미리 예고해 주는 무슨 단서 같은 것이 없을까 하는 궁금증과 호기심을 잃지 않고 연구하게 됩니다. 예방까지 고려한다면 앞으로 다가올 가능성이 높은 질환에 대한 선제 대응법까지 거론됩니다. 최근에 '선제의료' 또는 '선제치료'라는 의학의 새로운 패러다임이 나오는데, 이런 차원에서도 파킨슨병을 다루어봄 직합니다. 이런 선제치료라는 토픽은 '예방의료'와는 사뭇 다른 것으로 혁신적인 치료 개념입니다. 예방의료가 질병에 다다르지 않은 상태에서 방비하는 수단이라면, 선제의료는 이미 질병이라는 길에 들어섰지만 그 증상이 확연하게 드러나지 않았을 때에 이를 억제하거나 늦추는 방법입니다. 선제의료라는 것은 증상 발현 이전에 높은 정밀도로 발병을 예측하거나 또는 증상 발증 전단계에서 진단을 행하여 증상이 발현되기 전, 또는 중대한 조직장애가 일어나기 전에 치료적 개입(즉 선제 치료)을 하는 의료 패러다임입니다.[1] 구체적으로 예를 들면 알츠하이머 치매에서 인지장애라는 증상이 발생하는 데 20년 가까운 기간이 걸린다는 임상 전 알츠하이머(pre-clinical AD) 개념이 바로 그것입니다. 그러므로 이 20년간의 생활습관교정과 가능하다면 선제대응이 중요하지 않을 수 없습니다. 종양학에서도 발암 전 상태를 전암세포, 전암단계라는 말을 사용하여 암 진행을 억제하기 위한 노력을 하게 됩니다.

파킨슨병 발병 전단계에 대하여 일찍이 2003년, 독일의 해부학자이자 의사인 브락(Heiko Braak)은 파킨슨병의 병변이 중추신경계에서는 연수에서 대뇌로 서서히 상행한다는 가설을 제창하면서, 흑질에서의 신경변성으로 인해 운동증상이 나타나기 이전에 줄기뇌의 변성으로 후각저하, 잠꼬대, 우울이 먼저 나타난다는 사실을 밝힙니다. 즉, 파킨슨병은 이제 더이상 중뇌흑질선조체만의 변성질환이 아니라, 파킨슨병의 주 병인으로 알려진 알파시누클레인의 축적이 연수보다 더 밑쪽인 후신경, 내장신경에서 시작하여 심장교감신경이나 피부교감신경의 절후섬유, 소화관의 일부 신경총에까지 미친다는 사실에서 전신질환의 하나이며, 실제 반수 이상의 파킨슨병 환자는 이러한 경과를 보인다고 합니다.[2] 이와 같은 가설이 힘을 받는 것은 대뇌 기저핵 중심으로 일어나는 운동증상 외에, 전신적으로 나타나는 여타 합병증의 빈도가 너무 높기 때문입니다. 따라서 브락의 이론으로 파킨슨병변의 진행은 후각구와 하위뇌간 연수에서 시작하여 뇌간을 상행하며 대뇌피질로 퍼져나가기 때문에 운동증후, 비운동증후가 나타나는 단계를 잘 설명할 수 있게 되었습니다.[3,4] 임상현장에서 예를 들면, 잠꼬대를 일으키는 책임 소재의 하나인 뇌교와, 우울을 일으키는 부위 중 하나인 청반핵(노르아드레날린계가 시작하는 핵)은 모두 뇌교 상부배측에 있으면서 운동증상의 원인이 되는 중뇌(흑질)보다 아래에 위치하기 때문에 먼저 장애를 받는다는 것입니다. 잠꼬대 같은 수면장애나 우울증이 파킨슨병의 운동증상보다 왜 먼저 나타나는지 알 수 있습니다. 일반 신문기사에서도 후각기능을 상실한 사람의 80%, 잠꼬대가 심한 렘수면장애를 가진 사람의 50%에서 파킨슨병이 발병한다는 연구 결과를 소개하고 있습니다.[5]

브락의 가설이 많은 학자들의 지지를 받으면서 2010년 스턴(Stern) 등은 '파킨슨병 위험증후(PDRS: Parkinson's disease at risk syndrome)'라는 용어를 제창하면서 파킨슨병 증상이 발생하기 전, 즉 pre-motor 파킨슨병 단계(운동증상은 없지만 비운동증상을 나타내는)를 설정하여 이때부터 선제공격을 가해야 한다는 논리를 폅니다. 그들은 파킨슨병으로 진단되기 전 pre–diagnostic PD(가벼운 운동증상을 나타내지만, 진단기준에는 못 미친다), pre–motor PD(운동증상은 없지만, 비운동증상이 있다), pre–clinical PD(영상검사나 바이오 마커 등에서 이상이 나타나지만 증상은 없다), pre–physiologic PD(파킨슨병의 유전성 소인을 가지며, 앞으로 파킨슨병으로 발생할 위험성이 높다)의 4단계로 나누었습니다.[6] 다시 말하면 발병하기 전 위험요인들을 중심으로 단계화함으로써 향후 어떻게 적극적으로 대처하여야 하는지에 대해 논의를 시작한 것입니다.

[그림2–1] 브락이 제창한 파킨슨병 병변의 상행가설과 몇몇 증상의 책임 병소

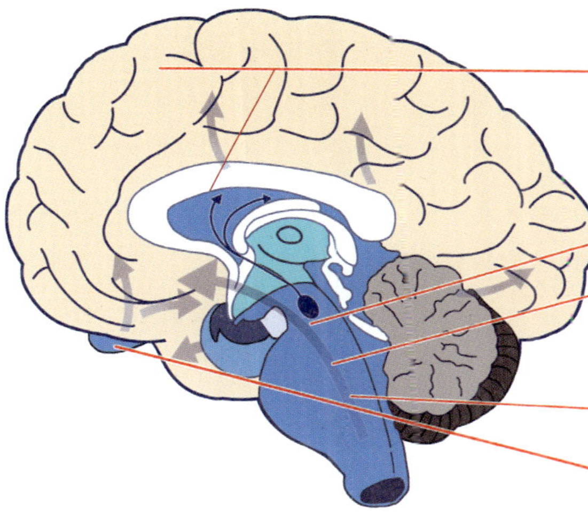

브락은 파킨슨병의 신경변성은 미주신경 배측각과 후각구에서 시작되어 점차 뇌간부로 상행하여 중뇌, 기저핵, 대뇌피질로 퍼져나가며, 이에 따른 증상으로서는 후각저하, 잠꼬대, 우울 같은 것이 있다고 말하였다.

잠꼬대는 뇌의 문제라는 새로운 인식이 필요합니다

수면 중에 일어나는 일은 본인이 전혀 모른다는 사실에서 잠꼬대는 사각지대에 놓여 있었습니다. 이제 이것이 양지로 나오면서 렘수면 행동장애(rapid eye movement behavioral disorder: REMBD)라는 병명이 주어지고, 치료 대상으로까지 확대됩니다. 의학사에서 수면장애는 비중 있게 다루어진 주제이지만, 이제는 수면시간이나 수면의 질이 치매와 파킨슨병 같은 퇴행성 뇌질환과 관련된다는 새로운 차원에서 주목받고 있습니다. 잠자는 것은 단순한 행위같지만, 그 과정은 꽤 까다롭습니다. 잠이 들면서부터 깨어날 때까지의 전 과정을 보통 4단계로 나누며, 눈알이 빠르게 움직이는 렘(REM: rapid eye movemenr)과 그렇지 않은 넌렘(non-REM, 비렘이라고도 함)으로 크게 나눕니다. 첫 번째의 비렘1단계는 잠들기 위한 과정으로 잠든 것도 아니고 깨어 있는 것도 아닌 어정쩡한 상태로 전체에서 2~5% 비율을 차지하며, 그다음 비렘2단계는 단편적인 정보를 뇌에 저장하는 것으로 전 과정에서 45~50%의 비율이고, 그다음 비렘3단계는 피로 해소로 근육이완, 에너지 생성, 성장호르몬 분비가 이루어지며 13~23%를 차지하며, 마지막 렘단계는 복잡한 정보를 통합하고 저장하는 것으로 전체에서 20~25%의 비율로 나타납니다. 수면단계의 마지막에 나타나는 렘수면은 잠들고 나서 2시간쯤 지나서 발생하며, 아침에 눈을 뜰 때까지 몇 차례 반복합니다. 이때는 정상적이라면 팔다리의 긴장이 풀어지고 몸을 움직이는 일은 없으며 생동감 있게 꿈을 꿉니다. 그렇다고 하여 그 꿈을 팔다리에 행동으로 나타내는 일은 없습니다. 그러나 긴장이 풀어지지 않고 꿈속에서 팔다리의 행동으로 나타내는 장애가 일어나는데, 이를 잠꼬대라 하며 의학적으로 '렘수면 행동이상'이라는 멋진 표현을 씁니다. 대부분은 꿈을 꾸면서 고함을 지르는 정도지만, 심한 경우에는 팔다리를 걷어차거나 옆 사람을 때리기도 하고 벽을 치기도 하며, 일어나서 문을 두드리기도 하고 심지어 창문 유리를 부숴 다치기도 하는 등 다양한 양상을 띱니다.[7] 현대의학이 놓치고 있는 삶의 마지막 순간을 그린 아툴 가완디는 파킨슨병 환자의 잠꼬대하는 모습을 "팔을 휘젓고 소리를 지르며 가까운 벽을 치기도 하고, 각자 자기 방에 있는 가족들한테까지 다 들릴 정도로 '안 돼!' '무슨 소리야?' '이 죽일 놈'" 하고 적나라하게 표현하고 있습니다.[8] 저도 꽤 인상 깊은 경험이 있는데, 어느 80세 할머님은 자면서 얼마나 고함을 크게 질렀던지 옆집에서 폭행 사건이 일어난 줄 알고 경찰서에 신고까지 하게 되어, 잠꼬대를 대수롭지 않게 여기던 가족들이 입원치료까지 받게 한 적이 있었습니다. 잠꼬대 진단을 위해서는 수면다원검사(PSG)에서 '근긴장저하를 동반하지 않은 렘수면'을 확인하면 확진이 가능합니다.

잠꼬대 발병에는 배외측피개핵과 각교피개핵의 기능이 중요하며, 배측봉선핵, 청반핵-청반하핵복합체 등도 관여하는 것으로 알려져 있습니다. 캐나다 맥길대 연구진은 렘수면행동장애를 겪는 50세 이상의 환자 93명의 뇌 변화를 12년간 관찰한 결과, 5년 뒤에 17.7%, 12년 뒤에는 52.4% 정도 퇴행성 뇌질환 장애를 앓는다는 사실을 밝혀냈습니다. 이들 93명 중 14명은 파킨슨병, 7명은 루이소체 치매, 4명은 알츠하이머형 치매에 걸린 것으로 나타났는데, 잠꼬대가 다계통 위축증, 파킨슨병, 루이소체형 치매의 기초증상으로 의미가 있다는 사실을 알게 되었습니다.[9] 특히 루이소체형 치매의 진단 기준에서는 잠꼬대를 하나의 특징으로까지 지목하고 있습니다.

변비는 파킨슨병의 폭탄입니다

파킨슨병 얘기에서 변비가 나오니, 허준 선생이 《동의보감》에서 모든 질병에서는 대변 상태를 중시해야 된다고 하신 가르침이 불현듯 생각납니다. 그는 뇌중풍에는 자윤탕을, 두통에는 대시호탕을 먼저 사용하여 변비를 없애라는 지침을 내렸습니다. 이런 영향으로 한방병원의 아침 회진에는 환자의 대변 상태 체크가 반드시 들어 있으며, 실제 중환자도 배변이 시나브로 좋아지면서 전신 상태 개선이 이루어지는 경험을 하는데, 변비를 단순한 생활습관으로 다루지 않고 보다 더 중요한 질병의 원인으로 보고 있습니다. 그런데 막상 변비라는 말은 익숙한 것 같은데도 의외로 그 정의를 잘 모르는 사람들이 많습니다. 2006년 '로마진단기준Ⅲ'에 따르면 배변 시 무리한 힘이 필요하다, 지나치게 굳은 대변, 불완전한 배변감, 항문직장이 막힌 느낌, 배변을 쉽게 하기 위해 손동작이 필요하다, 일주일에 배변 횟수가 3회 미만이다, 이상의 6가지 중 2개 이상이 해당하면 변비로 봅니다. 배변 후 변이 남아 있는 느낌으로 복부불쾌감을 동반하거나, 배변 때 힘을 주어야 하며 변이 딱딱하다, 아랫배가 더부룩하여 늘 화장실에 가고 싶다 등의 주관적 증상도 중시하기 때문에 환자 본인의 변비 여부를 진단하는 데는 다소 까다롭습니다.

변비라는 소화관질환이 중추신경계질환의 범인 중 하나로 지목되기까지는 꽤 복잡한 과정을 이해하여야 합니다. 장의 연동운동이 일어나는 메커니즘은 매우 정밀한데, 변의 재료가 되는 내용물이 장관을 통과하면 장관의 근육에 있는 신경이 이를 감지하게 되고, 이때 세로토닌이라는 신경전달물질을 통해 장관을 움직이라는 명령이 전달됩니다. 결국 세로토닌을 통한 전달체계가 연동운동으로 이어져 변을 직장까지 밀어내기 때문에 장에는 독립된 '뇌'가 존재한다고까지 합니다. 미국 컬럼비아대학 의학부 해부·세포생물학 교수인 마이클 거숀 박사는 장에는 제멋대로 기능할 수 있는 신경세포, 결국 뇌나 척수의 명령을 받지 않고 장기를 움직일 수 있는 신경세포가 존재한다는 사실을 증명하고 이를 '제2의 뇌'라고 명명하였습니다.[10,11] 영어에서 뇌의 '직관'을 'gut feeling(내장감각)'이라 하고, 'gut(내장)'에 배짱이라는 뜻이 있는 것을 보아도 '장'의 조건이 뇌과학, 심리학과 연관이 짙음을 알 수 있습니다.

소장과 대장을 합친 '장'에는 뇌와 마찬가지로 신경계·내분비계가 존재하는데, 장에도 1억 개의 신경세포가 있습니다. 물론 이 수는 약 150억 개나 되는 뇌의 신경세포 수보다는 훨씬 적지만, 다른 장기의 신경세포 수보다 훨씬 많고 뇌에 이어 두 번째를 차지하고 있어 '제2의 뇌'라고 불리는 데 전혀 손색이 없다는 것입니다. 특히 장과 뇌는 약 2,000가닥의 신경섬유로 연결되어 있어, 변비가 뇌 질환에 영향을 미칠 수 있다는 관련성은 충분합니다. 65세 남성인 제 친척 분은 평소에 극심한 변비로 외출도 꺼릴 정도였습니다. 그런데 60세가 지나자 발을 끌면서 동작이 둔해지는 파킨슨병 증상이 출현하여 치료를 시작하였습니다. 이러한 경우에도 결과적으로 변비가 파킨슨병과 관련이 있었다고 설명은 할 수 있지만, 그 전에 파킨슨병의 가능성이 있으니 '변비를 똑 부러지게 치료하세요'라고 조언하기에는 실제 힘들지 않았을까 하는 생각이 듭니다.

1980년대부터 학자들은 소화관의 일부 신경절 내에서 파킨슨병 병리적 변화인 레비소체가 나타난다는 사실을 관찰하였으며, 2001년 애보트(Abbott) 등에 의한 하와이 호놀룰루 심장프로그램 데이터가 발표되면서 변비가 파킨슨병의 위험인자로 화제가 되기 시작하였습니다. 그들은 1971년부터 1974년에 걸쳐 파킨슨병이 없었던 남성 6,700명에 대한 배변 상태를 조사했는데, 24년이 지나는 동안 이들 중 파킨슨병이 유발된 환자는 19명이었으며, 평균 12년의 기간을 가지고 발병했습니다. 배변이 1일 1회 미만이었던 자는 1일 1회 배변인 자에 비하여 2.7배 위험률을 가지고 있어, 파킨슨병의 운동증상이 나타나지 않은 단계에서도 변비를 가지고 있으면 그중 일정 비율에서는 파킨슨병이 진행할 가능성이 있다는 것입니다.

2004년 독일의 브락(Braak) 등은 파킨슨병에서 변비의 제1원인은 미주신경배측운동핵의 변성이라고 지적합니다. 이곳은 골반장기를 제외한 전 내장의 부교감신경 지배를 관장하는 곳으로, 절전섬유나 절후섬유 모두 아세틸콜린 작동성인데, 파킨슨병에서는 배측운동핵의 신경변성, 레비소체 출현, 알파시누클레인의 침착 등으로 인해 소화관의 부교감신경 지배가 저하·소실된 탓에 장의 연동운동이 저하되면서 변비가 유발된다고 가정하고 있습니다. 파킨슨병으로 사망한 사람들의 병변을 면밀히 조사한 보고에서는 식도하부를 중심으로 위, 소장, 대장의 신경에서도 파킨슨병 특유의 신경장애인 변비, 복부팽만감, 역류성 식도염이 퍼져나가고 있다는 사실이 밝혀졌습니다. 2004년 우에키 등은 변비 증상이 파킨슨병 이전에 있었는가, 아니면 파킨슨병이 생기면서 변비가 이어졌는가 하는 점은 개인별 기억에 차이가 나기 때문에 다소 정확성이 떨어지지만, 변비를 동반한 파킨슨병 환자 74명 중 33례에서 파킨슨병의 운동증상이 나타나기 전부터 변비가 있었다고 하며, 운동증상 발현에 앞서 평균 18.1±18.8년이 있었다고 밝혔습니다.[12] 2009년 사비카(Savica) 등도 운동증상 발생 20년 전부터 변비가 있다면 파킨슨병 운동증상의 위험요소가 된다고 말했습니다.[13] 내과와 정신과, 그리고 한방전문의를 겸하고 있는 모리시타 가쓰야는 변비가 파킨슨병의 운동증상을 악화시킬 수 있고, 불안·초조 같은 정신증상을 초래하거나 장 마비를 일으키는 경우가 있다는 면에서 뇌의 문제가 해결되면 장의 문제도 선순환으로 돌아가고, 마찬가지로 장의 문제가 해결되면 뇌의 문제도 해결되는 방향으로 나아간다는 임상경험을 말하고 있습니다.[14]

[그림2-2] 듀얼 히트 가설[15]

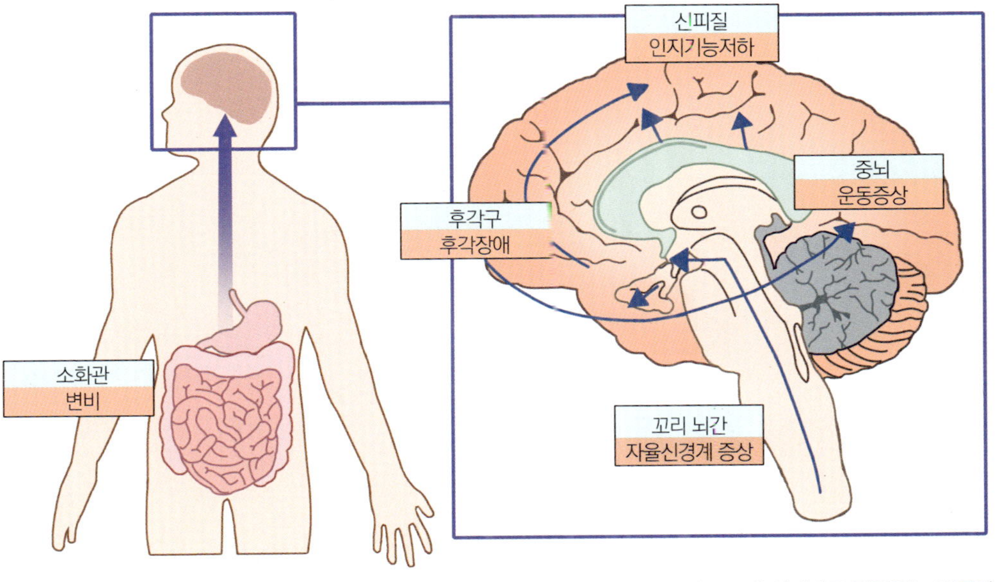

변비와 관련하여 장관에서 발생한 알파시누클레인이 장관에서 미주신경, 그리고 중추신경계로 전달되는 경로가 있습니다(왼쪽 그림). 후각장애와 관련하여 코 뒤편에 있는 후각구에 발생한 알파시누클레인이 후각구에서 중추신경계로 전달되는 경로가 있습니다(오른쪽 그림). 이 두 가지 경로를 통해 결국 중추신경계인 뇌에 알파 시누클레인이 축적된다고 하여 "듀얼 히트"라는 이름이 붙게 되었습니다. [그림 해설: 권승원]

2010년 앙고(Angot) 등은 파킨슨병을 일으키는 중추신경장애의 2가지 경로를 추측하는 '듀얼 히트 가설'을 제시하였는데, 그 가운데 한 가지는 변비와 관련되어 있습니다. 그들은 변비가 있는 장관에서 발생한 알파시누클레인이 미주신경을 거쳐 중추신경계로 전달되면서 파킨슨병을 일으킨다는 가설을 세운 것입니다.[15]

냄새를 잘못 맡는 후각장애는 파킨슨병의 예고편 중 하나

캘리포니아에서 목회활동을 하시다가 은퇴한 68세 재미교포 파킨슨병 남성을 만났는데, 40대에 노인 홈케어 센터에서 봉사활동을 하였을 때 대변냄새를 전혀 못 느꼈다는, 참으로 이상하였던 과거의 일을 기억해 내었습니다. 그는 변비와 잠꼬대 같은 전구증상은 없었지만, 그 당시의 극단적인 후각저하가 향후 파킨슨병의 예고편이 아니었을까 하는 짐작은 충분히 해봄 직합니다. 인간이 외부의 정보를 받아들이는 오감 중에서도 서열이 있는데, 80% 의존하는 시각이 으뜸이고, 그다음으로 '청각–촉각–미각' 순이며, 후각은 맨 꼴찌에 위치합니다. 인간이 가지고 있는 후각은 오감 중에서 추억을 가장 잽싸게 그리고 생생하게 소환하는 감각이라는 점에서 새롭게 음미해 볼 필요가 있습니다. 오감 중에 막내로 위치하고 수 분만에 마비되어 버리는 후각이지만, 잠깐만이라도 후각의 작용을 떠나서 살 수 없다는 사실도 익히 알고 있습니다. 식욕에서도 혀로 느끼는 맛(taste)의 역할은 20%에 불과하고, 코로 느끼는 풍미(flavor)가 80%를 차지한다는 얘기에서 기본 욕구를 충족시키는 데 필수조건으로서 후각이 자리하고 있다는 것을 알 수 있습니다. 음식을 씹으면 향기를 내는 분자가 나와 목젖 뒷부분을 통해 코로 들어가게 됩니다. 예를 들면 딸기를 먹을 때 코를 막아도 단맛과 신맛을 느낄 수 있지만, 딸기다운 풍미는 사라진다고 합니다. 사람의 혀는 5종류의 맛만 구분할 수 있지만, 코의 후각 수용체는 수백 가지를 구별할 수 있습니다. 둘이 결합하면 무궁무진한 종류의 맛을 즐길 수 있게 됩니다. 바나나 향만 첨가된 바나나 맛 우유도 그 특유의 향기 덕분에 오늘날까지 우유의 대명사로 사랑받고 있는 한 예입니다.

후각의 경로를 보면, 냄새를 맡는 후각의 말초수용기인 후세포는 당연히 콧속에 있는데, 이들에 관계하는 해부학, 신경경로, 내분비선 등은 매우 복잡합니다. 하지만 최종적으로 냄새 정보는 대뇌피질의 안와전두피질에 다다르게 됩니다. 중추성 후각장애의 주요 원인으로는 두부외상이 가장 많으며, 뇌종양, 뇌수술 후유증, 알츠하이머병,

파킨슨병 등의 신경변성질환이 포함됩니다. 파킨슨병과 관련된 중추성 후각장애는 두 개 내의 후각경로, 즉 후각구에서 안와전두피질에 이르는 경로에 문제가 생깁니다. 2010년 앙고(Angot) 등은 파킨슨병을 일으키는 중추신경장애의 2가지 경로를 추측하는 '듀얼 히트' 가설을 제시하였는데, 그 가운데 한 가지는 후각장애와 관련되어 있습니다. 그들은 코 뒤편에 있는 후각구에서 후각을 담당하는데, 여기서 축적된 알파시누클레인이 후각저하를 일으키며, 이것이 뇌의 중추신경계로 전달되어 파킨슨증상을 초래한다는 가설을 증명한 것입니다.[15]

치매가 진행되면 보통 냄새를 맡는 능력이 떨어지는데, OSIT(odor stick identification test)의 후각테스트를 응용하여 진단에 활용하기도 합니다. 일본에서는 이러한 특성을 이용하여 명함 크기의 키트를 손톱으로 긁으면 특정한 냄새가 나는데, 이 냄새를 맡은 다음 용지에 적힌 냄새를 선택해 업체에 보내면 치매 여부를 판단해 주는 비즈니스도 활성화되고 있다는 소식입니다.

파킨슨병 환자에게 후각저하는 운동증상 발증에 앞서 일어나는 전구증상의 하나로 보고 있으며,[16] 잠꼬대와 변비에 이어 3대 파킨슨병 전구증상이라는 위치를 차지하고 있습니다. 파킨슨병에서는 부비동염 등의 코 질환이 없는데도 후각저하가 나타나는 특징이 있습니다. 후각저하가 있는지 여부를 확인하기 위해서는 향수, 귤, 카레, 마늘, 땀 등의 냄새를 맡을 수 있느냐고 물어보는 것이 좋습니다. 파킨슨병에서 후각저하 관련 연구는 1975년부터 있었으며, 1988년 도티(Doty) 등에 의하면 파킨슨병 환자의 80~90%에서 후각저하가 나타난다고 하였고, 2009년 톨로사(Tolosa) 등은 2~7년을 증상 보유기간으로 보았습니다.[17]

파킨슨병에서 후각저하의 연속선상에서 미각저하를 다루기도 하는데, 특이성이 그다지 높지는 않지만, 호놀룰루의 연구(Honolulu study)에서 아주 심한 미각저하 그룹에서 4년 이내에 파킨슨병 증상이 나타난 것은 549례 중 10례였다고 보고하고 있습니다.[7] 2011년 가시하라 등은 후각저하에 이어 미각저하도 현저하게 나타나는 경우도 드물게 일어난다는 것을 보고하였습니다. 후각저하의 약 70%에서 미각저하가 동반된다고 하면서 초기부터 나타나는 증상이지만, 그 심한 정도는 파킨슨병 중증도와 관계없다고 하였습니다. 보행장애와 더불어 예전과 다른 입맛이라면 파킨슨병을 의심해야 한다는 목소리도 꽤 나오고 있는 추세입니다.

참고문헌

1. 동아일보, 2015년 10월 28일, [Health&Beauty] 2025년엔 치매인구 100만…"숨기지 말고 선제적 관리하세요."

2. Braak H, Del Tredici K, Rüb U, de Vos RA, Jansen Steur EN, *Braak E. Staging of brain pathology related to sporadic Parkison's disease*, Neurobiol Aging 2003:24:197–211.

3. 쓰지 쇼지 외, 《파킨슨병과 운동이상》, 나카야마쇼텐, 도쿄, 2013, p.289.

4. 가시하라 겐이치, 다케다 아쓰시, 마에다 데쓰야, 《함께 공부하는 파킨슨병》, 난코도, 도쿄, 2013, p.26.

5. 조선일보 2015년 11월 18일 A25면, 파킨슨병 환자 10명 중 4명, 증상 헷갈려 1년 이상 방치.

6. Stern MB, Siderowf A, *Parkinson's at risk syndrome: can Parkinson's disease be predicted?*, Mov Disord, 2010:25 Suppl 1:S89–93.

7. Ross Guo, Petrovitch H, Abbott RD, Tanner CM, Popper J, Masaki K, Launer L, White LR, *Association of olfactory dysfunction with risk for future Parkinson's disease*, Ann Neurol, 2008:63:167–173.

8. 아툴 가완디, 김희정 역, 《어떻게 죽을 것인가》, 부키, 서울, 2015, p.137.

9. 조선일보, 2015년 9월 1일, 수면 중 발차기·소리 지르기…내 뇌에 무슨 일이?

10. 마쓰이케 쓰네오, 박재현 역, 《장, 따뜻해야 몸이 산다》, 한문화, 서울, 2012, pp.36–37.

11. 마이클 D. 거숀, 김홍표 역, 《제2의 뇌》, 지식을만드는지식, 서울, 2013, p.3.

12. 미즈노 요시쿠니, 《파킨슨병 진료방법과 치료과정》, 추가이이가쿠샤, 도쿄, 2012, pp.58–59.

13. Savica R, Carlin JM, Grossardt BR, Bower JH, Ahlskog JE, Maraganore DM, Bharucha AE, Rocca WA, *Medical records documentation of constipation preceding Parkinson disease: A case-control study*, Neurology, 2009:73(21):1752–8.

14. 모리시타 가쓰야, 《경증 우울증을 치료한다》, 가도카와 매거진스, 도쿄, 2012, pp.68–69.

15. Angot E, Steiner JA, Hansen C, Li J, Brundin p, *Are synucleinopathies prion-like Disorders?*, Lancet Neurol, 2010:9:1128–1138.

16. Miller A, et al., *Olfactory function in idiopathic Parkinson's disease(IPD): results from cross-sectional studies in IPD patients and long-term follow-up of de-novo IPD patients*, J Neurol Transm, 2002:109:805–811.

17. Tolosa E, Gaig C, Santamaria J, et al., *Diagnosis and the premotor phase of Parkinson's disease*, Neurology, 2009:72:S12–S20.

제3장
파킨슨병은 운동증상과 비운동증상으로 나뉘면서 매우 다채롭다

파킨슨병 환자들에게 나타나는 증상은 크게 운동증상과 비운동증상의 두 카테고리로 나뉩니다. 파킨슨병은 대표적인 운동질환이므로 당연히 몸의 움직임에 관한 불편함으로 오는 운동증상이 우선하고, 이어서 다양한 전신증상도 동반되는데 이를 뭉뚱거려 비운동증상이라 합니다. 과거에는 운동증상 위주로 중요하게 여겼지만, 삶의 질을 강조하는 최근에는 비운동증상에 대한 관심이 증폭되고 있습니다.

운동증상, 네 가지를 특징적으로 봅니다

① 파킨슨병에서는 동작이 느려집니다

생애 한가운데서 한창 잘 나가던 40대 초반에 파킨슨병 증상을 보인 한 유명 칼럼리스트의 프로필이 《뉴요커》에 다음과 같이 실렸습니다.

> 움직임이 느릿느릿하고, 학자 같은 분위기를 풍김. 팔은 양쪽에 뻣뻣하게 붙이고, 눈은 거의 깜빡이지 않아 활짝 열려 있는 것 같음. 말을 할 때는 제스처를 거의 취하지 않으면서 조용한 말투로 천천히 신중하게 함.[1]

점잖은 학자풍의 젊은이 묘사가 바로 파킨슨병 운동장애였던 것입니다. 그만큼 초기 증상을 병적으로 바라보고, 치료를 시작한다는 것이 어렵다는 것을 말해 주고 있기도 합니다.

일반적으로 파킨슨병이라 하면 신체 일부가 떨리는 병이라는 인식이 지배적이지만, 실제 임상에서 특히 초기에는 동작이 느려진다는 점에 중점을 둡니다. 떨리는 증상보다 우선하는 것이 바로 행동이 느려지는 것입니다. 동작이 느려지는 증상을 예전에는 한자로 표현하여 서동증·과동증이라 하고, 움직임이 없다고 하는 무동증이라는 말까지 사용합니다. 느려지는 증상은 환자의 호소를 통해서도 알 수 있지만, 처음에는 가족들이나 주위 분들의 시선을 통해 지적받는 경우도 많습니다. 전문의들은 그간의 병력을 잘 듣거나 유도질문만 잘하여도 파킨슨병을 짐작하게 하는 중요한 요소를 캐치할 수 있습니다. 한국무용을 배우는 60대 여성이 한쪽 팔 동작이 느려진다는 느낌, 화투놀이를 할 때 한데 모으는 동작이 서툴게 되는 일, 포크댄스를 배우는 사람이 회전동작이 예전 같지 않다고 느끼는 경우, 인쇄업을 하면서 필체가 남달랐던 70대 남성이 글씨 쓰는 것이 느려지면서 글씨체가 예전 같지 않다는 호소, 식사를 하거나 외출하려고 준비하는데 의외로 시간이 많이 걸리거나, 동일한 산책 코스인데도 시간이 더 걸리는 등등 일상생활에서 관찰할 수 있습니다. 동작이 느려진다는 이 말에는 파킨슨병을 연상시키는 '가면얼굴'도 포함되는데, 좋다 혹은 싫다 하는 안면근육운동의 증감이 부족하다는 것이며, 장의 운동이 느려짐으로써 나타나는 변비를 포함시키기도 합니다. 자율적으로 발생하여 삼키는 연하기능의 부족으로 침을 흘리는 일까지 파킨슨병에서는 느린 동작에 포함시킵니다. 특정 사고나 질병 없이 뭔가 예전과 달리 몸이 느려지는 문제가 있다면 가장 먼저 파킨슨병을 의심하여도 지나친 말은 아닙니다. 물론 본인들이나 가족들은 파킨슨병을 의심하기보다는 늙었으니까, 피로하니까, 척추협착증이 있으니까, 오십견이려니, 이런 식으로 생각하기 쉽습니다. 다리를 끄는 경우에도 환자들은 '피곤하면'을 강조하면서 무의식적으로 질병 그 자체를 부정하려는 태도를 보이기도 합니다. 저는 처음 오신 분들에게는 실제 동작이 어떻게, 얼마나 느려지는지 약 20미터의 복도를 걷게 하여 양쪽 팔을 흔들고 걷는 모습을 유심히 살펴봅니다. 파킨슨병은 진료실에 들어오는 순간부터 진찰이 시작된다는 격언이 있는데, 이것은 환자 특유의 모습을 볼 수 있기 때문입니다.

② 파킨슨병에는 특유의 '떨림'이 있습니다

'떨림'이라는 증상은 어느 상황에서도 누구나 경험하는 일이지만, 질병으로서 널리 알려져 있는 것은 바로 파킨슨병입니다. 실제 환자들은 파킨슨병 낌새를 신체 일부가 떨리는 증상에서 눈치챘다고 합니다. 그러나 이 떨림의 문제는 그다지 간단하지 않을 뿐더러 의학 전문 기자들조차 오해하는 일이 적지 않습니다. 파킨슨병에서 '젓가락질 왜 떨리지?'라는 타이틀을 내는 경우도 보이는데,[2] 엄밀한 의미에서 이 표현은 본태성 떨림을 말하는 것이지, 파킨슨병 떨림은 아닙니다. 떨림은 파킨슨병에서의 특징적인 증상도 되지만, 반드시 그렇지 않다는 면에서 일반인들의 좀 더 정확한 이해가 필요합니다.

파킨슨병 떨림에는 3가지 특징이 있는데, 즉 안정 시 혹은 정지 시 떤다는 사실, 속도는 비교적 느리게 매초 4~6회 규칙적으로 떤다는 것, 좌우에 차이가 있다는 점입니다. 이 3가지 특징을 가진 떠는 증상이 중년 이후에 특별한 이유 없이 자연적으로 나타나는 경우 1차적으로 파킨슨병으로 진단하면 큰 오류는 없다고 봅니다. 30년 이상 신경내과 전문의로서 파킨슨병을 진료한 경험에 의하면 1례의 예외도 없었다고 합니다. 반면 본태성 떨림의 떨림은 이보다 훨씬 빠르게 나타난다는 면에서 이들 사이에 차이가 있습니다. 파킨슨병의 안정 시 떨림이라는 것은 휴식을 취하면서 텔레비전을 보고 있을 때, 가만히 먼 산을 쳐다볼 때, 한쪽 손이나 발에 간헐적으로 떨리는 것이 나타납니다. 가만히 있을 때의 안정 시 떨림은 초기에 약 50%에서 보이는데, 전형적인 것은 오른쪽이든 왼쪽이든 한쪽에서 시작하는 것이 대부분이며, 다리에서 시작하는 경우도 있지만 이것은 드뭅니다. 한쪽 팔에서 시작하면 같은 쪽 다리, 반대편 팔, 반대편 다리로 서서히 확대되는 N자 형이 대부분입니다. 오른쪽 팔을 떨다가 어느 날 갑자기 왼쪽 팔도 떤다면서 파킨슨병이 진행하는 것은 아닌가 하고 우려를 나타내는 경우도 있는데, 아닌 것으로 생각하시면 됩니다.

파킨슨병의 떨림은 오락가락하는 특징이 있으며, 팔의 떨림은 걸을 때 가장 잘 나타나고, 앉아 있을 때는 계산을 하는 등의 긴장을 하게 되면 유발되기도 합니다. 어떤 분은 서서 글씨를 쓰려 할 때 한쪽 다리가 후들후들 떨렸다고 하기도 합니다. 손가락 중에서 엄지와 집게손가락이 서로 비비는 모습을 나타내게 되면 이를 '환약말이 떨림(pill rolling tremor, 환약을 굴리는 모양)'이라고 하여 파킨슨병의 특징적인 징후로 간주합니다.

환약을 굴리는 모습이라는 표현 대신에 '돈을 세는 모양'이라고 표현하는 경우도 있습니다. 그러나 왜 이 두 손가락만이 이렇게 나타나는지 신경학적으로 명확한 설명은 할 수 없습니다. 어떤 경우에는 입술 주변이나 아래턱에서 떨림이 나타나기도 합니다.

안정 시 떨림은 어떤 동작을 취하거나 의도된 행동을 하게 되면 그 떨림은 줄어들거나 사라지는 것이 일반적이며, 정신흥분 시 더 심하게 되고, 수면 시에는 완전히 멈춥니다. 이 안정 시 떨림은 파킨슨병의 70~80%에만 나타나는 것으로, 모든 환자들이 반드시 가지고 있는 증상은 아닙니다. 안정 시 떨림이 없이 관절이 뻣뻣해지고, 행동이 느려지는 파킨슨질환도 많이 있다는 얘기입니다. 가사하라 등의 조사에 의하면 225명의 파킨슨병 환자 앙케이트 조사에서 60%만 떨림을 느끼고 있으며, 나머지 40%는 그렇지 않다는 결과를 말하고 있습니다.[3] 그러므로 떤다는 증상은 파킨슨병 환자가 가지고 있는 특징 증상 중의 하나라는 것이지 반드시 있어야 된다는 것은 아닙니다. 간혹 떠는 증상은 없고, 동작이 느린 파킨슨병 환자들이 본인의 질병을 부정하고자 할 때 떨지 않는 데에서 그 이유를 찾기도 합니다.

파킨슨병에서는 두 손을 앞으로 들게 한다거나 의도적으로 뭔가를 하려 할 때 떨림이 줄어들거나 사라지기도 하는데, 드물지만 특정 자세를 취할 때 순간적으로 떨림이 사라졌다가 평균 10초 정도의 뜸을 들인 뒤 다시 떨림이 시작되고 서서히 심하게 되기도 합니다. 이러한 떨림이 있으면 손으로 컵을 쥐게 하는 등의 수의운동을 하면 이 떨림은 새로이 심하게 되고, 이 수의운동은 눈에 띄게 방해를 받습니다. 이러한 유형의 떨림을 재발현 떨림(re-emergent tremor)이라고 하며, 이 증상의 기저질환으로 파킨슨병을 가정하여도 좋다고 합니다. 이러한 파킨슨병 떨림은 실제 본태성 떨림과의 감별이 무척 어려운 경우에 속하는 것으로, 이 둘을 비교해 보면 후자는 특정 자세를 취할 때 잠깐 뜸을 들일 새도 없이 곧장 떨림이 나타나는 데 반하여, 전자의 재발현 떨림은 특정 자세를 취했을 때 평균 10초간의 쉼이 있고 난 다음 다시 떨림이 나타난다는 것입니다. 하지만 파킨슨병이나 본태성 떨림 외에도 본태성 떨림과 파킨슨증후군이 합쳐진 복합군이 있다는 것도 지적하고 있습니다. 이 고약한 그룹의 속성은 본태성 떨림 양상이 수년에 걸쳐 진행된 다음, 파킨슨병 증상이 나왔다고 보고 있습니다.

미즈노 요시쿠니는 전형적인 본태성 떨림은 목이나 두 팔의 자세떨림이지만, 때로는 파킨슨병의 떨림과 같이 좌우차이가 나는 상지의 안정 시/자세 시 떨림을 나타내는 경우가 있다고 합니다.[4] 이러한 떨림도 다른 파킨슨병을 암시하는 증상이 없으면 본태성 떨림으로 진단을 내리는 경우가 있지만, 수년 지난 뒤 파킨슨병 증상이 나타나면 아예 처음부터 파킨슨병으로 증상을 나타낸 것은 아닐까 하는 생각을 하게 됩니다. 물론 이 두 질환이 합병되었다는 생각도 부정할 수 없습니다.[5] 60대 여성으로 안정 시 손 떨림이 있는데 유독 강조하는 것은 남들 앞에서 손이 떨려 이름조차 쓸 수 없다는 경우와, 50대 전문 직업여성으로 느린 동작으로 파킨슨병 진단이 내려졌으나 공개 시험채점 때 손이 떨려 글씨를 못 쓰는 창피를 당했다고 불평하는 경우에서 복합성을 생각할 수 있습니다. 여기서 보듯, 다른 특징적인 증상 없이 떨림만 있다면 오진 가능성은 피할 수 없는 숙명이라는 사실을 알 수 있습니다. 제가 보는 환자 중에서도 다른 증상은 하나도 없이 오로지 떨림만 있는 경우, 고뇌에 가득 찬 진단의 까칠함은 이루 말할 수 없습니다. 이와 함께 치료 성적도 가장 불량한 것이 파킨슨 떨림에 심인성이 가중된 경우라 하겠습니다.

환자에 따라서는 파킨슨병의 떨림에서 신경성, 즉 심인성 요인을 유독 강조하는 경우도 있습니다. 심인성 운동장애(psychogenic movement disorder)라는 말도 있을 정도로 심리적인 원인으로 신체화 증상이 나타나기도 합니다. 임상에서 어떻게 받아들여야 할지 어렵지만, 초기 파킨슨병 환자 중에는 신경 쓰거나 스트레스를 받고 잠이 부족할 때 더 떤다는 심리적 상황을 늘어놓는 환자들이 있습니다. 그들은 파킨슨병 약뿐만 아니라 정신과에서 처방받은 향정신약을 어떤 모임이나 행사에서 신경 써야 하는 일이 있을 때 같이 복용하기도 합니다. 즉 항파킨슨약에 향정신병약을 병용하는 케이스가 드물지 않다는 얘기입니다. 파킨슨병 증상 같은 경우는 신경과장애이면서 정신과장애를 겸하기 때문에 순수한 신경과치료 범위를 넘어 정신과 접근법과의 결합이 필요합니다. 기질적 신경장애와 더불어 심리적 원인을 알기 위하여 신경심리학(neuropsychology)검사가 일반적으로 이루어지고 있는 이유이기도 합니다. 파킨슨질환을 신경학적·심리학적 두 측면에서 바라봐야 한다는 의견으로 neuropsychiatric(neuro: 신경, psychiatric: 심리) issue라는 주제를 별도로 설정하여 가는 경향입니다. 따라서 파킨슨병의 떨림은 단순히 신경학적 관점에서만 바라봐서는 안 되며, 심인성도 그에 못지않게 비중 있게 들여다봐야 합니다. 다소 실례되는 표현일지 모르지만, 파킨슨병 증상은 지나친 꼼꼼함의 대명사 격으로 초등학교 교장 선생이라는 별명을 가지고 있습니다. 그만큼 원래 가지고 있는 성격에 따라 달라질 수 있다는 의미가 들어 있습니다. 60대 초반의 한 여성은 가기 싫은 시골 시가에 갔다 오면 손과 팔이 요동치는 모습을 보입니다. 그러다가 추가 약물 없이도 며칠 있으면 가라앉습니다. 정말 까다롭습니다. 학회에서는 파킨슨병 환자에게 심리적 영향으로 떠는 증상에 대하여 어떻게 받아들이고, 어떻게 대처하여야 하는지 찬반토론이 벌어지기도 합니다. 이 토론의 장에서 후쿠다케 도시오는 적극적으로 정신요법, 항우울제, 운동요법을 사용해야 하며, 최근 주목받고 있는 반복 경두개자기자극(repetitive transcranial magnetic stimulation: rTMS)까지 초기부터 적용해야 한다고 주장합니다. 반면, 야마다 가즈요시는 닭잡는 데 소 잡는 칼을 사용할 필요가 없듯, 두고 보면서 관찰해야 한다는 입장을 고수하고 있습니다.[6]

③ 파킨슨병에서는 관절이 뻣뻣해집니다

파킨슨병에서는 부드러워야 할 관절이 뻣뻣하게 굳는 느낌을 호소하는데, 이를 근육경직(rigidity)이라 합니다. 근육이 뻣뻣하다는 본인의 호소도 있지만, 그보다 환자를 편안하게 의자에 앉힌 다음, 전문의가 팔목과 팔꿈치 관절을 부드럽게 구부렸다 폈다를 몇 번 반복해 보면 톱니바퀴가 맞물려 돌아가듯 '탁탁' 맞히는 느낌, 즉 저항감을 느낄 수 있습니다. 이것이 파킨슨병 환자들이 가지고 있는 관절강직입니다. 관절 뻣뻣한 증상이 나타나는 비율은 100%에 가깝다는 사실, 그리고 이 증상이 나타나는 시기는 떨림과 같은 여타 증상보다 훨씬 이르다는 점에 주목해야 하겠습니다. 이에 대한 이해부족 탓으로 정형외과나 류마티스내과에서 시간을 보내는 경우도 꽤 있습니다. 자신도 모르게 몸의 동작이 부드럽게 느껴지지 않는 예를 들면, 조기축구회에 수십 년을 다녔는데 달리기를 비롯하여 공 차는 기량이 갑자기 확 떨어지는 경우입니다. 팔을 올리고 내리는 동작이 예전 같지 않아 오십견인가 의심하였지만, 정밀검사에서 아닌 경우에는 파킨슨병일 가능성이 높습니다. 해당 관절에 대한 치료를 하였지만 전혀 효과가 없이 계속된다고 호소하면 관절이 아닌 파킨슨질환을 염두에 두는 것이 진료의 포인트가 될 수 있습니다. 처음에 한쪽 팔이나 다리에 통증을 호소하는 경우도 있어 관절염으로 오인하는 경우도 드물지 않습니다. 만일 떨림이 없더라도 관절이 왠지 부드럽지 못하고, 아프며 굳어 있는 느낌이 들면 파킨슨질환이 숨어 있는 것이 아닌지 강력하게 의심하여야 합니다. 파킨슨병에서의 관절강직은 양측성으로 나타나는 것은 아니며, 관절 침범

경로가 어느 정도 정해져 있으므로 자세히 살펴보는 것도 도움이 됩니다. 떨림과 같이 관절의 뻣뻣함은 흔히 N자로 표현되는 침범경로가 있다고 알려져 있으며, '오른쪽 팔→오른쪽 다리→ 왼쪽 팔→왼쪽 다리, 또는 왼쪽 팔→왼쪽 다리→오른쪽 팔→오른쪽 다리'로 증상발현 순서가 어느 정도 정해져 있습니다.

④ 파킨슨병에서는 고개를 숙인 구부정한 자세가 나타납니다

호모사피엔스라 하여 '생각하는 동물'로서 인간이 나타난 것은 약 20만 년 전인 반면, 처음으로 직립 보행한 인류의 시조는 약 200만 년 전에 등장한 오스트랄로피테쿠스로 보고 있습니다. 인간이 허리를 펴고 꼿꼿이 걸을 수 있다는 것은 그 가치와 존엄성을 나타낼 뿐만 아니라, 두 손을 자유자재로 쓸 수 있게 되면서 연약한 인간이 다른 동물보다 생존을 연장할 수 있었으며 진화가 가능하였습니다. 일본 뇌과학계의 좌장인 구보타 기소는 손은 외부의 뇌로서 두뇌 진화에 결정적인 영향을 미쳤다고 하였습니다.[7] 손 쓰임이 자유로워지려면 허리와 다리의 지탱은 필수입니다. 젊은이들의 씩씩한 행진이 건강미의 상징이라면, 구부정한 허리는 긴 삶의 여정을 말해 주고 있습니다. 펴고 싶지만 펴지지 않는 허리는 늙음의 징표로 받아들여야 하지만, 멀리 사라진 청춘이 되돌아오지 않는다는 점에서 약간은 우울하게 만들기도 합니다.

길을 가다 보면 상체를 숙이고 넘어질 듯 빠른 걸음을 하는 사람을 보게 되는데, 십중팔구는 파킨슨병입니다. 인간이 두 발로만 지탱하여 걸을 수 있는 것은 고도의 평형기능과 이동에 대한 신경전달기구를 가지고 있기 때문에 가능한데, 여기에 고장난 파킨슨병에서는 가슴이 앞으로 구부러지고, 얼굴은 앞으로 향하며, 무릎·팔꿈치 모두 가볍게 굽은 자세를 취하게 됩니다. 이 모습은 이태리의 유명한 피사의 사탑을 연상하게 되면서 피사증후군(Pisa syndrome)이라고도 표현합니다. 이것은 파킨슨병 특유의 등이 굽은 자세로서 자기 보호를 위한 자연스러운 대상성, 즉 본인이 의식하지 않더라도 스스로 안정된 자세를 취하려는 결과로 나타나는 현상입니다. 스키에서 활강자세를 취하거나 겨울에 얼어붙어 있는 길을 걸을 때 상체를 숙여 무게중심을 앞으로 한 채 무릎을 살짝 구부리고 보폭을 짧게 하면 중심을 잡기 쉬운데, 이러한 낙상방지를 위한 자동기구가 파킨슨병에서 가동된다는 것입니다. 200년 전 파킨슨병을 최초로 보고한 제임스 파킨슨의 논문에서도 이 특유의 구부정한 자세에 주목하였으며, 1886년에 영국의 윌리엄 리차드 고어(William Richard Gowers, 1845~1915)는 파킨슨병의 특징적인 자세를 다음과 같이 그려 전설적인 그림으로 남겼습니다.

[그림3-1] 윌리엄 리차드 고어가 묘사한 파킨슨병의 특징적인 자세

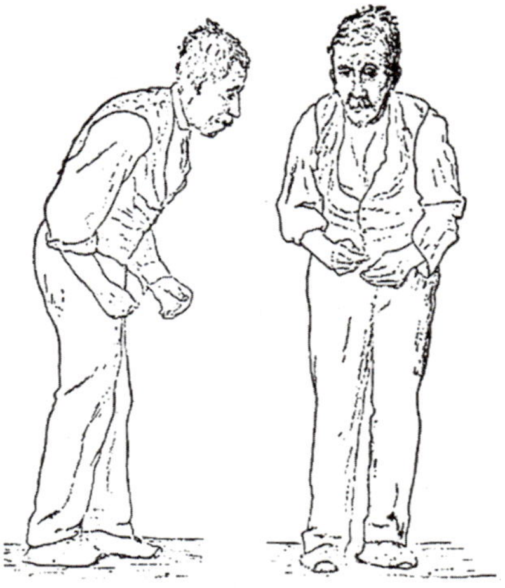

이 자세장애는 넘어지기 쉽다는 위험도를 안고 있기 때문에 1~5단계로 되어 있는 '혼-야의 파킨슨병 환자 심각도 분류'에서 3도에 넣고 있습니다. 넘어진다는 것은 골절의 위험을 수반하고, 골절이 되어 침상 생활을 하게 되면 다시 걷기 힘들어지는 상황으로 갈 수 있기 때문에 자세반사장애는 휠체어를 타기 직전의 마지노선이라 할 수 있습니다. 가시하라 겐이치 등이 실시한 앙케이트에서 이 자세를 가진 사람들의 27%가 골절을 경험하였다고 보고하고 있습니다.[8] 무게중심이 발 뒤에 놓여 있어 앉았다가 일어날 때 뒤로 잘 넘어지며, 걷다가 멈추거나 방향 전환할 때 곤란을 겪기도 하는데, 이것을 체크하는 신경학적 검사법으로 아주 간단한 상체압박검사(push test)가 있습니다. 안정된 선 자세를 취한 상태에서 가슴 또는 어깨를 전방에서, 후방에서, 옆에서 밀면 정상인들은 상체를 세운다든지 저항하면서 선 자세를 그대로 유지할 수 있지만, 파킨슨병에서는 쉽게 넘어진다든지 다리를 앞으로 내밀며 저항감이 사라지게 됩니다. 이러한 현상은 환자의 입장에서는 몸의 균형을 잘 잡지 못하는 균형장애라고 할 수 있고, 의사의 입장에서는 자세반사에 이상이 있다고 하여 자세반사이상이라고 각각 달리 표현할 수 있습니다.

[그림3-2] 의사가 환자를 뒤에서 잡아당기면 반사행동 없이 곧장 뒤로 넘어지는 것을 테스트한다

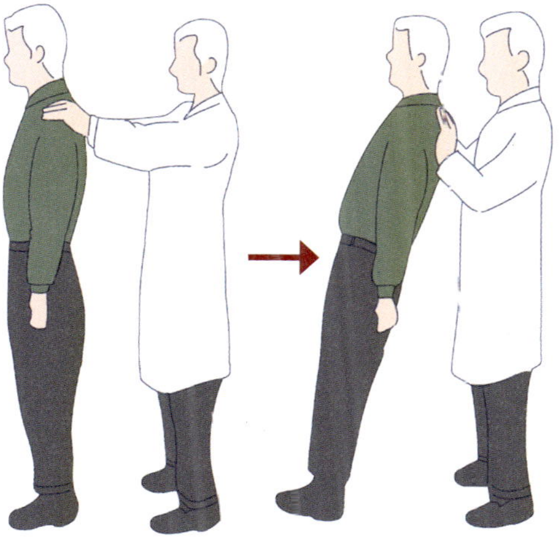

4대 운동증상 외에도 진행되면서 나타나는 다른 운동증상들도 있습니다

첫 발걸음을 떼기가 어렵다

파킨슨병에서 진행되면 처음 발을 뗄 때, 갑자기 발바닥이 땅에 붙어버려 옴짝달싹 하지 못하는 경우가 있습니다. 엘리베이터에서 내릴 때 혹은 횡단보도를 건너려고 할 때 돌연 발걸음이 떨어지지 않아 곤란해지는데, 이를 '얼음 위에 발이 달라붙어 있는 현상'이라 하여 동결걸음(freezing of gait, frozen gait)이라 합니다. 병명에서 동결(frozen)이라는 단어는 오십견이라는 동결어깨(frozen shoulder)에서 익숙한데, 어깨관절이 얼어붙어 움직이기 곤란하듯, 파킨슨병의 걸음걸이도 흡사 이와 같습니다. 첫발을 내디디려고 하면 발을 부들부들 떨면서 나아가지 못하고, 상체만 앞으로 점점 구부려져 결국에는 고꾸라지게 됩니다. 동결걸음의 고통에 대하여 어느 파킨슨병 환자의 고백을 들어보겠습니다.

'공항 짐 찾는 곳에서 갑자기 움직일 수가 없었다. 몸이 굳어 멈춰버린 것이다. 속으로 한 발짝, 한 발짝 외치며 발에만 집중해 봤는데도 소용이 없었다. 간신히 벽을 붙잡고 서서 시계를 보니 약 먹을 시간은 앞으로 두 시간이나 남은 상태였다. 사람들은 이미 짐을 찾아 다 빠져나가버렸고, 그곳에는 달랑 엄마와 나 둘뿐이었다. 그런데 설상가상으로 소변이 마려웠다. 엄마는 내가 안타까운지 어떻게든 부축을 해주려고 했지만, 부축으로 해결될 문제가 아니었다. 그때 마침 지나가던 청소부 아주머니가 무슨 일이

냐며 다가왔다. 아주머니는 얘기를 듣더니 카트를 가져왔다. 카트에 앉으면 그냥 밀어 주겠다는 것이다. 바지에 소변을 싸지 않으려면 그 방법밖에 없어 카트에 앉았다. 그리고 화장실에 가서 볼일을 본 뒤에는 어쩔 수 없이 약을 미리 먹었다. 하루 세 번 정량을 지키지 않고 더 먹으면 부작용이 따르지만 그날은 방법이 없었다.'[9]

이 걸음은 첫발을 뗄 때, 코너를 돌 때, 방 입구 혹은 좁은 장소에서 방향을 전환할 때에 자주 보게 되는 증상입니다. 파킨슨병 환자를 케어하고 있는 보호자들 입장에서는 '낙상'을 가장 심각한 문제로 보고 있는데, 동결걸음은 가정에서나 길거리에서 넘어지는 가장 큰 원인으로, 환자들이나 보호자들이 가장 힘들어 하는 증상으로 꼽히고 있습니다.[8] 이 동결걸음은 약 80%에서 약효의 마모현상이 있는 환자의 오프(off) 때 나타나지만, 약 20%는 약과 관계없이 나타나기도 하여 종잡을 수 없게 만드는 난제 중의 하나입니다. 약물의 효능과 관계없이 나타나는 동결걸음의 원인은 엘도파에 대한 반응이 나쁘며, 병변이 흑질 이외의 장소로 진행하여 가는 것이 아닌가 하는 추측을 합니다. 그러나 아직 그 책임 병소는 불명확한 상태입니다. 자세반사장애와 더불어 넘어지기 쉬운 증상이기 때문에 보폭을 넓게 하여 걷게 하는 방법 외에는 뾰족한 대책이 없다고 할 수 있으며, 동결걸음을 주의하면서 걷는 좁은 보폭의 걸음을 참새들이 모이를 쫓는 모습에 비유합니다.

두 가지 동작을 동시에 수행하기 어렵다

파킨슨병에서는 두 가지 다른 동작을 동시에 수행할 수 없는 특징도 있습니다. 길을 가면서 휴대전화 받기가 힘든 등의 문제가 생기는 것으로, 두 동작을 동시에 하게 함으로써 진단하는 데 도움이 되기도 합니다. 전화를 받으면서 글씨쓰기가 어렵습니다. 5년째 파킨슨병을 앓고 있는 75세 남성분은 별 생각 없이 보면 멀쩡한데, 자세히 주의하여 살펴보면 뭔가 하나의 일에 집중하면 다른 일은 잊어버리는 모습을 볼 수 있습니다. 그는 바둑이 아마 3단인데, 바둑대회에 나가서 자신도 모르게 바둑판 위에 침을 흘리는 일이 있어 이를 숨기기 위하여 마스크를 쓴다고 고백합니다. 보통 사람이면 침을 닦으면서 다른 일도 하지만, 머리를 쓰면서 손까지 동시에 작동하기가 어렵다고 생각할 수 있습니다. 이처럼 파킨슨병 환자들이 동시에 두 동작을 수행하지 못한다는 사실은 1954년 슈바브(Schwab) 등에 의하여 일찍이 관찰된 증상 중 하나입니다.[10]

말이 기어들어가거나 너무 빨라 알아듣지를 못한다

파킨슨병의 언어장애는 구속성 호흡기능장애, 운동저하성 구음장애의 둘로 나뉩니다. 구속성 호흡기능장애는 흉곽의 운동이 제한된다든지, 호흡근의 운동장애로 음압이 저하되어 일어납니다. 처음 몇 마디는 알아들을 수 있으나, 계속하다 보면 입 속에서 웅얼웅얼거리는 발성으로 알아듣지 못하게 됩니다. 특히 전화 통화에서 인사는 잘했는데, 그 뒤 상대방이 무슨 말인지 알아듣지 못한다는 불평을 합니다. 환자에게 무슨 말인지 못 알아 들겠으니 좀 더 크게 하라고 소리치지만, 도시라솔파미레도로 점점 작아지는 현상을 막을 수 없습니다. 이른바 전형적인 저음화 현상입니다. 운동저하성 구음장애는 성대 근육이 경련을 일으켜 닫혀버리거나 발화(發話) 속도가 빨라짐으로써 음성이 불명료해지는 것을 말합니다. 문장 하나를 일사천리로 해버려 무슨 말인지 못 알아듣습니다. 이 현상은 따라잡을 수 없을 만큼 빠른 걸음이 되는 돌진가속보행과 같습니다. 어떤 분들은 입 주위에 경련이 일어나 입을 꽉 다문 채 말문을 열지 못하는 경우도 있습니다. 파킨슨병을 10년째 앓고 있는 70세 여성은 불편함이 엿보이지 않을 정도로 말을 잘하지만, 어느 때는 전혀 알아들을 수 없습니다. 화가 나거나 기분이 좋거나 음성의 높낮이가 없이 일정한 톤으로 되는 현상도 만나게 됩니다.

소글씨증으로 한 줄의 문장에서도 글씨체가 점점 작아집니다

파킨슨병 환자의 글씨를 보면 처음에는 크게 시작하나, 폰트가 점점 작게 되는 글씨체를 발견하게 됩니다. 음성이 점점 작아지는 현상과 같은 것으로 봅니다.

침을 흘립니다

파킨슨병 환자에게는 무의식중에 종종 침을 흘리는 것이 눈에 띕니다. 2005년 프루(Proulx) 등은[11] 파킨슨병에서 실제 타액량은 늘지 않고 오히려 줄어든다고 보고하였으며, 2007년 초우(Chou) 등은[12] 파킨슨병이 진행하면 무의식적으로 어떤 동작을 수행하는 것이 장애가 되어 침이 입에 고이게 되고, 이것이 밖으로 흘러나오게 된다고 하였으며, 심하면 밤중에 입에 고인 침을 잘못 삼켜 흡인성 폐렴의 가능성을 지적합니다. 심해지면 손수건이나 휴지를 가지고 다니게 하거나 껌을 씹게 하기도 합니다.

파킨슨병에는 운동 중심이 아닌 증상들도 많이 나타납니다

파킨슨병은 운동증상이 그 중심에 자리 잡고 있지만, 삶의 질에 영향을 미치는 비운동증상도 많이 동반됩니다. 2006년 윌리엄 랭스턴(William Langston)은 《신경학연보(Annals of Neurology)》에 "파킨슨병 복합증후군(Parkinson's Complex)"이라는 용어를 제창하면서 파킨슨병을 구성하는 다양한 증상들을 나열하였는데, 자율신경장애(변비), 피로, 수면장애, 우울, 정신증상 등의 비운동증상에 대한 비중을 크게 하였습니다.[13]

42세의 나이에 파킨슨병 진단을 받고 13년째 되던 해에 뇌심부자극술을 받은 미국 최고의 정치 칼럼니스트 마이클 킨슬리는 파킨슨병의 가장 나쁜 측면 중의 하나로 인지적 증상과 정신과적 증상을 들면서 파킨슨병의 두드러진 특징은 운동장애이지만, 매우 많은 부수적인 증상이 따른다고 강조하였습니다.[14]

[그림3-3] 파킨슨병의 다양한 비운동증상[13]

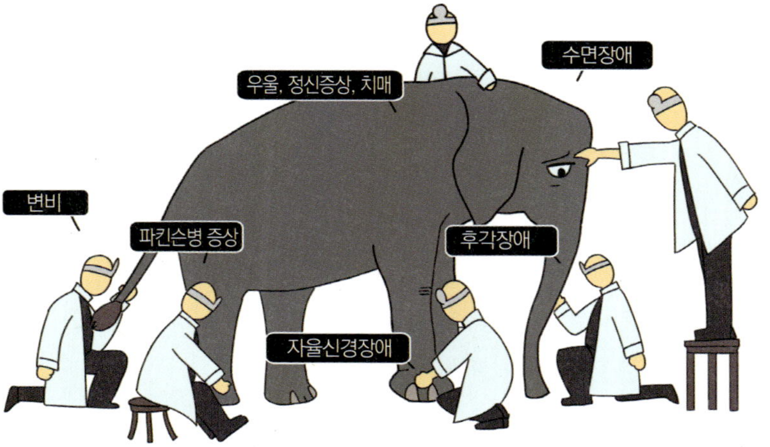

파킨슨병에서 변비와 우울, 정신증상, 치매, 수면장애, 후각장애, 자율신경장애 등이 중요함을 말해 주고 있습니다.

2006년 레이 차우두리(Ray Chaudhuri) 등[15]과 2008년 포위(W. Poewe)[16]의 조사에 의하면 파킨슨병에서 비운동증상의 비율은 피로(75%), 통증(70%), 기립성 저혈압(32%), 성기능장애(76%), 인지장애(40%), 우울 및 불안(45%), 수면장애(50%), 변비(61%), 배뇨장애(60%) 등으로 나타났습니다. 이런 불편함이 반영되어 최근의 파킨슨병 치료 트렌드는 비운동증상에 초점을 맞추고 있어, 여기에 대한 좀 더 폭 넓은 이해가 필요합니다. 일본 파킨슨병의 세계적 학자인 미즈노 요시쿠니는 운동이상으로 내원하는 파킨슨병 환자의 초진 때에는 반드시 변비, 후각저하, 수면장애(잠들기가 힘들거나 중간에 깨면 다시 잠들기 어려운 상태를 모두 포함), 잠꼬대, 야간 빈뇨 등에 대하여 반드시 물어봐야 한다고 강조합니다. “이들 비운동증상은 매우 높은 빈도로 동반되기 때문에 처음부터 파킨슨병의 일부 증상으로 고려하여야 한다”[17]는 그의 말에 경청할 필요가 있습니다. 국내에서도 파킨슨병의 ‘비운동성 증상’이 주목을 받으면서 이들이 환자의 삶의 질에 큰 영향을 준다는 의견으로 ‘파킨슨병에 대한 비운동성 증상 진단 척도, NMSS’를 한국어 버전으로 번역, 이에 대한 신뢰성과 유효성을 평가한 연구가 진행되었습니다.[18] 파킨슨병의 비운동증상을 한눈에 알아 볼 수 있으며, 진행 정도를 나타내는 혼-야 스케일 상 1~5단계에 따라 나타나는 자율신경증상 비율은 다음의 표가 적절할 것 같습니다.

[표3-1] 파킨슨병의 단계별 비운동증상 비율(자율신경증상 출현빈도 위주로)[13]

자율신경장애	후각장애	수면장애	정신신경장애	감각장애	기타
변비 기립성 저혈압 (기립성 어지럼) 배뇨장애 발한장애		불면 렘수면 행동 이상 일중과면	우울 불안 환각 망상 치매	통풍 저림 등	피로 복시 체중감소 등

		H-Y 1&2 (n=217)	H-Y 3 (n=110)	H-Y 4&5 (n=82)	합계 (n=420)
심혈관계	기립성 저혈압(기립성 어지러움)	56	51	67	56
	실신	2	3	7	4
비뇨기계	요실금	43	52	70	51
	빈뇨	89	91	92	90
	야간뇨	82	92	95	87
위 소화관	변비	43	46	71	50
	복부팽만	44	56	63	51
발한	일과 중 다한	42	48	54	46
	수면 중 다한	50	56	62	55
성기능	발기장애	53	56	71	55

파킨슨병의 비운동증상으로는 자율신경장애, 후각장애, 수면장애, 정신신경장애, 감각장애 등이 있습니다. 이 중 자율신경장애는 파킨슨병 진행단계에 따라 점차 늘어남을 보여주고 있습니다.
H-Y: 혼-야단계

변비

변비는 파킨슨병의 전구증상으로도 널리 알려져 있지만, 발병 후 전체 환자의 약 70%에 이른다고 합니다. 어떤 임상가는 파킨슨병의 4대증상에 변비를 추가하여 5대증상으로 하여야 된다고 주장할 만큼, 그 빈도가 높습니다. 제 경험에도 파킨슨병 환자에게 변비가 없다고 하는 경우가 드물었습니다. 변비는 파킨슨병에 병발하는 자율신경증상 중 하나로 다루지만, 자율신경 이상 외에도 파킨슨병 환자의 신체 운동량 저하, 음식물이나 수분 섭취량의 감소, 복근 근력저하, 항파킨슨약물의 부작용 등 다양한 요인에 의해 발생하는 것으로 생각됩니다.[19] 배변행위는 단순한 일상생활의 하나가 아니라, 우리 몸에서 제대로 잘 처리하지 못하는 지용성 화학물질들이 배출되는 매우 중요한 경로입니다. 따라서 배변행위는 빨리빨리 깨끗하게 비워주어야 하는 소변만큼 중요하며[20] 단순한 생활습관병 차원으로 다룰 문제가 아닙니다.

배뇨장애

어느 여성 파킨슨병 환자의 고백입니다. '가장 큰 문제는 화장실이었다. 파킨슨병 환자들의 경우 소변이 금방 마려워 화장실에 자주 가는데, 밤에도 예외도 아니다. 겨우 눈을 붙였는데 소변이 마려워 잠에서 깨고 화장실에 갔다 오면 한두 시간 잠들었다가 다시 화장실에 가는 일이 반복되었다.'[9] 이러한 표현처럼 파킨슨병 환자들이 겪는 배뇨장애는 소변을 참지 못하거나 시원하게 누지 못합니다. 소변을 참지 못하는 증상 때문에 외출이나 여행 중에 화장실이 눈에 띄는 대로 가고 싶어 하며, 조금만 늦어지더라도 실례를 하게 되는 등 일상생활에서 불편함이 보통이 아닙니다. 방광 확장이 충분하게 이루어지지 못하여 소변을 저장할 수 없거나, 방광에 소변이 조금만 차더라도 비우고 싶은 욕망이 파킨슨병에서는 잘 일어나는 것으로 보입니다. 2010년 사카키바라의 보고에 의하면 38~71% 정도가 빈뇨현상으로 고민한다고 하였습니다.[21]

특히 밤중 수면 중에 일어나는 현상을 야간빈뇨라 하여 별도로 체크합니다. 2009년 사무엘(Sammour) 등은 파킨슨병 환자에게 가장 많은 비뇨기증상은 야간빈뇨로서 무려 80.9%에 달한다고 했습니다. 하루 밤중에 3회 이상 소변으로 일어나면 잠을 설치게 되는 방아쇠 역할을 한다는 점에서 치료의 중요한 대상이 되기도 합니다. 아울러 같이 잠자리를 하는 가족들의 불편도 고려한다면 결코 가벼운 문제는 아닙니다. 남성들의 노화로 인한 전립선문제, 배뇨과정에서의 교감신경 흥분, 뇌교와 그 상위 중추인 시상하부, 전두엽의 배뇨중추 등도 관여하고 있어 파킨슨병의 경과 중에 비교적 빨리 나타나는 증상 중 하나로만 생각하고 있을 뿐, 명확한 기전은 아직 불분명한 상태입니다.

성기능장애

파킨슨병을 앓고 있는 환자들의 연령대가 60세를 넘어 발기부전에 대하여 그다지 고민하는 것 같지는 않지만, 40~50대들에게는 꽤 중요한 문제로 떠오릅니다. 남성, 여성 구별할 것 없이 성기능장애는 동일한 것으로 성욕저하, 발기부전, 오르가슴저하, 정액감소, 사정부전이 포함됩니다. 여기서 성욕저하는 파킨슨병에 동반하는 우울증, 불안, 인지장애, 운동장애 등에도 원인이 있습니다. 2010년 사카키바라는 관련 문헌을 뒤진 뒤 파킨슨병 환자의 37~65%에서 성기능문제가 나타난다고 보고하였습니다.

항상 피로합니다

파킨슨병에서는 피로가 일상생활에서 문제가 되는 것으로 알려져 있습니다. 여기서 피로라 함은 특별한 정신장애·운동장애가 없는데도 불구하고, 시작한 동작이나 운동을 지속적으로 수행할 수 없는 것이라는 다소 전문적인 정의를 내리고 있습니다.[22,23] 다시 말하여 특정한 정신활동 피로와 육체활동 피로와 관계없이 피곤함으로 느껴 주어진 일상생활을 하는 데 곤란한 지경에 빠져든 경우를 말합니다. 이와 같은 피로는 움직이기 힘든 운동증상의 하나로 착각하기도 하지만, 파킨슨병의 동작느림과는 관련이 없습니다. 파킨슨병에서의 피로는 자주 나타나는 비운동증상의 하나로서 그 빈도는 33~58%에 달한다고 합니다.[24] 파킨슨병에서 이러한 피로감은 운동증상이나 우울증과는 독립적으로 발생하는 것으로, 스웨덴 우메오(Umea) 대학의 페테르 노르드스트룀 박사 연구팀에 의하면 우울증이나 피로하다는 배경에는 파킨슨병 특유의 기전이 있지 않은지 가정을 하기도 합니다. 일반인들이 생각하고 느끼는 피로증상과는 달리, 운동질환학회의 특별위원회에서는 피로 진단을 위하여 피로도(Fatigue Severity Scale: FSS), 파킨슨병 피로도(Parkinson Fatigue Scale: PFS)라는 좀 더 전문적인 체크리스트를 개발하여 놓고 있습니다.

수면장애

적절한 수면이 왜 중요한지에 대해서는 두말할 필요도 없지만, 수면이 이루어지는 과정을 살펴보면 잠이 들락말락 하는 1단계부터 깊은 잠에 빠지는 3단계까지 다다른 다음 눈동자가 급속도로 움직이는 렘(REM)수면단계로 빠지게 되며, 잠에 빠지면 빠질수록 뇌세포 활동을 포함하여 호흡과 심장박동이 줄게 되고 체온도 내려가게 됩니다. 렘수면단계에 이르면 뇌는 깨어나 꿈을 꾸게 되며, 전두엽 같은 데서는 깨어 있는 낮 시간대만큼 에너지를 소모한다고 합니다. 정상인들은 이러한 과정이 하룻밤 새 대여섯 번 반복된다고 하는데, 얕은 잠이라고 하면 1~2단계에 머무르고 3단계까지 가기 힘들며, 따라서 그다음인 렘수면은 없게 됩니다. 수면장애는 대부분 복합적인 원인으로 오는 경우가 많지만, 신체나이의 변화에 따른 자연현상 가운데 하나이기도 합니다. 나이가 들면 신체적·정신적으로 변화가 다양한데, 이 중에서 수면은 초저녁 잠이 많아지고 새벽잠이 적어지는 특징이 있습니다. 잠 오는 시간대가 앞당겨지는 것은 잠 오는 시점을 조정하는 생체시계의 주기가 짧아지기 때문인데, 얕은 잠을 자는 노인들에게는 빨리 자는 만큼 늦게까지 잘 수가 없어서 총 취침 시간이 부족해집니다. 이러한 생체리듬의 변화로 낮잠을 자게 되며, 수면 중추를 구성하는 세포들이 파괴되면서 잠을 오게 하는 신호를 강하면서 지속적으로 만들어내지 못합니다. 수면유도 호르몬인 멜라토닌 분비는 노인이 되면 소아의 5분의 1도 안 될 정도로 적다는 것입니다. 최근 노르웨이 신경과학자들은 건강한 젊은 남성 21명을 대상으로 하여 밤샘이 뇌에 미치는 영향을 연구해 발표하였는데, 뇌의 뇌량, 뇌간, 시상을 비롯하여 뇌 전반에 걸쳐 기능적 연결성이 현저하게 줄어들었다는 것입니다.[25] 수면시간에 대해서는 2013년 '신경학' 저널에 발표한 미국 존스홉킨스 대학 의학부 애덤 스피라팀은 평소 잠을 6시간 이하로 자는 사람들의 뇌에 치매를 유발하는 '베타 아밀로이드'가 더 많이 쌓인다고 하였습니다.

파킨슨병 환자 전체를 대상으로 하였을 때, 가장 많이 가지고 있는 비운동증상으로 수면장애가 꼽히고 있습니다. 거의 전례에서 수면장애를 호소한다는 보고가 있을 정도인데, 여기에는 일반인들이 생각하는 것보다 의외로 다양하여 자야 할 때에 잘 수 없다거나 깨게 되는 '수면장애'와, 일을 하여야 할 때에 참을 수 없는 졸림으로 방해가 되는 '각성장애'로 나뉩니다. 수면장애에는 처음 잠들기가 어려운 입면장애, 중간에 자주 깨는 중도각성, 자면서 욕을 하거나 고함을 치는 등의 잠꼬대, 잠자리에 들어가서 팔·다리가 움찔움찔하여 잠들기 어려운 하지불안증후군, 수면 시 무호흡 등이 잘 알려져 있습니다. 대부분 나이 들어 생기는 파킨슨병에서 수면장애가 찾아오면 질병의 경과에서 오는 것인지, 아니면 노화 과정에서 오는 것인지 분명하지 않습니다.

파킨슨병에서 수면이 문제되는 것은 처음부터 잠들기가 어려운 입면장애보다는 중간에 깨고 난 뒤 잠들기가 어려운 중도각성장애입니다. 1998년 탠드버그(Tandberg) 등은 특정 지역의 조사이지만, 파킨슨병에서 중도각성장애는 38.9%, 너무 일찍 깨는 조조각성은 23.4%에 달한다고 하였습니다. 가장 큰 원인은 야간빈뇨로 알려져 있으며, 약효가 떨어지는 오프 때에 일어나는 통증도 한몫을 하고 있습니다. 파킨슨병의 입면장애는 그 원인이 많은데, 나이가 들면서 동반되기 쉬운 여러 가지 질환, 예를 들면 통증을 유발하는 척추, 관절질환, 정서적 불안, 잡생각이 끊이지 않는 생의 우울 내지 불안 등도 한몫한다고 알려져 있기 때문에 관련인자들을 꼼꼼하게 따져봐서 대응하여야 합니다. 이러한 전문적 평가를 위하여 '파킨슨병 수면평가척도-2'라는 도구도 사용됩니다.[26]

수면장애라면 일반적으로 밤에 잠을 자지 못하는 것으로 생각하지만, 파킨슨병에서는 이와 반대로 활동하여야 할 낮 시간대에 심한 졸림으로 지장을 받는 일이 전체 환자 중 약 30%에서 나타난다는 보고가 있습니다. 도파민 작용제를 복용하는 경우에는 과도한 일과 중 졸림(excessive daytime sleepiness: EDS)이나 돌연 졸림(sudden onset of sleep: SOS)이 보고되면서 특히 운전을 조심하여야 한다는 지침이 있는데, 실제 환자들은 낮에 식사하면서, 티브이를 보면서, 또는 일에 집중하여야 할 때 졸려 미치겠다는 표현을 합니다. 이 빈도는 파킨슨병에서 11~84%라고 보고되고 있는데, 일반적으로 약 50%로 보고 있습니다. 이 원인으로는 야간수면부족, 파킨슨약물(특히 도파민 작용제), 우울증, 치매, 질병 그 자체의 5가지를 들고 있습니다. 약물로 인한 돌연 졸음 가능성으로 일본 같은 데서는 운전이 직업이거나 기중기가 움직이는 위험한 곳에 일하는 사람에게는 도파민 작용제 처방 자체를 금지하기도 합니다.[27]

하지불안증후군

수면장애를 호소하는 환자들 가운데 허벅지, 다리 전체, 엉덩이, 발을 중심으로 이들을 어디에 둘지 모르는 불안감, 뭔가 움직여야만 하는 느낌 등으로 잠들기가 힘들다는 경우가 있습니다. 최근 이슈가 되는 하지정지불능증후군 또는 하지불안증후군이라 하는 합병증입니다. 이들 증상 발현은 다리에만 국한되는 것이 아니고, 팔에도 나타난다는 점에서 하지불안증후군에서 '하지'라는 단어의 부적절함이 지적되기도 합니다. 세계수면의학회(World Association of Sleep Medicine: WASM)에서는 1672년에 처음으로 본 질환을 기록한 윌리스(Willis)와 1945년 본격적으로 본 질환의 병태를 해명하기 시작한 에크봄(Ekbom)이라는 두 학자의 이름을 따서 윌리스-에크봄병(Willis-Ekbom disease: WED)으로 부르자는 주장을 하고 있습니다. 어떻든 주로 하지, 가끔은 상지에 걸쳐 이들 부위가 늘 신경 쓰여 뭔가 움직이지 않으면 안 될 것 같은 느낌에 잠들기가 힘들면 하지불안증후군을 기억하여야 합니다.

우울증

세계적 영화배우, 로빈 윌리엄스는 2014년 8월 캘리포니아 주 샌프란시스코 인근 부촌 티뷰론 자택에서 63세의 나이로 자살하였습니다. 그가 자살한 이유가 파킨슨병의 우울증과 치매 때문이라는 사실을 2015년 11월 3일 ABC방송의 '굿모닝 아메리카'에서 그의 셋째 부인 수전이 밝혔다고 전합니다. 수전은 "자살을 선택한 남편을 조금도 비난하지 않으며, 남편이 자살하지 않았다면 3년 남짓 더 살았을 테지만 매우 힘든 시간이었을 것"이라고 말했습니다. 그는 파킨슨병 진단에다가 루이소체 치매 징후까지 보였다고 하면서 다리를 질질 끌어야 했고, 몸은 딱딱해지면서 목소리는 어눌해졌다고 합니다. "남편은 이를 극복하기 위해 노력했으나 결국 실패하고 말았다"면서 "이후 마치 댐이 붕괴되는 것처럼 허물어졌다"고 전합니다.[28] 60대 초반, 세계적인 배우의 우울증으로 인한 자살 배경에 이러한 파킨슨병이 있었다는 사실이 알려지면서 파킨슨병 환자들이 가지고 있는 우울증에 대한 관심이 높아지고 있습니다.

환자 자신이 파킨슨병 증상을 자각하고 있었다 하더라도 막상 진단을 받으면 그 당황스러움과 불안한 마음은 떨칠 수 없습니다. 의사이면서 43세 때 파킨슨병 진단을 받은 어느 정신분석전문의는 '평상심으로 환자들을 진료할 수 있는 상태가 아니어서 일단 병원 문을 닫고 집에 있으면서 거의 한 달간 침대에 누워 있었다'고 합니다. 그는 뛰어난 정신과의사였지만, 일반인들과 별반 다르지 않은 분노와 충격을 겪었습니다. 왜 그런 병에 걸려야 하는지 이해할 수 없었고, 현실을 받아들이기가 너무 무섭고 끔찍했으며, 세상이 너무 원망스러웠고, 그러는 사이 우울증이 더 깊어져 갔고 차라리 이대로 죽

어버리는 게 낫겠다는 생각이 들었다고 고백합니다.[29]

이런 예에서 찾아보듯 파킨슨병 환자들은 아무리 강심장이라 하더라도 진단 초기부터 우울증이 찾아오지 않나 하는 생각도 듭니다. 우울, 이 자체는 사실 전혀 병적인 감정이 아니며, 늘 찾아오는 기본적인 감정의 하나입니다. 떨어지는 낙엽을 보고 인생의 허무를 느끼거나, 전장 터에 홀로 살아남은 고아들을 보면서 불쌍한 마음이 일어나며, 친하던 이웃의 갑작스러운 죽음을 맛보면서 …… 늘 우울과 함께하는 인생이기도 합니다. 이러한 우울감정은 늘 마이너스적으로 작용하기보다는 오히려 내면을 깊게 만드는 성찰의 기회로 작용하는 경우도 많아서 철학자나 예술가들에게는 하나의 특징적인 모습으로 나타나기도 합니다. 임상에서 문제는 통증과 관련되어 있다는 사실입니다. 인간의 몸과 마음은 호르몬과 신경망 등으로 서로 밀접하게 연결되어 마음이 아프면 몸이 아프고, 몸이 아프면 마음이 아픈 구조로 되어 있는 탓에 정신과 육체를 분리하여 생각할 수 없습니다. 어떤 사람들은 우울증을 '마음의 감기'라는 별명을 붙이기도 하지만, 영국 NHS(National Health Service, 보건의료제도)에서는 최근 10년간 가장 많이 사용한 표어가 '정신건강 없이는 건강도 없다(No Health Without Mental Health)'라고 하는데, 참된 건강은 정신적 건강이 담보되어야만 합니다. 역으로 보면 정신적 건강을 놓치고 사는 세상이라는 생각이 들기도 합니다.

파킨슨병에서 우울증 합병은 높은 편에 속하는데, 낮게는 20%, 높게는 90%, 평균 46%로 보고 있습니다. 이들 파킨슨병에서 우울증상은 운동증상보다 2~5년 정도 앞서 나타나는 일이 많다고 알려져 있습니다. 의욕이 없다, 즐거운 일이 하나도 없다. 이러한 증상이 먼저 나타나기 때문에 정신건강의학과에서 우울증 치료를 받고 나서 수 년 후 신경과에서 파킨슨병 진단이 내려지는 경우도 드물지 않습니다.

파킨슨병에서의 주요 우울증상은 "기분이 가라앉는다, 쓸쓸하다, 슬프다, 과거 일에 대해 끙끙대며 집착한다, 앞으로의 일에 희망을 가지지 못한다, 불안하며 의욕이 없다" 등입니다. 이는 곧 자신감 상실, 죄책감, 심한 자책, 집중을 잘하지 못하고 결정을 잘 못하는 일, 절망감, 서글픈 느낌, 눈물을 자주 흘리는 모습들에서 감정부전증(dysthymia)이라는 형태를 띠고 있습니다. 죄의식이나 자기 책망 또는 가치 상실 등의 음성증상은 적다고 보는 반면, 의욕이 없어지고 즐거운 일이 하나도 없다는 비관, 희망상실, 의욕감소, 건강상태에 대한 집착 등으로 보고 있습니다. 9년째 파킨슨병을 앓고 있는 70세 여성을 돌보고 있는 그 남편은 예전과는 너무 달리 지나치게 자기 몸만 생각하는 이기적인 모습에 혀를 내두른다고 하소연합니다. 챙겨주는 가족 누구에게도 감사하다는 말 없이 오로지 본인 중심으로만 행동하기에, 어떤 때는 서운하다는 생각이 든다고 속내를 털어놓습니다.

불안장애

불안은 생존과 연관된 자연스러운 감정신호로 보고 있습니다. 운전할 때도, 길을 가다가도, 운동을 할 때도, 시험을 칠 때도 모두 불안을 자극하는 환경인데, 이러한 불안정도가 적정범위에 있으면 오히려 안전하고 안정적으로 살게 됩니다. 불안장애에는 공항장애, 광장공포, 특정공포장애, 사회공포장애, 범불안장애 등을 포괄하고 있습니다. 파킨슨병에서는 불안상태를 동반하는 경우가 많은데, 이 불안함은 우울증과 관계없이 나타납니다. 아침 눈뜨고부터 잘 때까지 오로지 파킨슨병만 생각하는 유형으로 따라서 자연적으로 밥맛을 찾지 못하고 밤에는 잠을 이루지 못하는 악순환이 지속됩니다. 자나 깨나 약물 효능만 생각하면서 이것이 좋은가, 저것이 좋은가를 혼자서 고민하게 됩니다. 50대 초반의 남성으로 아주 미약하게 느린 동작만으로 파킨슨병을 진단받고 약물을 복용 중이었는데, 하루 종일 질병에 대한 걱정만 하고 있었습니다. 식사를 하더라도 이것이 파킨슨병에 좋은가 어떤가 하는 고민, 머리만 아파도 담당의를 만나야 직성이 풀리는 등, 일상생활을 영위하기가 힘들 정도였습니다. 모든 일에 불안한 탓에 날밤을 샐 때도 많아서 수면도입제나 항불안제만 늘어날 뿐이었습니다. 그의 말을 들어보면 핸디캡 싱글 골퍼였는데, 위험한 운동이니 하지 말라는 의사의 권고에 크나큰 충격을 받았다고 합니다. 그의 머리에는 모든 일을 내려놓고 질병을 치료하고자 하는 욕망으로만 가득 차 있었지만, 순조롭지 않은 증상 개선에 불안만 가중될 뿐이었습니다. 또 다른 예로 56세 여성인데, 불안하여 발걸음을 조심해서 뗄 수밖에 없다고 호소하는 경우도 있습니다. '살얼음 걷듯 조심조심해서 발걸음을 떼며(cautious gait) 지팡이를 늘 지녀야만 마음이 편안하다'고 합니다. 어느 때는 보통사람처럼 잘 걷다가 10보 정도를 가다 보면 문득 넘어질 것 같은 불안한 마음이 들어 멈추어 선다는 것입니다. 불안한 마음이 들어 지팡이 없이는 다닐 수가 없으며, 잘 걷다가도 불안한 마음에 갑작스레 걸음을 멈추게 되는 일이 계속 반복되고 있었습니다. 수시로 '차 소리가 난다'든지, '긴장을 하면 걸음이 안 된다'고 호소했습니다.

환각 같은 정신증상

환각이란 말이 16세기 초에 처음 등장했을 때, 이 단어는 '종잡을 수 없는 마음'을 뜻했지만, 오늘과 같은 의미가 부여된 것은 1830년대에 프랑스 정신과 의사인 장 에스퀴롤(Jean- Étienne Dominique Esquirol, 1772~1840)부터입니다. 환각이라는 알 듯하다가도 분명치 않은 단어가 우리에게 익숙해지게 된 것은 신경과 전문의, 올리버 색스(Oliver Sacks, 1933~2015)가 일반인들을 위한 《환각Hallucinations)》이라는 단행본을 낸 덕분일 것입니다. 그는 그의 저서 머리말에 단어의 엄밀한 정의가 매우 다양한 환각을 '외적 실체가 없는 상황에서 발생하는 지각 표상, 즉 실제로 존재하지 않는 것을 보거나 듣는 경우'라고 쉽게 풀이하였습니다.[30] 파킨슨병을 다루는 임상 현장에서의 환각은 질병 과정에서 일어나는 것인가, 아니면 약물로 인한 부작용의 하나인가를 감별하여야 합니다. 루이소체 치매처럼 초기부터 치매가 두드러지고, 진행성인 경우에는 환각을 환각으로 인식하는 단계를 지나 망상 같은 정신 증상으로 발전되기 쉬우나, 특발성 파킨슨병에서는 약물 부작용에 초점을 두고 있습니다. 올리버 색스는 파킨슨병에서도 환각의 중요성을 두고 한 챕터를 할애하여 많은 이야기를 풀어놓고 있습니다.[31]

올리버 색스는 짓궂은 친구들의 색다른 경험을 해보라는 권유로 항파킨슨제제인 알탄(트리헥시페니딜의 상품명)을 스무 알 먹고 환각을 체험하였다고 털어놓습니다.

'현관에서 노크하는 소리가 들렸다. 친구 짐과 캐시였다 ……. 두 사람이 거실로 들어와 자리에 앉았을 때 "달걀을 어떻게 먹을래?" 하고 물었다 ……. 나는 햄과 달걀을 지글지글 굽는 동안, 두 사람하고 잡담을 나눴다 ……. 5분 후, 나는 "다 됐어"라고 소리치며 친구들이 먹을 햄과 계란을 쟁반에 담아 거실로 들어갔다. 그런데 거실은 텅 비어 있었다. 짐도 캐시도, 두 사람이 다녀간 흔적조차 없었다 ……. 단 한순간도 짐과 캐시의 목소리, 그들의 '존재'가 실재하지 않는 환각이라는 생각은 들지 않았다.'[31]

위의 얘기는 신경과 전문의다운 체험이지만, 환각증상은 중기 이후 파킨슨병 환자에게 흔히 나타나는 것으로 개인적으로도 가족들에게도 엄청난 불씨를 안고 있는 문제입니다.

파킨슨병의 정신건강 면에서 가장 흔하게 동반되는 것은 환각과 망상으로, 일반적으로 환각(환시, 환청, 환촉)은 20~40%, 망상은 약 5%에서 나타난다고 하지만, 질병이 진행되면 50~70% 정도에서 나타난다는 점에서 아주 흔하다고 할 수 있습니다.[32] 가벼운 파킨슨병에서도 등 뒤에 뭔가 쓰윽 지나가는 느낌, 모르는 사람의 그림자, '아무도 없는데 누군가가 있다는 기분이 든다', '친족의 얼굴이나 모습, 개나 고양이 등의 동물', '곤충 같은 벌레나 뱀이 꿈틀거리는 모습', '벽의 얼룩이나 커튼 주름이 사람 얼굴로 보인다'와 같은 움직임을 동반한 환시를 호소하는 일도 있습니다. 대화가 들리는 환청, 붓으로 발을 문지르거나 벌레가 기어다니는 등 뭔가가 달라붙어 훑고 다니는 느낌의 환촉도 호소합니다. 환촉이나 복부 한가운데를 도려낸다거나 뇌가 녹아내리는 등의 망상이 함께한 감각이상을 체감환각이라고 부르기도 합니다. 보통 환각은 해가 지는 저녁나절 이후에 심하게 됩니다. 빈도가 높지는 않지만 착각하는 생각의 망상, 특히 도둑맞는 피해망상과 질투망상은 비교적 흔한 것으로, 예를 들면 지갑을 털렸다고 경찰에 신고하거나 의처증 또는 의부증으로 나타납니다.

정신증상 발현의 원인을 어떤 학자는 질병이 진행되면서 뇌가 환시를 일으키기 쉬운 상황으로 변하여 간다고 하지만, 환각이나 망상이 나타나는 원인은 고령, 증상 진행, 인지기능저하, 약물 등이 거론되고 있습니다. 나이에 더하여 파킨슨병 진행에 의한 중추신경계 기능저하, 특히 아세틸콜린계 장애 탓으로 보는 것입니다. 아세틸콜린은 신경전달물질의 하나로서 주로 부교감신경이나 운동신경말단에서 작용하는데, 알츠하이머병에서도 이 물질의 분비가 떨어진다고 알려져 있으며, 파킨슨병에서도 같은 양상이 나타난다고 합니다. 그리고 간과하지 말아야 할 것은 파킨슨병 치료약의 추가나 증량으로 악화되는 경우도 있다는 것입니다. 이들 약물들은 도파민이나 신경전달물질의 하나로서 도파민, 노르아드레날린 등을 억제한다든지 정신을 안정시키는 작용을 가지고 있는 세로토닌계를 지나치게 자극함으로써, 혹은 아세틸콜린계 작용을 저해하여 뇌의 균형을 깸으로써 정신증상을 야기한다고 추정합니다. 환각의 원인은 약물의 과잉이 많다고 하는데, 약물을 줄이면 환각은 줄어들지만 운동증상의 악화가 우려되므로 포지티브·네거티브를 잘 체크하여야 하겠습니다. 감기약, 빈뇨치료제, 정신안정제도 중추신경계의 작용을 억제하는 경우도 있어 정신증상의 유발인자로 됩니다. 약이 새롭게 바뀐 직후 정신증상이 일어난다면 원래의 약으로 바꾸는 것이 권장됩니다. 발열·감염증·탈수 등으로 인한 신체의 부조화, 입원이나 병원을 옮기는 등의 환경변화, 배우자의 사망 등 여러 가지 스트레스도 다양한 정신증상을 일으키는 원인입니다.

충동억제장애(Impulse control disorder: ICD)

파킨슨병에서 흔하지는 않지만 충동을 억제하지 못하는 증상으로 곤욕을 치르는 경우가 있습니다. 예를 들면 병적인 도박, 병적인 쇼핑, 병적인 섭취, 병적인 성욕항진 등이 대표적이며, 이들은 파킨슨병 이전에도 경향성이 엿보인다는 보고도 있습니다. 이들 경향을 나타내는 경우는 젊은 층에 많으며, 새로운 것을 보면 이것을 손에 넣고자 하는 충동을 이기지 못하는 경우도 포함됩니다. 충동으로 일어난 일을 성취하면 쾌감을 느끼기 때문에 쉽게 멈추어지지 않는 어려움이 있습니다. 도파민 작용제가 충동의 계기가 된다는 것은 이미 알려져 있지만, 이들 인과관계의 정합성이 없는 경우도 있습니다. 엘도파제제나 도파민 작용제를 본인 임의로 더 많이 복용함으로써 정신적 흥분상태를 유지하려는 사람들도 있습니다. 따라서 이들은 주어진 분량보다 훨씬 빨리 약을 소진시켜 약이 다 떨어졌다며 다시 병원을 찾게 됩니다. 이와 같은 항파킨슨병 약의 고용량 사용을 억제하지 못하는 경우를 전문용어로 도파민조절장애 증후군(dopamine dysregulation syndrome: DDS)으로 부르는데, 알코올중독이나 마약중독의 경력이 있는 경우 그 확률이 높다고 합니다. 12년째 파킨슨병을 앓고 있는 70대 중반 어느 남성은 발기가 제대로 되지 않으면서 심한 성적충동 때문에 그 부인이 너무 괴롭다는 하소연을 하였는데, 도파민 작용제인 피디펙솔을 복용하고 있었습니다.

파킨슨병에서 스웨덴 어로 'punding'이라 하여 같은 행동을 반복하거나 아주 미세하고 세밀한 데 집착하는 경우가 있다는 보고도 있습니다. 그냥 둬도 될 것을 아주 꼼꼼하게 정리하거나 아주 가까운 거리인데도 차를 몰고 가며, 주위를 배회하고, 메모할 때 정확하게 줄을 맞추며 띄어쓰기가 없을 정도로 빽빽하게 작성하고, 그림 중에서도 세밀화에 집착하기도 하며, 컴퓨터 앞에 늘 앉아 게임이 아닌 뭔가를 하고 있는 상황을 연출합니다. 대기업에서 이사를 지내고 이제 갓 60세를 넘긴, 5년째 파킨슨병을 앓고 있는 남성분은 양손에 아주 심한 습진이 나 있을 정도로 하루에도 수십 번 비누로 손을 씻는다고 합니다. 쉽게 고쳐질 것 같은 이러한 습관들이 환자 본인들에게는 하지 않으면 안 되는 충동으로 다가온다는 데 문제의 심각성이 있습니다. 파킨슨병 환자의 이러한 충동을 이해하지 못하면 가족 간의 알력, 사회와의 격리 등을 야기시킨다는 면에서 주의가 필요합니다.

인지기능저하(치매, 인지증)

'치매'라는 말이 가지는 부정적인 이미지 때문에 인지증, 인지장애라는 말로 대체되고 있는 중인데, 일본에서는 인지증으로 이미 바뀌었습니다. 원래 파킨슨병은 운동장애가 주체로서 인지기능에는 문제없다고 여겼으며, 비운동증상 중에서 가장 늦게 나타납니다. 그러나 오늘날에는 파킨슨병에 특유의 인지기능장애(Parkinson disease dementia: PDD)가 꽤 높은 빈도의 합병증으로 나타난다고 합니다. 파킨슨증후군을 제외하고 순수한 특발성 파킨슨병에서 치매 발생 빈도는 1,832명 중 575례, 31.5%라고 2007년 보고된 바가 있습니다.[33] 전문가들의 의견을 종합하면 파킨슨병이 나타난 지 15년쯤 지난 시점에서 치매 발병률은 48%로, 약 절반은 15년이 지나더라도 치매와는 무관하다는 사실을 알 수 있습니다. 임상연구의 한 방법인 횡단연구에서는 파킨슨병 환자의 약 30%에서 파킨슨병 인지증이 일어난다는 사실, 그리고 종단연구에서는 10년이 경과된 때 약 50%, 20년이 경과된 때 80% 이상의 증례에서 파킨슨병 인지증으로 넘어간다는 것이 밝혀지고 있습니다. 인지기능장애가 파킨슨병 증상보다 먼저 생기는지, 뒤에 생기는지에 따라 "루이소체형 치매"인지 "치매를 동반한 파킨슨병"인지 분류하기도 하지만, 본질적으로 같은 퇴행성 뇌질환입니다.

주로 나타나는 인지기능장애영역은 동작이 느려 터지는 수행기능, 산만하여 주의집중이 안 되는 장애, 시각인지기능이며, 장소·시간 개념을 말하는 지남력장애나 기억력은 그런대로 잘 유지되는 것으로 알려져 있습니다. 단지 파킨슨병에서는 모든 행동이 느려짐으로써 정신활동도 느려지게 되는데, 이것을 치매라고 착각하게 만들 수는 있습니다. 자주 나타나는 건망증이나 집중력 저하로 생기는 일시적 실수 등이 치매 전조증은 아닌가 싶지만, 파킨슨병은 사고가 느려지는 것이지 사고기능이 저하되는 것은 아니기 때문에 치매와는 근본적으로 달라 일상적인 정신활동에는 문제가 없습니다. 초기에는 머리 회전이 늦어지는 것 같다, 계획입안이 힘들다 등의 이해와 판단력 장애 위주로 나타나게 됩니다. 질병이 진행하면 건망증, 주의력장애도 발생하게 됩니다.

파킨슨병 인지증을 유발하는 위험인자로서는 높은 연령대, 운동기능장애가 아주 심한 예(특히 근육강직, 자세반사이상, 보행장애가 두드러진 경우) 등으로 알려지고 있습니다. 그리고 자세반사장애가 현저한 임상형(postural instability gait difficulty: PIGD type), 초기부터 현저하게 주의집중이 안 되는 예, 잠꼬대가 심한 환자의 합병 예에서는 인지기능장애 합병증의 발생 비율이 훨씬 높아진다는 보고도 있습니다. 비교적 초기에 파킨슨병 인지증을 초래할 가능성이 높은 증상들을 살펴보면, 냄새를 못 맡음으로써 음식 맛이 변했다고 느끼거나, 일을 할 때 순서가 뒤죽박죽되거나 동작이 제대로 되지 않을 때, 주의력이 산만하여 그 결과로 잊어버리게 되는 물건이 늘어가거나 복잡한 도형을 이해하는 데 시간이 걸리거나 보이는 것도 잘못 인식하는 착각 등입니다.

최근에 알려진 재미있는 보고 중에 냄새를 잘못 맡는 후각장애가 파킨슨병 인지증과 관련이 매우 높다는 사실입니다. 후각장애는 파킨슨병에서 비운동증상 가운데 하나로 알려져 있지만, 정도의 심함에 따라 단기기억기능이나 시각인지기능장애와 서로 관련이 매우 높습니다. 인지증이 없는 파킨슨병 환자에게 후각장애가 심하면 파킨슨병 인지증으로 발전되기 쉽다는 것입니다. 44명의 파킨슨병 환자를 대상으로 3년간 추적관찰을 한 결과, 44명 중 10명에서 인지증 발생이 확인되었는데, 이 10명은 모두 관찰 시작 시점부터 후각장애를 가지고 있던 환자였습니다. 이러한 분석 결과, 후각장애는 3년 뒤 인지증 발생 여부를 예측할 수 있는 위험인자인 것으로 확인되었으며, 후각장애 측정지수 점수가 1등급 떨어질 때마다 인지증 발생 확률이 18.7배 증가하는 것으로 나타났습니다.[13]

역류성 식도염과 같은 소화장애

2015년 생을 마감한 천경자 화백은 1991년 미인도를 둘러싼 가짜 그림 논란을 겪고 미국에 간 지 얼마 안 돼 김태익 기자에게 보낸 엽서에서 '깊은 늪에 빠져 있는 저의 불행한 사건이 가끔 식도 부분에 둔통을 줄 때가 있습니다'라고 했다는데, 이것은 바로 장기간 화가 나고 분노가 치밀어 오를 때 일어나는 역류성 식도염을 표현하고 있습니다.[34] 이와 같이 파킨슨병을 앓는 분들 중에서 약물로 인한 소화기장애가 아니라, 삶에 있어서 느닷없이 찾아온 이 질병에 대한 분노로 역류성 식도염 증상을 자주 호소하기도 합니다. 항파킨슨약에 소화제가 늘 들어가 있는데, 이는 약을 복용하기 위해서도 필요하지만 역류성 식도염 같은 소화장애가 동반되기 때문입니다.

기립성 저혈압

파킨슨병 환자는 대부분 저혈압입니다. 위의 혈압이라는 수축기혈압이 100mmHg미만인 경우, 저혈압으로 진단합니다. 한편, 누워 있을 때와 일어나서 3분 뒤 혈압을 비교하여 위의 수축기 혈압이 30mmHg 이상, 아래의 확장기 혈압이 15mmHg 이상 떨어지면 기립성 저혈압으로 진단합니다. 여기에 포함되는 주 증상은 기립성 저혈압, 식사성 저혈압입니다. 아주 심할 때는 기립 시, 식사 중에 실신을 하기도 합니다. 대부분 앉았다 일어설 때 어지럽거나 흔들거리며, 기분이 좋지 않게 느껴진다고 호소합니다. 이러한 후들거림이나 실신은 운동이나 재활훈련에 지장을 초래하고 넘어지거나 외상의 원인이 되기도 하여, 환자의 행동이 현저히 제한됩니다.

파킨슨병에서 혈압이 낮아지는 원인은 엘도파의 부작용, 교감신경절후섬유장애, 혈압이 낮아지더라도 뇌혈류는 정상으로 유지되게 하는 압수용체(baroreceptor) 반사궁 장애 등이 거론됩니다. 우리가 혈압을 너무 엄격하게 조정한다는 인상도 있는데, 혈압이 상승된 환자들의 뇌중풍에 대한 강박관념도 한몫을 한다고 할 수 있습니다. 하지만 '파킨슨병에서 위의 수축기혈압이 180mmHg 정도까지는 특별히 치료하지 않아도 된다'[35]는 의견을 들을 필요가 있습니다.

2015년 한국에서 베스트셀러가 된 《어떻게 죽을 것인가(Being Mortal)》에서 아툴 가완디(Atul Gawande)는 파킨슨병을 앓고 있는 루 할아버지의 저혈압 예를 들고 있습니다.

> '루 할아버지가 넘어지는 사고가 그치지 않았다. 그는 방에 있다가, 목욕탕에 있다가, 혹은 식탁에서 일어나다가 갑자기 쓰러지는 것처럼 넘어졌다. 1년 사이에 구급차로 응급실에 실려간 것만 네 번이나 됐다. 의사들은 파킨슨병 때문에 먹는 약이 원인일 거라 추측하며 투약을 중단했다. 그러나 약을 끊으면서 떨림 증상이 더 심해졌고, 그로 인해 더 휘청거렸다. 결국 루 할아버지는 체위성 저혈압 진단을 받았다. 노년에 나타나는 증상으로 앉았다 일어나는 등 자세를 바꾸는 동안 뇌가 제 기능을 하는 데 필요한 적정 혈압을 유지하는 능력을 잃었다는 걸 의미했다.'[36]

피부증상으로 땀을 많이 흘립니다

파킨슨병에서 곤혹스럽게 하는 증상 가운데 하나는 '흠뻑 젖도록 흐르는 땀(drenching sweat)'이라고 하여 구슬 같은 땀을 흘리는 것입니다. 대부분 얼굴 위에서, 머리 밑에서 비 오듯 땀이 난다고 호소를 합니다. 얼굴에서 번들번들할 정도로 기름기가 흐르며, 특히 아침에 자고 일어나면 내의가 젖는 경우도 있을 정도로 수면 중 땀이 심할 수 있습니다. 어떤 파킨슨병 환자의 고백을 보면 땀이 비 오듯 쏟아져 하룻밤에도 옷을 세 번 정도 갈아입어야 했다고 합니다. 가족들은 땀으로 끈적해진 피부를 만지면 마치 뱀 같은 파충류 느낌이라면서 얼굴을 찡그립니다. 처음에는 팬티에 땀이 젖는다고 호소하는데, 즉 하지부터 진행한다고 생각되고 있으며, 하반신의 땀이 줄어들면 그만큼의 보상성으로 그다음에는 얼굴이나 가슴에 땀이 난다고 알려지고 있습니다. 땀과 파킨슨병과의 인과관계를 살펴보면 땀샘의 지배신경이나 감각신경에도 루이소체 출현을 동반하는 변성이 보인다는 보고가 있습니다.[37] 파킨슨병에서의 비정상적인 땀은 약효의 마모현상인 오프 때 많이 나타난다고 하며, 야간에 나타나기도 하는 반면 낮에 나타나기도 합니다. 발한은 대부분 약효 발현과 전혀 무관하게 나타난다는 점에서 정확한 기전은 아직 안개 속을 헤매고 있습니다.

말초순환장애로 다리가 붓거나 손발이 차다는 증상이 일어납니다

파킨슨병 환자의 말초순환장애로서 의외로 손발이 차다는 증상을 호소하는 경우가 많습니다. 어떤 환자들은 가을이 되면 벌써 장갑을 끼기도 하여 동상을 예방합니다. 간혹 파킨슨병 환자들이 다리가 붓는다는 호소를 하게 되는데, 이는 주로 파킨슨병 약물의 부작용, 즉 약물로 인한 장막섬유증을 그 원인으로 보고 있습니다. 물론 운동증상으로 인한 운동량 부족도 한 원인이 되나, 심장이나 신장의 문제, 당뇨병 합병증이나 하지혈관에 문제가 없는지도 다 같이 봐야 합니다.

저림, 통증 등의 감각장애

파킨슨병 환자가 가지고 있는 고통 중 하나는 통증이라는 것입니다. 1973년 바티사(Battisa) 등으로부터 관찰되어 보고된 이래, 파킨슨병 통증의 대부분은 엘도파의 약효가 끊어지면서 나타난다는 인식을 하게 되었습니다. 파킨슨병에서는 원래 통증이 일어나지 않는 것으로 알려져 있었지만, 엘도파의 약효 마모현상이 판명되면서 통증에 대한 인식이 새롭게 되었습니다. 이 통증은 전신 어디에도 나타날 수 있지만, 허리와 다리에 일어나는 비율이 높으며, 엘도파를 복용함으로써 없어지거나 줄어든다는 보고가 있습니다. 미즈노 요시쿠니는 본인의 진료실에 온 파킨슨병 환자 200명 중에서 95명이 통증을 가지고 있었는데, 허리, 다리, 팔, 목, 등, 전신, 머리, 복부, 엉덩이, 얼굴 순이었으며, 이들 통증의 절반은 별도의 진통제 없이 파킨슨 치료제인 엘도파에 반응하였다고 합니다.[38] 만약 항파킨슨약의 효과가 없다면 통증을 일으키는 다른 원인 질환의 합병, 즉 협착증 같은 척추체의 변형이나 압박골절 등 근골격계 질환의 합병도 관련 있습니다. 1982년 일찍이 니시카와 등은 뒷머리를 짜매듯 아픈 두통도 많다고 보고했습니다.

온몸을 돌아다니는 통증뿐 아니라 요통, 사지근육통, 저림을 대부분의 환자들은 가지고 있습니다. 통증은 말 그대로 '아프다'는 증상입니다. 우리 몸에 통증이 발생하면 통증감각이 신경세포를 통해 '지금 아프다'는 신호를 뇌에 보내게 되며, 이 통증은 원인이 없어질 때까지 뇌에 줄기차게 신호를 보내는 구조를 가집니다. 이와 같은 통증이 3개월 이상 지속되면 만성통증으로 넘어가게 되며, 병이 나았는데도 뇌는 아직도 아프다고 인식하거나 실제보다 그 강도를 세게 느끼기도 하는 가짜 인식이 자리 잡게 됩니다. 이러한 기전에서 흔히 만성통증에서 항우울증약이 사용되는 이유이기도 합니다. 파킨슨병의 통증은 이런 과정에서 탈출하기 힘들다는 현실적인 어려움이 있습니다. 파킨슨병에서는 도파민 고갈로 인하여 통증을 느끼기 쉽다고 알려짐에 따라, '파킨슨병–우울증–통증'이라는 악순환의 고리는 항상 존재합니다. 따라서 임상에서의 과제는 어디서, 어떻게 차단하여야 할 것인가입니다.

체중감소

파킨슨병 환자들은 일반적으로 체중이 준다고 합니다. 하루에 두세 번 일상적인 약물복용으로 인한 소화기 부담, 식욕저하로 인한 에너지 흡수 저하와 심한 떨림으로 인한 에너지 소비 항진 등이 그 원인으로 지적됩니다. 초기 체중감소는 곧 회복세를 보이지만, 질병이 진행되면 영양관리 문제로 몸무게가 그대로 유지되기 어렵습니다.

삼킴곤란(연하장애)

우리가 음식물을 삼킨다는 것은 얼핏 간단해 보이지만, 그 과정을 보면 꽤 까다롭습니다. 먹어야 하겠다는 인지기(선행기), 입 안에서 씹는 준비기, 혀로 입에서 인두로 넘기는 구강기, 음식물을 목구멍에서 식도로 넘기는 인두기, 식도에서 위로 보내는 식도기 등 5단계로 세분되어 있으며, 이 모든 과정이 순조롭게 진행되어야 흔히 '사래 들린다'는 삼킴장애가 없게 됩니다. 파킨슨병이 진행되면 이들 과정 중에서 문제가 생기기 쉬우며, 이 증상이 지속되면 영양상태가 불량해지거나 흡인성 폐렴의 가능성에 노출됩니다.

참고문헌

1. 마이클 킨슬리, 이영기 역, 《처음 늙어보는 사람들어게》, 책읽는수요일, 서울, 2017, p.105.
2. 매일경제, 2016년 2월 3일 C2면, 젓가락질 왜 떨리지? 요즘 음식 간도 안 맞네.
3. 가시하라 겐이치, 다케다 아쓰시, 마에다 데쓰야, 《함께 공부하는 파킨슨병》, 난코도, 도쿄, 2013, pp.121-122.
4. 미즈노 요시쿠니, 《파킨슨병 진료방법과 치료과정》, 추가이이가쿠샤, 도쿄, 2012, pp.8-9.
5. 미즈노 요시쿠니, 《파킨슨병 진료방법과 치료과정》, 추가이이가쿠샤, 도쿄, 2012, p.9.
6. 〈Psychogenic movement disorder는 심인성이다〉, MDSJ Letters, 2014:7(2)(Autumn).
7. 구보타 기소, 고선운 역, 《손과 뇌, 바다출판사》, 서울, 2014.
8. 가시하라 겐이치, 다케다 아쓰시, 마에다 데쓰야, 《함께 공부하는 파킨슨병》, 난코도, 도쿄, 2013, p.19.
9. 김혜남, 《오늘 내가 사는 게 재미있는 이유》, 갤리온, 서울, 2015, pp.23, 28-29.
10. Schwab RS, CHAFETZ ME, WALKER S, *Control of two simultaneous voluntary motor acts in normals and in parkinsonism*, AMA Arch Neurol Psychiatry, 1954:72(5):591-8.
11. Proulx M, de Courval FP, Wiseman MA, Panisset M, *Salivary production in Parkinson's disease*, Mov Disord, 2005:20(2):204-7.
12. Chou KL, Evatt M, Hinson V, Kompoliti K, *Sialorrhea in Parkinson's disease: a review*, Mov Disord, 2007:22(16):2306-13.
13. Langston JW, *The Parkinson's complex: parkinsonism is just the tip of the iceberg*, Ann Neurol, 2006:59(4):591-6.
14. 마이클 킨슬리, 이영기 역, 《처음 늙어보는 사람들에게》, 책읽는수요일, 서울, 2017, pp.126-128.
15. Chaudhuri KR, Healy DG, Schapira AH: National Institute for Clinical Excellence, *Non-motor symptoms of Parkinson's disease: diagnosis and management*, Lancet Neurol, 2006:5(3):235-45.
16. W. Poewe, *Non-motor symptoms in Parkinson's disease*, Eur J Neurol, 2008:15(Suppl 1):14-20.
17. 미즈노 요시쿠니, 《파킨슨병 진료방법과 치료과정》, 추가이이가쿠샤, 도쿄, 2012, p.8.

18. 청년의사, 2012년 6월 22일, 고성범 고대구로병원 신경과 교수 인터뷰.

19. 스이덴 에이지, 《파킨슨병에 동반되는 자율신경증상, IN: 미즈노 요시쿠니 편집. 잘 알려주는 파킨슨병의 모든 것, 제1판》, 나가이쇼텐, 도쿄, 2004, pp.93-99.

20. 이덕희, 《호메시스》, MID, 서울, 2015, p.57.

21. 미즈노 요시쿠니, 《파킨슨병 진료방법과 치료과정》, 추가이이가쿠샤, 도쿄, 2012, p.62.

22. Lou JS, Kearns G, Oken B, Sexton G, Nutt J, *Exacerbated physical fatigue and mental fatigue in Parkinson's disease*, Mov Disord, 2001:16(2):190-6.

23. Friedman JH, Brown RG, Comella C, Garber CE, Krupp LB, Lou JS, Marsh L, Nail L, Shulman L, Taylor CB: Working Group on Fatigue in Parkinson's Disease, *Fatigue in Parkinson's disease: a review*, Mov Disord, 2007:22(3):297-308.

24. 미즈노 요시쿠니, 《파킨슨병 진료방법과 치료과정》, 추가이이가쿠샤, 도쿄, 2012, p.119.

25. Elvsåshagen T, Norbom LB, Pedersen PØ, Quraishi SH, Bjørnerud A, Malt UF, Groote IR, Westlye LT, *Widespread changes in white matter microstructure after a day of waking and sleep deprivation*, PLoS One, 2015:10(5):e0127351.

26. Suzuki K, Miyamoto M, Miyamoto T, Tatsumoto M, Watanabe Y, Suzuki S, Iwanami M, Sada T, Kadowaki T, Numao A, Trenkwalder C, Hirata K, *Nocturnal disturbances and restlessness in Parkinson's disease: using the Japanese version of the Parkinson's disease sleep scale-2*, J Neurol Sci, 2012:318(1-2):76-81.

27. 미즈노 요시쿠니, 《파킨슨병 진료방법과 치료과정》, 추가이이가쿠샤, 도쿄, 2012, p.97.

28. 중앙일보, 2015년 11월 5일 28면, 로빈 윌리엄스 자살은 파킨슨병·치매 때문.

29. 김혜남, 《오늘 내가 사는 게 재미있는 이유》, 갤리온, 서울, 2015, p.19.

30. 올리버 색스, 김한영 역, 《환각》, 알마, 서울, 2012, p.5.

31. 올리버 색스, 김한영 역, 《환각》, 알마, 서울, 2012. pp.103-121.

32. Fénelon G, Alves G, *Epidemiology of psychosis in Parkinson's disease*, J Neurol Sci,2010:289(1-2):12-7.

33. Emre M, Ford PJ, Bilgiç B, Uç EY, *Cognitive impairment and dementia in Parkinson's disease: practical issues and management*, Mov Disord, 2014:29(5):663-72.

34. 조선일보, 2015년 10월 23일, [만물상] 천경자.

35. 미즈노 요시쿠니, 《파킨슨병 진료방법과 치료과정》, 추가이이가쿠샤, 도쿄, 2012, p.68.

36. 아툴 가완디, 김희정 역, 《어떻게 죽을 것인가》, 부키, 2015, 서울, p.137.

37. Jain S, *Multi-organ autonomic dysfunction in Parkinson disease,* Parkinsonism Relat Disord, 2011:17(2):77-83.

38. 미즈노 요시쿠니, 《파킨슨병 진료방법과 치료과정》, 추가이이가쿠샤, 도쿄, 2012, pp.77-78.

제4장

파킨슨병은 어떻게 진단합니까[1]: 진찰에서 뇌영상까지

파킨슨병의 진단 오류에 대해서는 이미 많은 학자들이 거론하였는데, 국내에서는 2007년 연세대학교 신경과 이명식 교수가 파킨슨병 환자 102명 중 17명만 파킨슨병으로 진단되고, 나머지는 뇌졸중이나 추간판탈출증 등으로 확인되어 약 82.7%에서 오진을 나타내는 것으로 보고하였습니다.[2] 2008년 국립보건연구원 보고에 따르면, 파킨슨병 환자의 33.3%만이 파킨슨병으로 진단받고, 나머지 66.7%는 단순한 노화 내지 치매로 오인되고 있다는 사실을 밝혔습니다.[3] 2007년 서울아산병원 파킨슨센터 정선주 교수팀의 보고에 따르면, 환자 10명 중 4명이 1년 이상 병을 방치했으며, 그중 절반이 3년 이상 질환을 방치한 것으로 나타났습니다.[4] 대한파킨슨병 이상운동질환 학회가 최근 환자 490명을 대상으로 조사한 결과, 절반(52%)은 파킨슨병 증상이 있었음에도 파킨슨병인지 몰랐으며, 나머지 48% 가운데서도 스스로 알아차린 환자는 23%에 불과했습니다.[5] 이러한 보고들에서 보듯, 파킨슨병은 환자 자신뿐만 아니라 의료진 측에서도 오진할 가능성이 다른 어느 질환보다 높다는 사실에서 출발하여야 할 것입니다.

파킨슨병을 초기에는 왜 척추나 관절질환으로 오인하는가? 파킨슨병에서 관절이 뻣뻣해지는 증상이 기타 증상보다 빨리 나타나 본질을 혼동하게 만들기 때문입니다. 꽤 많은 파킨슨병 환자들은 동작이 둔하다, 팔·다리가 잘 움직이지 않는다는 문제를 가지고 있음에도 불구하고, 어깨나 허리, 손에 통증이 있으면 일차적으로 정형외과에 내원하는 심리적인 경향이 있습니다. 파킨슨병 피크 연령대인 60대에 MR 같은 정밀검사에서 척추나 어깨관절이 정상적으로 나오는 경우는 거의 없다고 본다면, 이러한 검사의 시작은 처음부터 진단의 오류를 가지고 있을 개연성이 높게 됩니다. 이와 반대로, 분명한 파킨슨병 특징 증상을 가진 50대 남성은 1개월 남짓한 파킨슨병 치료 결과에 만족을 하지 못하고 허리협착증 수술을 하고자 정형외과에 가버린 경우도 있습니다. 60대 중반 여성은 15년간 류마티스관절염 약과 파킨슨병 약을 각각 다른 의료기관에서 동시에 복용한 경우도 있었습니다. 평소에 무릎 관절이 안 좋았던 70대 후반의 한 여성은 두 무릎을 차례로 수술하고 난 다음에도 보행상태가 개선되지 않아, 최종적으로 파킨슨병 진단을 받게 되었습니다.

[증례1] 허리와 어깨통증을 호소하다가 파킨슨병으로 진단받은 50대 남성

평소 건강에 이상 없이 지내다가 2~3년 전부터 허리와 어깨 쪽으로 통증이 느껴지고 움직이는 데 불편한 감이 있어 인근 의원에서 요추 추간판탈출증으로 진단받았습니다. 치료받던 중 1년 전부터 왼편으로 힘이 빠지고 떠는 증상이 발생하였으며, 걷는 것까지 불편해져 인근 종합병원에서 뇌MR과 뇌파검사까지 시행하였으나 별다른 질병명을 진단받지 못하였고 증상은 그대로 지속되었습니다. 그 후 증상이 계속 악화되어 본원에서 재진찰하게 되었습니다. 진찰 과정에서 느린 동작, 떨림에 이어 관절강직이 뚜렷하게 관찰되었으며, 뇌 페트(PET: positron emission tomography, 양성자단층촬영장치) 영상에서 오른쪽 뇌에 대사가 현저히 떨어진 것을 확인하여 특발성 파킨슨병으로 진단하게 되었습니다.

[증례2] 척추관 협착증으로 두 번의 수술 후 파킨슨병으로 진단된 57세 여성

스위스에 사는 한국인 여성으로, 운동 느림, 허리가 굽어진 자세 불안정, 허리통증 등으로 3년 전에 내원했습니다. 내원하기 3년 전 2월과 7월 두 차례에 걸쳐 거주지인 스위스에서 척추관 협착증으로 수술을 받았으나 증상은 호전되지 않았는데, 수술을 집도한 정형외과에서 신경과로 전과 의뢰됨으로써 파킨슨병 진단을 받게 되었습니다. 운동 느림과 자세 불안정이 있음에도 원래 있었던 척추관 협착증을 그 원인으로 생각하여 의심할 나위 없이 수술을 받았으며, 수술로 인한 개선 경향이 없었기 때문에 신경과로 전과되어 파킨슨병으로 진단이 났습니다.

【증례3】 우울 불안장애의 46세 남성이 파킨슨병으로 변경

46세 남성으로 1년 전 좌측 상하지 운동의 부자연스러움을 처음 느꼈고, 올해 1월 좌반신소력감, 좌상지떨림, 경미한 보행장애가 생겨 모 대학병원에 4월 방문한 결과, 특별한 원인이 없다며 우울증, 불안장애로 진단받고 약물치료를 시작했습니다. 하지만 약물치료를 통해 호전이 없자 본원에 내원하여 진찰한 결과, 좌측 서동증, 좌측 저림, 좌측 하지의 소력감, 좌상지의 안정 시 떨림, 왼쪽 발이 끌리는 듯한 느낌의 보행장애가 있어 파킨슨병으로 진단하게 되었습니다.

【증례4】 72세 남성, 뇌교경색 후 뇌중풍+파킨슨병으로 진단을 변경한 증례

1년 전 8월 잘 걸을 수 없으면서 입이 잘 안 다물어지고 침이 흐르는 증상으로 한 대학병원에서 뇌교경색 진단을 받았습니다. 이후 재활치료를 지속했으나, 증상의 호전이 없어 혼자 서 있기 힘들고, 발이 끌리지는 않지만 주춤주춤 걷는 모습을 보였습니다. 수면 시 하지 떨림이 증가한 상태였고, 좌반신 소력감도 동반되어 있었습니다. 뇌 페트 검사에서 파킨슨병이 합병된 상태였으며, 1년 전에 시행한 뇌영상에서의 뇌경색 소견만 중요시한 결과 파킨슨병을 간과하였던 것입니다.

경험에 입각한 예리하면서 자세한 관찰(empirical observation)이 진단의 시작이자 끝이다

신경학에서는 자기 의지와 관계없이 움직이는 문제에 대하여 집요하게 파고들기 때문에 진료실에 들어오는 순간부터 진찰이 시작된다고 할 정도로 걷기부터 얼굴 표정에 이르기까지 특유의 모습을 보려고 노력합니다. 신경학에서는 철학 용어에서 출발한 현상학(phenomenology)이라는 말을 응용하여 운동현상학(Movement Phenomenology)을 만들어내는데, 이것은 환자의 전체 모습을 통하여 불수의운동이 어느 때, 어떻게 나타나는지 관찰하려고 합니다. 흔히 의사들이 '환자를 본다'고 하는데, 여기서 '본다'고 하는 것은 예리하게 '관찰하여야' 한다는 의미입니다. '본다'는 것과 '관찰한다'는 것의 차이는 아서 코난 도일의 소설에서 읽을 수 있습니다. 그는 〈셜록홈스의 모험: 보헤미아의 스캔들〉 편에서 셜록이 왓슨을 비판할 때 '넌 눈으로 보지만 관찰하지는 않아(You see but you do not observe)'라고 합니다. 이 명 구절은 의사의 진찰을 두고 하는 말로서, 환자의 얼굴을 쳐다볼 것이 아니라 거동까지 세밀하게 살펴보아야 한다는 원리원칙입니다. 자폐증 연구에 평생을 바친 한스 아스페르거(Hans Asperger)는 그의 이름을 딴 증후군에 대한 논문을 1944년 발표했는데, 의사로서 그의 주된 도구는 측량도 실험도 아니요 관찰이었다는 사실은 의학사에서 유명합니다. 아스페르거는 심리학적 검사(진단을 내려야 하는 인위적 상황 혹은 엄격하고 기계적인 유형 적용 등)를 신뢰하지 않았다고 하며, 정확한 측정과 관련 있어 보이는 지능 같은 특질의 경우조차도 중요한 것은 지능검사의 점수가 아니라, 신체검사를 통해 아이의 학습방식, 관심사, 창의력을 읽어내는 데 있다고 생각했습니다.[6] 무릇 의사란 자신의 직관을 믿고, 환자 개인의 골격, 자세, 시선, 얼굴 표정, 동작, 억양에 이르기까지 편견 없이 바라볼 줄 알아야 합니다. 파킨슨병 진단도 전적으로 경험이 많은 전문의의 손에 의하여 1차적으로 걸러져야 합니다. 기계를 통한 검사를 하기 전에 먼저 환자를 10미터 이상 복도를 걷게 하거나 TUG(Timed up and go) 테스트, 즉 의자에 편안하게 앉게 한 다음 출발이라는 신호와 함께 의자에서 일어나 3미터 지점까지 걸어갔다가 원래 의자로 되돌아오게 하여 그 시간을 측정하기도 합니다. 이 시간 체크는 60대를 기준으로 하여 12~13초 이상 걸리면 느린 걸음 같은 보행장애 가능성이 높다고 봅니다. 정상인들의 일상생활에서는 6~8헤르츠(초당횟수)의 리듬인데, 파킨슨병에서는 4~5헤르츠로 줄어든다고 합니다.

떨림 진단

떨림은 그 속도(주파수), 주어진 상황(안정 시, 자세 시, 동작 시)에 따라 질적·양적으로 매우 복잡하고 다양하지만, 생리적 떨림·본태성 떨림·고전형 떨림·기립성 떨림·동작이나 자세특이성 떨림·근긴장이상 떨림·파킨슨병에서의 떨림·소뇌성 떨림·홈즈(Holmes) 떨림·구개떨림·말초신경장애로 인한 떨림·중독성 약제성 떨림·심인성 떨림 등으로 구분합니다.

먼저 떨림이 있으면 건강상 이상이 없는 상태에서 정상적인 반응으로 나타나는 '생리적 떨림' 여부를 살핍니다. 생리적 떨림은 우리가 무거운 물건을 한 손에 들고 있을 때 쉽게 경험할 수 있습니다. 무거운 물건을 손에 들고 있으면 팔이 떨리는데, 이것이 대표적인 생리적 떨림입니다. 생리적 떨림 여부를 판단한 후, 복용약제에 초점을 두고 평가합니다. 복용약제와 관련이 있다면 약인성 떨림, 그렇지 않다면 정신적 요인으로 봅니다. 이 모두 부정되고 연령이 40세 이하인가, 그 이상인가에 따라 달라집니다. 40세 이상이면 정지 시, 동작 시에 따라 달라지는데, 전자에서 근육이 뻣뻣하고 느린 행동이 있으면 파킨슨증상 질환으로, 후자에서는 알코올과의 관계를 살핍니다. 음주와 관계없다면 특정 자세를 취하거나 뭔가 하려고 할 때의 본태성 떨림으로 나갑니다. 이 과정을 한눈에 알기 쉽게 도표로 그리면 다음과 같습니다.

[그림4-1] 떨림 감별 알고리즘[7]

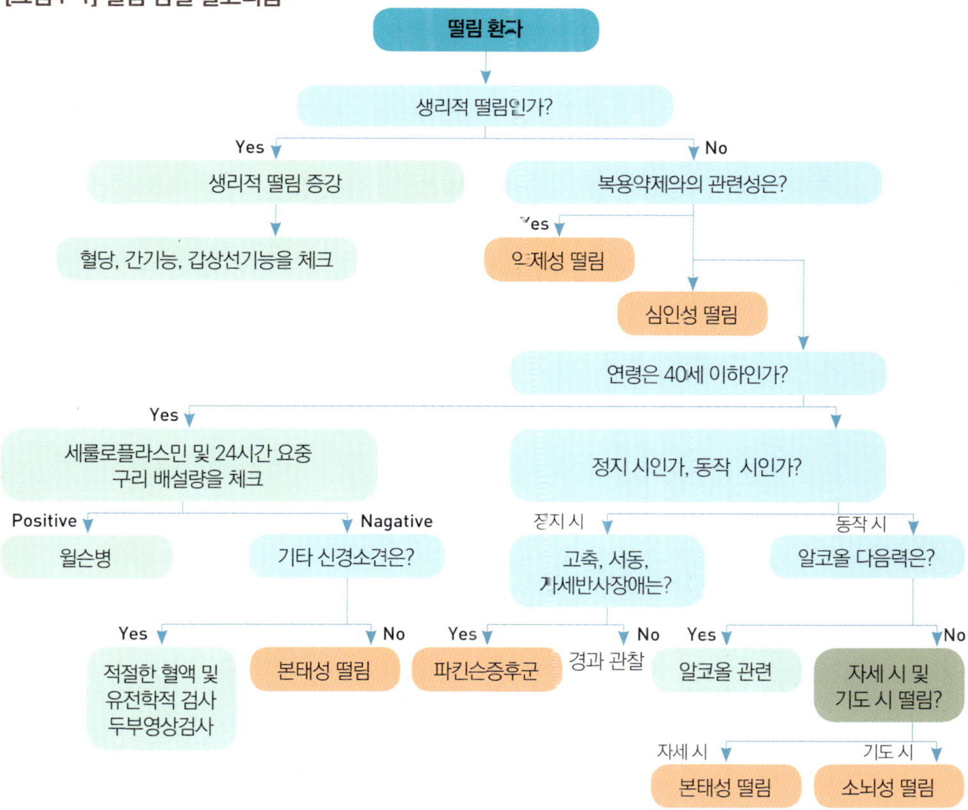

본태성 떨림

본태성 떨림은 원래 그러하여 특정 원인을 찾을 수 없다는 떨림입니다. 이 본태성 떨림은 하드웨어는 멀쩡한데 소프트웨어가 문제인 상황입니다. 반면, 파킨슨병 떨림은 하드웨어 그 자체가 고장난 상황입니다. 본태성 떨림은 불수의운동 질환 중에서 가장 빈도가 높은 것으로 세브란스병원에서 2010~2014년 진료를 받은 본태성 떨림 환자 1,039명을 분석한 결과, 환자의 53.8%(559명)가 60대 이상이었으며, 다른 연구에서도 65세 이상 노인의 10% 이상이 손 떨림 증상을 보이고 있는 것으로 조사됐습니다.[8] 구체적으로 살펴보면 손 떨림이 95% 이상이고, 머리 떨림은 34%, 다리 떨림은 30%, 목소리 떨림은 12%, 혀 떨림은 7%, 얼굴 떨림은 5%, 체간 떨림은 5% 비율로 나타났습니다. 떨림 이외의 뚜렷한 신경장애는 동반하지 않습니다. 컵을 잡을 때, 글을 쓸 때, 뜨개질을 할 때, 쟁반을 들 때, 숟가락을 들 때 등등의 일상생활에서 일어나는 특정 자세의 떨림을 묻습니다. 모든 행위에서 떨리기보다는 어느 특정한 동작에서만 나타나는 경우가 대부분입니다.

연령과 더불어 유병률이 높고 떨림의 폭이 커지며 스스로 수저질을 할 수 없어 삶의 질 저하로 이어지기도 합니다. 본태성 떨림은 오랫동안 단일 증상 질환으로 여겨졌으나, 최근 들어 소뇌증상과 같은 부가적인 운동증상출현, 인지결함이나 독특한 성격적 특징과 행동증상 등의 비운동증상출현이 각각 보고되면서 임상적인 측면에서 좀 더 복잡하고 다양한 증상이 섞인 질환으로 보는 시각이 생기고 있습니다. 간단하게만 여겼

[표4-1] 본태성 떨림과 파킨슨병 떨림의 차이

본태성 떨림	파킨슨병 떨림
운동 시 떨림 좌우 쪽 빠른 빈도(6~12회/초) 상지 이외 출현부위: 두부, 목소리 술을 마시면 덜함(+)	안정 시 떨림 좌우 어느 한 쪽 느린 빈도(4~6회/초) 상지 이외 출현부위: 하지, 하악, 구순, 혀 술을 마시면 덜함(-)
주요 발병연령 10~80세	주요 발병연령 55~75세
발생에서 진료까지 수년~10년 이상	발생에서 진료까지 6~12개월
가족력 종종(+)	가족력 일반적으로(-)
글씨 쓰기: 흔들림 있는 글씨	글씨 쓰기: 소자증
관련 증후(-)	관련 증후(+)
잠재성으로 진행 원인 불명확	진행 빠름 파킨슨병의 70~80%에서 나타남

던 본태성 떨림이었는데, 나중에 시간이 경과하면서 다양한 기타 증상이 합병되자 이를 다시 살펴보자는 움직임이 나타나고 있습니다.

떨리는 증상을 가진 분들은 뇌중풍이나 파킨슨병을 의심하기도 하는데, 파킨슨병과의 감별이 그 무엇보다 우선되어야 하기 때문에 [표4-1]에 정리하였습니다.

근긴장이상증(디스토니아, dystonia)

떨리는 증상 중 본태성 떨림의 사촌격으르 디스토니아(dystonia)라는 근긴장이상증도 있습니다. 디스토니아 개념이 처음 나온 것은 파킨슨병과는 다른 개념으로 1911년 독일 의사인 헤르만 오펜하임(Hermann Oppenheim)에서 비롯됩니다. 예를 들면 목을 똑바로 가누지 못하고 비스듬히 있어야 되는 사경, 눈꺼풀을 제때에 뜰 수 없는 안검연축, 글씨를 쓸 때 떨리는 서경 등등 의외로 이런 분들도 있습니다. 23세 남성으로 군대를 제대하고 나온 후 고개가 흔들리면서 비뚤어지기 시작했다는 경우, 65세의 여성으로 어느 날부터 팔을 흔드는데 오른팔만 앞으로 나가지 않고 옆으로 비뚤어져 골프의 백스윙 자세가 안 나오는 경우, 25세 직장여성이 어느 날 오른손을 심하게 떨어 컴퓨터 자판기를 두드리기 힘들다는 호소 등을 만나는데, 이들 모두 자신의 의사와 무관하게 움직임이 일어나는 '사건'입니다. 움직인다는 근육은 반드시 뇌·신경·근육이라는 삼위일체 구조에서 생각해야 하는데, 이와는 달리 내 뜻과 반하여 움직이거나 이상한 동작이나 자세를 취하게 되는 질환의 본거지를 뇌의 기저핵과 신경계통의 뭔가에 지목하고 있습니다. 그러나 그 원인이 명확하지도 않고, 특히 초기에 스트레스나 감정의 영향이 방아쇠 역할을 하는 경우도 있어 진단이나 치료에 애를 먹기도 합니다. 디스토니아와 사촌 간으로 마이오클로누스(myoclonus: 근육간대경련)라는 것도 있습니다. 말할 때 입이 일시에 일그러지거나 왼팔이나 다리를 건드리는데 오른팔이 급격하게 움직이는 현상입니다.

뇌영상

파킨슨병 진단에서 이론상 가장 이상적인 것은 도파민 양이 얼마나 감소했는지 알면 됩니다. 척추에서 물을 빼낸 척수액검사를 할 수드 있는데, 간접적으로 뇌의 도파민 분비를 추정하는 정도로 그치며, 아직까지 그 정밀성이 낮은 탓에 국한적으로 이루어지고 있습니다. 지금 과학 수준에서는 뇌에서 분비되는 도파민의 실제 양은 알 길이 없습니다. 뇌를 진단하는 데 필수 장비인 CT, MR 등에서는 도파민 결핍과 같은 화학적인 병변에 결정적인 단서를 제공해 주지 못하며, 파킨슨병 본거지인 흑질은 너무나 작기 때문에 이상이 발견되지 않습니다. MR에서 이상이 발견되는 퇴행성 뇌질환은 알츠하

[그림4-2] 도파민 트랜스포터 마커를 이용한 스펙트검사

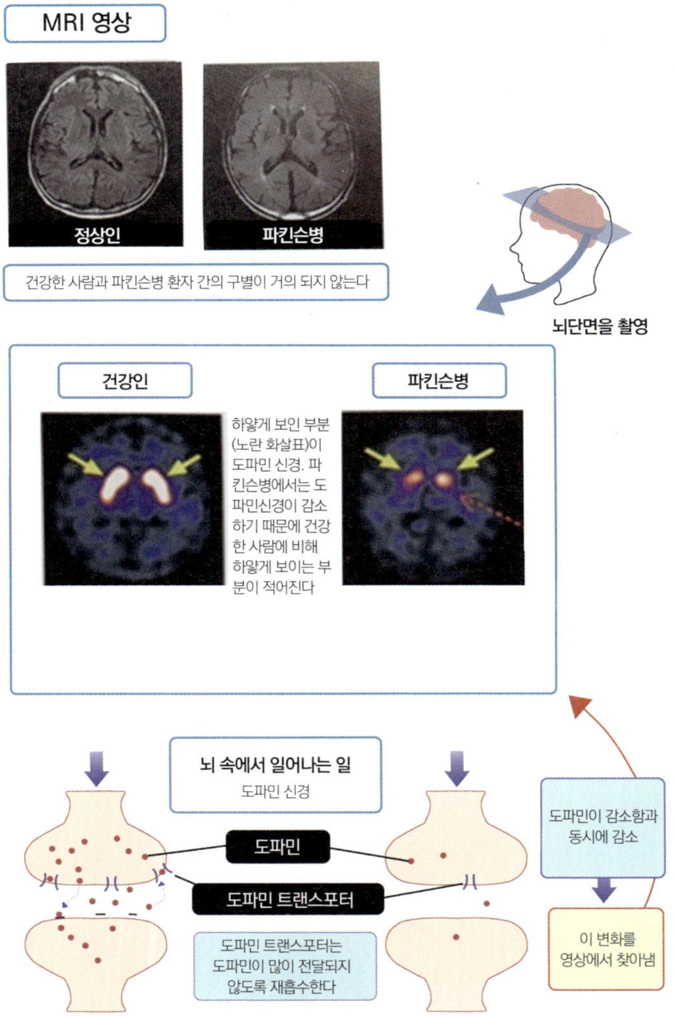

단순 뇌MR 검사로는 건강인과 파킨슨병 환자 간의 차이를 찾아내기 쉽지 않지만, 뇌 페트, 뇌스펙트를 활용하면 도파민 신경의 감소 소견을 확인할 수 있습니다.

이머병, 뇌혈관성 파킨슨증후군, 선조체흑질변성증, 진행성핵상마비 등입니다. 뇌 혈류와 대사를 측정하는 뇌 페트와 뇌 혈류 및 화학적 수용체의 활성도를 조사하는 뇌스펙트(SPECT: single photon emission computed tomography) 등이 실험연구용으로 사용되다가, 그동안 많은 연구성과를 토대로 파킨스병을 진단하고 확정하는 데 가장 유용하여 현재 일반화되고 있습니다. 방사선 동위원소를 이용한 조영제는 유사한 병원균의 동정을 위하여 사용되는 염색과 같은 기능을 하는 것으로, 최근 영상의학 방면에서 괄목할 만한 성과를 이루고 있어 신경세포 탈락 분포를 좀 더 자세하게 알 수 있는 시대가 곧 도래할 것으로 기대됩니다.

포스튜마(Postuma) 등은 2013년 《핵의학 학술지(Journal of Nuclear Medicine)》에서 본태성 떨림과 파킨슨 증상 떨림, 약인성 파킨슨증후군, 혈관성 파킨슨증후군, 정상압수두증 간의 스펙트(SPECT) 소견 차이를 제시하였습니다.[9]

[그림4-3] 떨림이나 증후성 파킨슨증후군을 보인 전형적인 예[9]

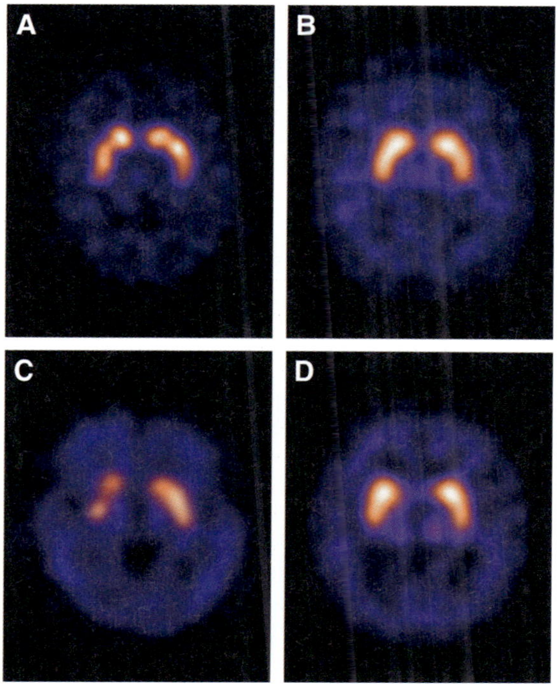

A: 본태성 떨림, B: 약인성 파킨슨증후군, C: 혈관성 파킨슨증후군, D: 정상압수두증

A의 본태성 떨림과 B의 약인성 파킨슨증후군은 도파민신경의 감소가 없으므로 정상 소견을 보입니다. C의 혈관성 파킨슨증후군은 우측 피각부 전부에 뇌경색이 있어 해당 부위의 집적 저하 및 피각에 비해 미상핵에서의 가벼운 집적 저하가 확인됩니다. D의 정상압수두증은 명확한 뇌실확장 소견이 보이고, 양측 선조체 간 거리가 명확히 벌어져 있는 소견을 보입니다. 하지만 피각의 집적 저하는 다른 신경변성질환의 집적 저하 증례와는 명확히 다릅니다. 이런 소견들을 참고하면 신경변성질환에 의한 파킨슨증후군과 기타 원인에 의한 파킨슨증후군을 감별할 수 있습니다.

진단을 내립니다: YES or NO 그리고 단계 측정

뇌영상기법까지 발달하였지만, 지금까지 파킨슨병 진단에 사용되는 고전적인 방법은 1992년 칼른(Calne) 등이 개발한 진단기준입니다. 일차성(특발성) 파킨슨병의 진단은 임상적 평가로 이루어지기 때문에 아직도 이들이 제시한 진단기준이 보편적으로 사용됩니다. 약물치료 대상으로 되는 것은 '확정(definite)' 과 '확실(probable)'인데, 이 둘은 거의 확정적이라고 보면 됩니다. 칼른(Calne) 등의 주요 징후 출현을 중심으로 한 진단에 바탕하여 1995년 일본의 후생성 파킨슨병 연구반은 진단 과정을 중시하는 새로운 기준을 마련하였습니다. 즉, 증상의 좌우 차이를 중시할 것이며, 초기부터 치매가 나타나거나 급격한 증상발현 등은 부정적인 임상소견으로 잡아야 한다는 내용입니다. 이들 기준은 실제 진료현장에서 가장 필요한 핵심적인 내용들로 구성되어 있다고 봅니다.

파킨슨병으로 진단되면 어느 단계에 와 있는지 체크하게 됩니다. 이와 관련하여 많은 학자들이 달라붙어 제 나름대로 기준을 만들었는데 그중에서 널리 응용되고 있는 것은 혼-야 단계, 종합 파킨슨병 측정척도, 슈압-잉글랜드 일상생활 수행능력 척도들이며, 임상현장에서 가장 실용적으로 사용되는 것은 혼-야의 5단계 평가방법입니다.

[표4-2] 4대증상 중심의 진단기준

Definite(확정)	4대증상 중 3개가 있거나, 혹은 3대증상 중 2개와 좌우에 차이가 있어야 한다
Probable(확실)	4대증상 중 2개가 있거나, 혹은 3대증상 중 좌우차를 가진 1개가 있어야 한다
Possible(가능성)	3대증상 중 1개가 있거나, 혹은 최근에 나타난 안정 시 또는 자세 시 떨림이 있다

4대증상: 안정 시 떨림, 근육경직, 느린 동작, 자세반사장애 / 3대 증상: 4대증상에서 자세반사장애 제외

[표4-3] 혼-야 단계

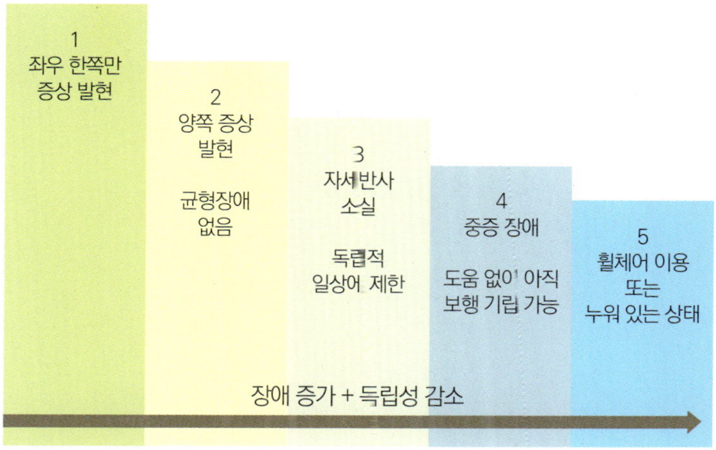

1단계	좌우 어느 한쪽에서 떨림이나 근육경직이 보이며 아주 가볍다
2단계	좌우 모두에서 증상이 나타나며, 자세 변화가 더 명확하다 떨림, 근육경직, 느린 동작 때문에 일상생활이 약간 불편하다
3단계	명확한 보행장애가 보이며, 방향전환이 불안정한 것 등의 몸의 균형장애가 있다. 일상생활 동작에서 장애가 꽤 나타나며, 돌진현상도 뚜렷하게 관찰된다
4단계	기립이나 보행 등 일상동작의 저하가 명확하며, 노동능력을 상실한다
5단계	스스로 거동이 완전 불가능한 상태로 간병을 통한 휠체어 이동 또는 병상 생활만 가능하다

4장 참고문헌

1. Postuma RB, Berg D, Stern M, Poewe W, Olanow CW, Oertel W, Obeso J, Marek K, Litvan I, Lang AE, Halliday G, Goetz CG, Gasser T, Dubois B, Chan P, Bloem BR, Adler CH, Deuschl G, *MDS clinical diagnostic criteria for Parkinson's disease*, Mov Disord, 2015:30(12):1591-601.

2. 조선일보, 2007년 4월 10일, 오진 많은 파킨슨병, 조기발견 중요.

3. 정해관 외, 《파킨슨병 유병률 및 실태조사》, 질병관리본부 국립보건연구원, 2007.

4. 조선일보, 2015년 11월 18일 A25면, 파킨슨병 환자 10명 중 4명, 증상 헷갈려 1년 이상 방치.

5. 중앙일보, 2016년 4월 11일, [건강한 당신] 파킨슨병 환자 절반 "몰랐다"…노환 증상 땐 발병 가능성 커.

6. 다우어 드라이스마, 조미현 역, 《마음의 혼란》, 에코리브르, 2015, 서울, p.308.

7. 쓰지 쇼지 외, 《파킨슨병과 운동이상》, 나카야마쇼텐, 도쿄, 2013, p.216.

8. 정해관 외, 《파킨슨병 유병률 및 실태조사》, 질병관리본부 국립보건연구원, 2007.

9. Tatsch K, Poepperl G, *Nigrostriatal dopamine terminal imaging with dopamine transporter SPECT: an update*, J Nucl Med, 2013:54(8):1331-8.

제5장
파킨슨병 치료는 어떻게 합니까: 똑같지만 똑같지 않게

질환 중심에서 삶의 질을 중요시(from PD to person with PD)

파킨슨병 치료에 대한 얘기를 시작하기 전에 이 방면의 권위자인 사쿠타 마나부의 말부터 인용하고자 합니다. 그는 파킨슨병에 대한 그의 저서 서문에서 '100명의 환자를 진료하면 일목요연한 이론을 세울 수 있다. 1,000명의 환자를 보면 예외적인 항목만 늘어난다. 5,000명의 환자를 대하면 이론이 성립되지 않는다'[1]고 치료의 개별성을 토로하고 있습니다. 올리버 색스는 편두통에 대해서도 백인백색이며, 한 사람 한 사람이 다 이례적인 것으로 그들과 함께하는 임상이 내게는 의사로서 진짜 수련과정이었다고 합니다.[2,3]

오늘날 세상에서는 질병 그 자체에 매달리는 것이 아니라 질병을 가진 한 인격체의 삶을 존중하는 패러다임의 전환을 맞고 있습니다. 즉 파킨슨병에서는 5대요소(의학지식과 의료지원, 부가적 치료, 정신적 안정, 운동, 영양)를 배려하면서 공존을 모색하거나 치료에 임하고 있습니다.[4] 2004년 파킨슨병으로 진단받은 아일랜드의 맥스 멀라니(Mags Mullarney)는 무브포파킨슨스(Move4Parkinson's)라는 단체를 만들어 파킨슨병 환자의 삶의 질을 위해 이러한 요소를 중요하게 고려해야 한다고 강조해 왔습니다.[5] 고령자의 파킨슨병에서는 기본적인 허약상태와 나이에 따른 기능저하로 인한 난청, 척추와관절통증, 백내장을 비롯한 안구질환에 시달리게 되는데, 이들 연결고리에서 도미노현상이 일어나지 않도록 영양상태, 생활환경과 사회활동, 가족들과의 유대관계 등을 중시하여야 건강장수의 필수조건이 된다는 것입니다.

[그림5-1] 파킨슨병 치료의 5대요소[6]

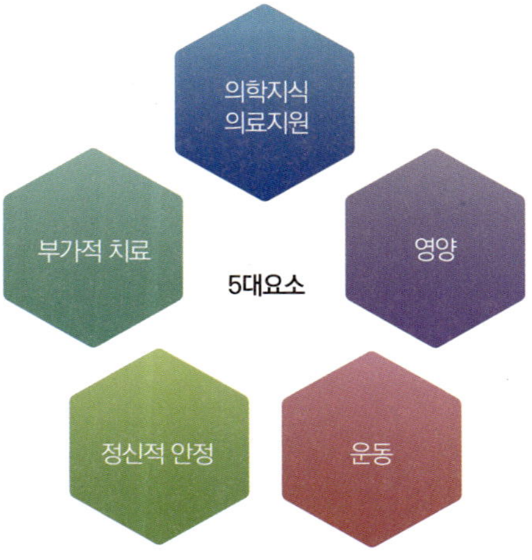
의학지식
의료지원
부가적 치료
영양
5대요소
정신적 안정
운동

파킨슨병 전문가인 사쿠타 마나부 교수는 적절한 운동과 식사, 나아가 필요한 보완대체요법은 훌륭한 응원단 내지 심지어 후보자의 자격까지 된다고 하면서 이 5대요소를 매우 중요시하고 있습니다. 이런 관점에서 파킨슨병은 완치할 수 없다는 생각에 빠져 우울증 합병증이 오히려 심해지거나, 처음부터 표준 치료를 거부하고 대체요법을 찾아 나서는데, 이들 모두 제대로 된 케어라고 할 수 없습니다. 약물 반응이 좋은 밀월기간을 3년까지, 운동합병증이 나타나는 8년까지, 약물저항성이 나타나는 15년까지, 인지기능의 저하를 가져오는 20년까지, 크게 이렇게 파킨슨병 치료 사이클을 상정할 수 있는데, 파킨슨병도 적어도 15~20년은 컨트롤할 수 있는 질병이라는 사실을 강조해야 합니다. 처음 발병한 나이를 고려한다면 고령자에게는 조금 귀찮은 존재 정도가 아닐까요? 파킨슨병 피크 연령대인 60대에 나타난다 하더라도 80대까지는 아무런 걱정을 하지 않고 지낼 수 있다는 단순한 산술적 계산이 나오기 때문입니다. 진행 속도와 그 정도는 각 개인별로 다르기 때문에 일률적으로 단정할 수 없다는 전제를 깔아야 하지단,

20년 넘게 독립생활을 영위하는 환자들도 많다는 사실을 직시하여야 합니다. 〈친절한 복희씨〉처럼 설명을 잘 해주는(?) 어떤 의료진은 3~5년 지나면 한 단계씩 '진행한다'는 사실을 강조하는데, 이런 세세함은 진료실 현장에서 전혀 도움이 되지 않습니다. 나이가 들수록 인간의 머리에는 긍정적인 생각보다 부정적인 것으로 채워지기 마련이기 때문에 실망만 안겨주는 의학적 설명은 피하는 것이 좋습니다. 실제 60대라는 연령은 힘들게 고생한 뒤 지금부터 여행이나 취미생활 같은 본인만의 인생을 즐기고자 할 때입니다. 그런데 이때 느닷없이 찾아온 불청객 대문에 마음을 다져 먹더라도 종종 나타나는 좌절감, 지내온 인생을 돌아보면서 일어나는 회한 등으로 우울증에 쉽게 빠져들기도 합니다.

영국에서 가장 존경받는 신경외과 의사이자 섬세한 문필가, 헨리 마시(Henry Marsh)는 그의 저서 《참 괜찮은 죽음(Do No Harm)》에서 '의사가 낙관주의와 현실주의 사이에서 균형을 잃으면, 남은 시간과 상관없이 환자를 가뭇없는 절망 속에서 살게 할 수도 있다'는 말을 하는데,[7] 쉽든 어렵든 매일 환자를 보는 의료인의 입장에서 새겨야 하는 경구 같습니다. 너무 가볍게 여기더라도 환자로부터 신뢰성을 얻지 못하고, 너무 무겁게만 다루더라도 환자의 삶을 나락으로 빠뜨릴 수 있는 위험성이 혼재하고 있습니다. 저는 항상 오늘, 이 시각을 즐기면서 살라는 말을 당부합니다. 70대 중반을 넘기신 남성분에게는 매년 골프 성적으로 파킨슨병 진행을 체크하라는 말도 합니다. 그분은 골프장에 갈 때마다 부인과 자식들의 눈총을 받지만, 제 얘기를 믿고 골프를 열심히 친다는 말씀에 자그마한 보람을 느끼기도 합니다. 60대 후반 골프를 즐기는 분이 겨울 피한으로 동료들과 매년 해외여행을 가는데 올해부터는 건강상 가지 않기로 했다는 얘기를 듣고, 바로 그 자리에서 신청하시라고 권유한 적도 있습니다. 우리 사회는 '카르페디엠'이라는 말처럼 다가오지 않는 비관적인 내일보다는 건강한 오늘을 잘 살도록 노력할 필요가 있다고 봅니다. 희귀난치성질환으로 등록된 환자라는 인식 때문에 밖으로 나가지 않고 집에만 틀어박혀 있으면 도파민 방출은 더더구나 되지 않을 뿐입니다. 많은 외부활동은 뇌에서 여러 가지 생각하게 만들고 느끼게 하므로 시각적으로도 뇌에 영향을 미쳐 증상 개선에 도움이 된다고 알려져 있습니다.

파킨슨병의 치료목표

가시하라 겐이치 등의 앙케이트 조사를 통한 파킨슨병 환자 본인과 그 가족들의 바람을 보면, 환자 본인은 걸음걸이, 동작느림, 요통, 다양한 통증, 변비, 야간빈뇨, 불면에 대하여 심각해하고, 가족들은 넘어지거나 동작이 느린 것, 우울증, 건망증, 환각, 망상, 쉽게 화내거나 감정조절장애 때문에 힘들어 합니다.[8] 《일본파킨슨병치료가이드라인》을 보면 2002년에는 비운동증상을 다루지 않았으나, 9년 만에 개정된 2011년에는 환각이나 망상, 우울증, 인지기능장애, 수면장애, 감각장애 등 여러 가지 비운동증상을 포함시킴으로써 치료에 대한 추세가 변하고 있음을 알 수 있습니다. '파킨슨병의 초기 치료를 어떻게?' '파킨슨병의 진행기 치료를 어떻게?' '파킨슨병의 비운동증상 치료를 어떻게?'로 방향전환이 이루어지고 있습니다. 전문의에 따라 파킨슨병 치료약물이 다른 것은 어쩔 수 없더라도 일반적으로 확립된 치료 개요는 알아두는 것이 좋습니다. 환자의 전신 상태에 따라 5단계로 나누는 혼-야의 기준에 따라 치료목표와 치료방법을 요약해 보겠습니다.[9,10]

[표5-1] 혼-야 중증도별 치료목표와 치료방법[9,10]

혼-야 중증도	치료목표	치료항목
1~2.5도	• 활동저하 예방 • 운동 시 넘어짐 예방 • 신체능력 유지, 개선	• 전향적 생활 추진 • 활동저하 예방, 신체능력 향상 • 밸런스, 근력, 관절가동성 산소소비능력 개선을 위한 적극적 운동 • 배우자, 간호인의 협력
2~4도	• 넘어짐 예방 • 이하의 증상 개선 이동 자세 손 움직임 밸런스 보행	• 적극적으로 기능적인 과제운동(일반적 운동, 파킨슨병 특이적 운동) • 인지운동 훈련 • 외부자극을 이용한 훈련 • 동시에 복수의 사항을 하지 않도록 지도
5도	• 신체기능 유지 • 욕창 예방 • 관절강직 예방	• 침대나 휠체어에서의 자세 교정 • 적극적인 운동을 지원 • 욕창, 관절강직 예방 지도

파킨슨병 약물투여 시작

파킨슨병 낌새를 알아챈 초기, 그러나 일상생활에는 전혀 지장이 없을 때부터 얘기를 시작하는 것이 순서이겠습니다. 약물투여는 언제 시작하는 것이 좋을까요? 모든 일이 그렇지만, 처음 시작하는 일이 가장 중요합니다. 파킨슨병에서 불편함을 느끼는 정도는 각 개인에 따라 다르기 때문에 일률적으로 뭐라고 할 수 없지만, 약물투여 시작은 개인적인 사정에 달려 있습니다. 전문의는 증상뿐 아니라 환자의 사회적 활동, 직업, 심리적인 조건을 고려하여 결정하여야 하며, 파킨슨병이 진단 내려졌다고 하여 이와 같은 환경을 고려하지 않고 약물투여를 시작해서는 안 됩니다. 일반적으로 약물투여를 시작하는 시기는 환자들이 원하는 행동 혹은 필요한 행동을 수행함에 있어서 어려움을 느끼는 때—이를 기능적 어려움(functional disability)이라고 합니다—에 투여를 시작해야 하는 것으로 판단합니다. 그러나 이러한 시기는 환자 개개인의 생활양식이나 직업, 연령 등에 따라 개별적으로 달라질 수 있는데, 예컨대 손가락 움직임이 부드럽지 않은 정도의 운동장애라도 컴퓨터 사용이 주 업무인 환자의 경우에는 생활에 큰 장애가 될 수 있어 대증적 약물요법을 시작해야 하는 근거가 됩니다. 그러나 은퇴한 사람의 경우에는 좀 더 심한 운동기능장애가 있더라도 약물요법이 반드시 필요하지 않은 경우도 있을 수 있습니다.

파킨슨병 징후나 증상은 있지만, 약물치료를 시작하지 않아도 되는 경우를 임상 전 단계(preclinical stage)라 하는데, 의료진마다 조금씩 의견을 달리하여 경과를 보면서 6개월이나 1년 뒤에 다시 내원하라는 경우도 있는 반면, 대뜸 처음부터 약 처방을 해주기도 하여 양자의 차이를 보면 당황스럽습니다. 분명하게 뭔가 문제가 있지만, 아무런 처치를 하지 않고 이를 지켜본다는 것은 약간의 내공이 없으면 힘들 수 있습니다. 하지만 손을 대지 않고 경과만 지켜보아도 될 때, 성급하게 굴면 오히려 그 부작용만 커질 우려가 있을 수 있어 그 실체가 드러날 때까지 인내심을 가지고 적극적인 감시(active surveillance)만으로 충분하다는 것입니다. 이러한 논지는 '기다리면서 지켜보자(wait & watch)'라는 팀으로부터 적극적인 지지를 받고 있는데, 이들은 레보도파는 언젠가 효력이 없어질 뿐 아니라 몸 꼬임 같은 부작용이 나타난다는 점을 강조합니다. 그러나 2006년 샤피라(Schapira)와 오베소(Obeso)의 연구 이후에는 빠른 시일에 약물을 시작하는 편이 낫다는 쪽으로 무게중심이 기우는 상황입니다.[1] 즉, 말라가는 도파민의 마중물이 완전 고갈되기 전에 '처음부터 치료하자'는, 가능한 한 빨리 시작하는 것이 좋다는 주의자들에게 힘이 실리고 있습니다. 물론 여기에 반론도 만만치 않습니다. 파킨슨병 약물을 장기간 사용하면서 만나게 될 넘어지는 전도장애, 배뇨장애, 우울증, 환각, 인지장애 등 레보도파 약물이 듣지 않는 증상이 클로즈업되고 있기 때문입니다. 환자에 따라서도 찬반 의견이 엇갈리고 있습니다. 약을 먹음으로써 심리적 안정을 취하는 사람이 있는 반면, 정식 환자로 취급받는 데에 거부감을 느끼는 두 부류로 딱 갈리고 있습니다. 치료를 조기에 시작하는 것이 좋다는 입장과 늦추는 것이 좋다는 갑론을박이 진행되는 이슈에 대하여 미즈노 요시쿠니는 다음과 같이 두 진영의 논리를 정리합니다.[12]

[표5-2] 치료를 조기에 시작해야 한다는 입장과 늦게 시작해야 한다는 입장의 비교[12]

비교적 조기에 시작	최대한 기다리자
• 약을 복용하면 빠르게 증상이 경감된다 • 약을 복용해야 장기적 예후가 좋다 • 약을 복용하면 사회활동 참가 가능성이 높다 • 약을 복용하면 인생을 충분히 즐길 수 있다 • 병을 의식한다 • 약을 복용하지 않으면 빠르게 부작용으로 고심하게 된다 • 이미 증상의 하루변동으로 고심한다	• 약을 복용해도 증상으로 힘들다 • 약을 복용해도 충분히 좋아지지 않는다 • 약을 복용했으나 사회활동을 피하게 된다 • 약을 복용하더라도 인생을 즐길 수 없다 • 약을 복용하면 잠시만 부작용으로 고생하지 않는다 • 아직 증상의 하루변동이 발생하지 않았다

여기에 덧붙여 환자들이 알고자 하는 것 중에 하나는 항파킨슨병 약이 질병의 진행 억제 효과가 있는지 여부입니다. 이러한 질문에 대하여 미즈노 요시쿠니는 '유감스럽지만 현재 사용되고 있는 항파킨슨병 약물들은 모두 대증치료제이며, 질환의 진행을 억제하는 작용은 없다'고 못을 박고 있습니다. 따라서 질환의 진행 억제 효과가 있다면 진단이 내려지자마자 약물을 곧장 복용하여야 하지만, 오늘날 그러한 상황은 아니라는 것입니다. 약을 먹어도 좋아지는 줄 모른다는 환자 분도 있는데, 만약 약물복용 중지로 힘들어진다면 그 약물의 복용가치는 있는 것으로 평가합니다. 파킨슨병 약물은 증상을 호전시키기 위하여 사용하는 것이지, 근본적인 문제를 해결할 수는 없다는 데 너무 집착하면 좌절감을 느낍니다. 환자에게 분명한 목표는 독립적으로 활동할 수 있도록 해주는 데 있습니다. 파킨슨병이라고 진단받으면 초기부터 레보도파제제를 반드시 사용해야 한다고 알고 있는 환자들도 적지 않습니다. 도파민 부족으로 오는 질병이라면 이를 보충해 주는 약물이 해결사가 될 것이라는 믿음이 맞지만, 이들 약물이 가지고 있는 한계(즉 짧은 작용시간 때문에 여러 차례 복용해야 하는 번거로움, 장기간 사용했을 때 약효가 줄어

든다는 약효 소진 현상, 자신의 의지와 무관하게 몸이 저절로 움직이는 이상운동증상 발현 등) 때문에 초기에는 레보도파 대신에 마오비 억제제나 도파민 작용제부터 시작하고 규칙적인 운동을 권장하게 됩니다. 그러다가 질병이 어느 정도 진행하면 이들 약제에 레보도파를 추가하게 되는데, 투약 타이밍은 전문의에 따라 다르다는 고민이 있습니다. 다음의 흐름도로 한눈에 정리하겠습니다.

[그림5-2] 초기 치료 흐름[13-15]

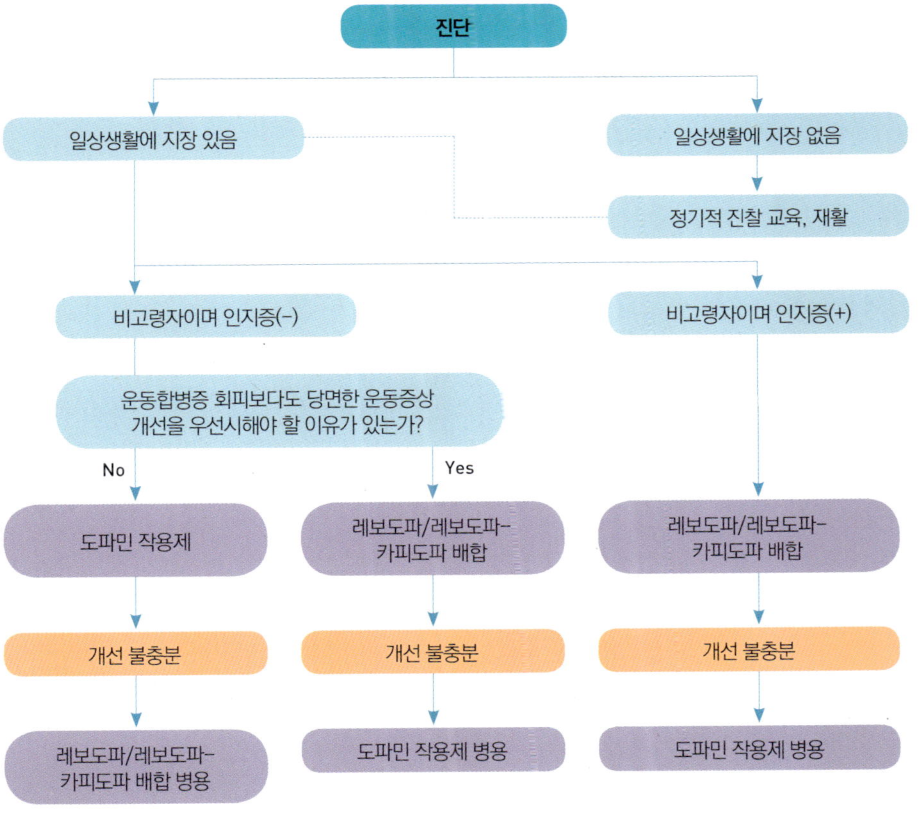

진단받더라도 일상생활에 지장이 없다면 정기적 진찰과 교육, 재활을 실시합니다. 치료는 일상생활에 지장이 생기면서부터 시작합니다. 인지증을 동반하지 않으며, 운동증상이 너무 심하여 다른 증상보다도 운동증상을 개선시키는 것이 중요할 때는 레보도파/레보도파-카비도파 배합제를 사용하고, 그러지 않으면 도파민 작용제로 시작합니다.

마모, 온오프, 불수의운동이 나타나는 파킨슨병 진행기의 약물치료

항파킨슨병 약물은 증상을 호전시키는 대증적 치료제이지, 병의 진행을 막아주거나 근본적인 치료는 할 수 없다는 미비점은 이미 알려져 있습니다. 자연스럽게 현재 사용 중인 약물로 증상이 잘 조절되고 있더라도 시간이 경과하면서 신경세포의 파괴가 진행되므로 투여되는 약의 용량이나 추가 약물이 점차 늘어나게 됩니다. 파킨슨병 치료약물을 투여할 때 용량 결정의 대원칙은 증상을 호전시킬 수 있는 한도 내에서 최소의 양을 사용하면서 증상의 진행에 따라 점진적으로 증량하거나 다른 종류의 약물을 추가합니다. 특히 레보도파의 경우에는 운동합병증 발생의 예방을 위해서도 가능한 한 적은 양을 사용하는 것이 좋으므로 레보도파 혈중농도를 안정치 영역으로 안정화시키기 위하여 CDS(continuous dopaminergic stimulation)라는 개념을 도입하고 있습니다. 레보도파를 복용하면 그 약효발현은 개인별 차이가 나지만, 빠른 사람은 15분, 늦더라도 30분 이내에는 그 효과가 나타난다고 알려져 있습니다. 따라서 30분 이상 지나도 약효가 나타나지 않는다면 '노-온/딜레이 온(no-on/delayed on)'이라는 문제가 있다고 봅니다. 레보도파제제를 복용하면 레보도파는 소장에서 흡수되어 전신을 돌고 있는 혈액 중으로 들어가게 되며, 이어서 뇌에까지 도달합니다. 혈액 중에 레보도파 농도가 높으면 좀 더 쉽게 뇌에 들어가는 비율이 늘어가겠지만, 인체에는 이러한 약물을 분해하여 배설시키는 작용이 있어, 이것이 안정적인 약물 흡수에 방해 요소로 됩니다. 자연적으로 혈액 중의 레보도파는 시간과 더불어 분해되어 감소됩니다. 농도가 최대일 때에서 반 정도까지 감소하는 데 걸리는 시간을 혈중 반감기라는 전문용어로 부르는데, 레보도파 혈중 반감기는 보통 60~90분입니다. 파킨슨병에서는 초기일수록 혈중 반감기가 비교적 길게 나타나지만, 세월이 흘러가면 갈수록 짧아진다는 사실을 알게 됩니다. 이러한 이유로 초기에 잘 듣던 레보도파가 그 작용하는 시간이 서서히 짧아지면서 예정된 스케줄을 소화할 수 없는 비상사태가 일어날 수 있습니다. 이것을 약효가 닳아 없어진다고 하여 마모현상이라 하기도 합니다.

파킨슨병 진단 후 17년째를 맞이한 어느 여성 정신분석 전문의는 '스리아워우먼(3 hour woman)'이 되었다면서 하루에 약을 세 번 먹으면 하루 통틀어 움직일 수 있는 시간은 길어야 9시간 남짓하다고 호소하였습니다.[16]

파킨슨병의 중기로 접어들면서 만나게 되는 약의 마모현상과 온오프의 발생 기전은 첫째로 중추성 기전으로 도파민 신경 종말의 변성 및 감소, 도파민 수용체 감수성 저하에 따른 간헐적 수용체 자극의 장애 발생입니다. 둘째는 혈액뇌관문의 도파민 흡수 장애로서, 혈중 아미노산(티로신, 페닐알라닌)과 엘도파의 대사산물인 3-O-메틸 도파가 혈액뇌관문에서 엘도파와 경쟁하기 때문에 뇌로 이행되는 엘도파가 감소한다는 것입니다. 셋째는 말초성 기전으로 엘도파 치료가 장기화됨에 따라 소화관에서의 엘도파 흡수가 억제된다는 내용과 반대로 촉진된다는 내용의 보고가 있습니다. 흡수가 억제되면 뇌 속으로 이행하는 엘도파가 줄어들게 되어 효과를 제대로 보지 못하게 됩니다.

약의 효과가 점점 줄어드는 마모현상(Wearing Off)을 하루 시간대로 나타내면 아래의 [그림5-3]과 같습니다.

[그림5-3] 마모현상

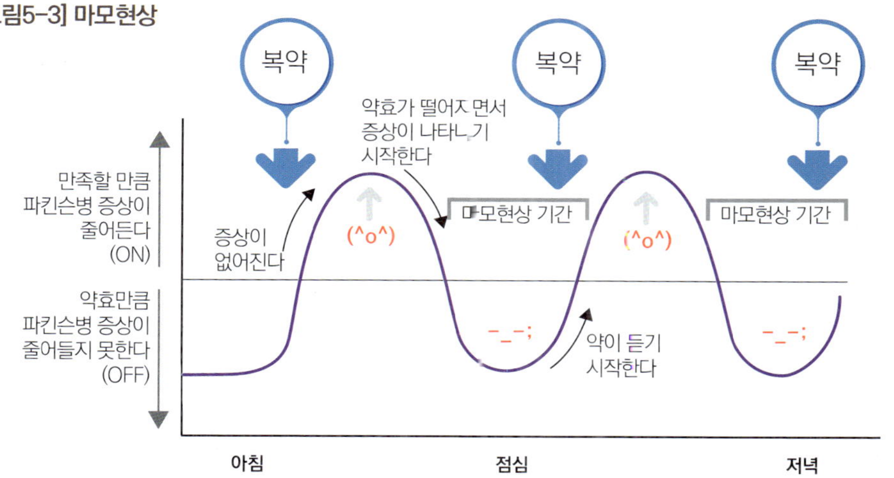

약물의 유효지속시간이 짧아져 다음 번 약을 복용하기 전에 파킨슨병 증상이 다시 나타난다.

종잡을 수 없는 약효시간 때문에 당황함과 불안정성은 이루 말할 수 없습니다. 즉 약물의 효능이 갑자기 끊어지는 온오프(on-off)현상은 다음의 [그림5-4]를 보면서 이해하시면 좋을 것 같습니다.

[그림5-4] 온오프현상

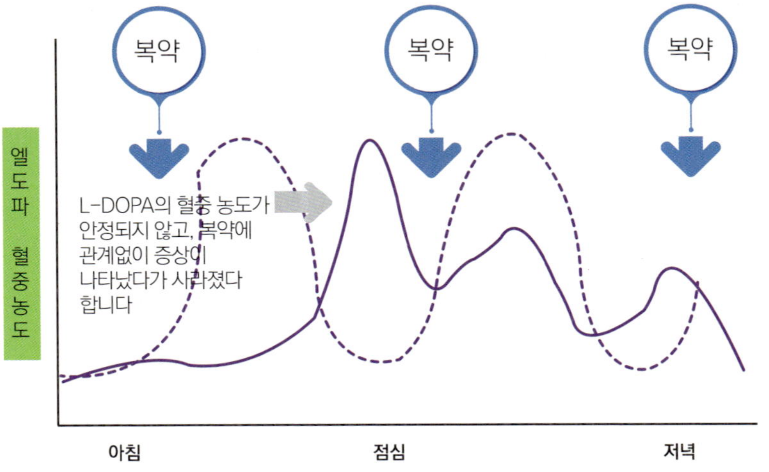

약물을 복용하면서 예정된 점선만큼 약효가 나타나야 하나, 실선처럼 약효 발현시간이 제멋대로 나타나는 현상을 만나게 됩니다.

엘도파의 흡수가 촉진되면 혈중 농도의 상승으로 몸 꼬임 같은 불수의운동이 일어납니다. 이는 자신의 의지와 무관하게 몸이 제 멋대로 움직이는 증상으로, 팔·다리나 목, 몸체가 비비 꼬이게 되거나 몸이 흔들흔들거리게 됩니다. 레보도파의 혈중농도가 가장 높을 때 불수의운동이 나타나지만, 혈중농도가 낮거나 하강할 때 나타나는 경우도 있습니다. 이를 [그림5-5]에 도식화하였습니다.

약을 먹으면 혈중농도가 일정한 범위 내에서 유지되는 것이 이상적입니다. 그러나 그 약효 발현이 정상범위 이상으로, 또는 그 이하로 나타나게 되면 몸꼬임 같은 비정상적인 운동증상이 나타납니다. 이런 환자의 치료는 무척 까다로운데 이를 [그림 5-6]에 치료 흐름도로 도식화하였습니다.

[그림5-5] 불수의운동과 엘도파 혈중농도 모식도

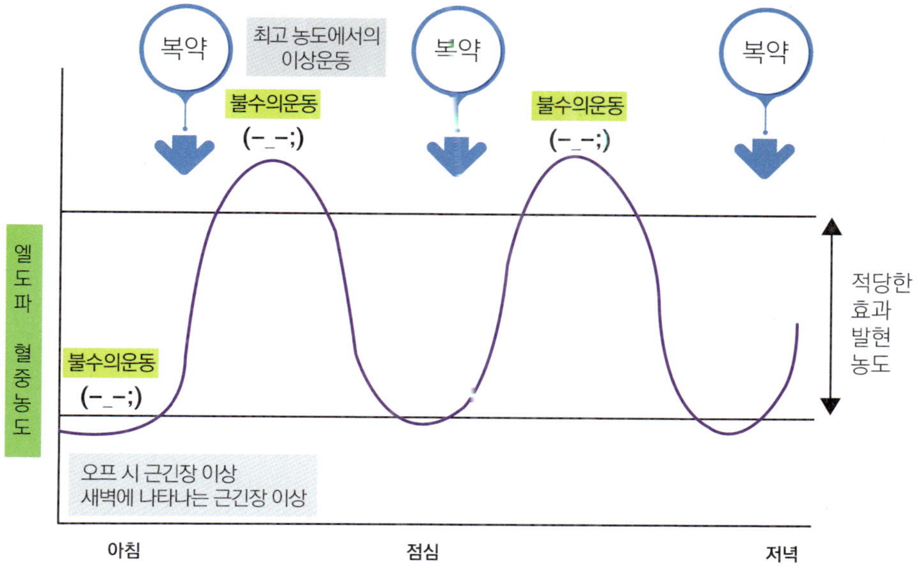

[그림5-6] 진행기 치료 흐름[13,15,17]

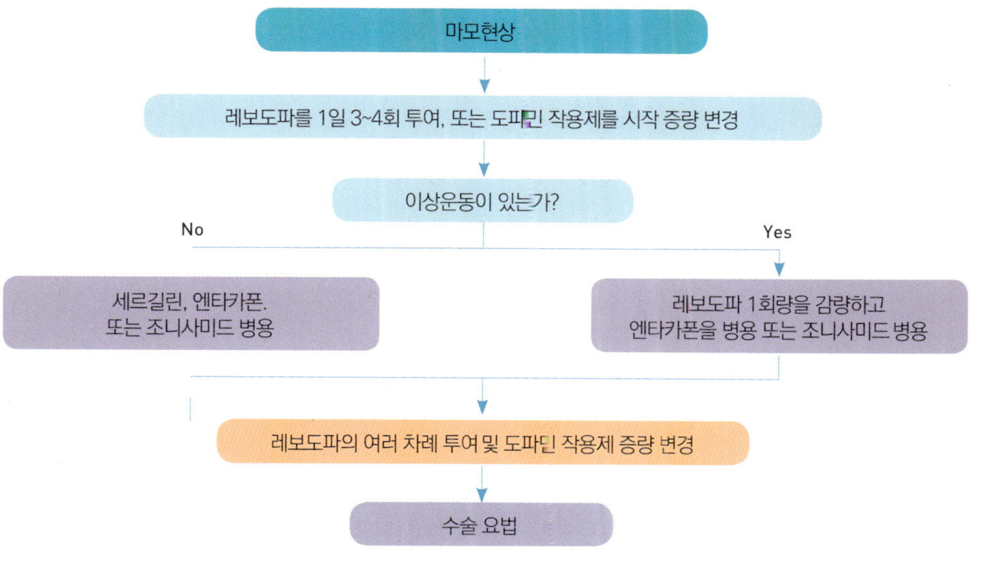

참고문헌

1. 사쿠타 마나부, 조기호 역, 《파킨슨병 이렇게 하면 낫는다》, 리스컴, 서울, 2014, p.5.
2. 올리버색스, 이민아 역, 《온더무브》, 2016, 알마, 서울, p.191.
3. 올리버색스, 강창래 역, 《편두통》, 2012, 알마, 서울, pp.14-15.
4. 동아일보, 2016년 8월 25일 A23, "한강 '채식주의자', 카프카의 '변신' 연상."
5. 웹사이트: http://www.move4parkinsons.com/
6. 웹사이트: http://www.move4parkinsons.com/the-five-elements/
7. 헨리 마시, 김미선 역, 《참 괜찮은 죽음》, 2016, 더퀘스트, 서울, p.208.
8. 가시하라 겐이치, 다케다 아쓰시, 마에다 데쓰야, 《함께 공부하는 파킨슨병》, 2013, 난코도, 도쿄, p.122.
9. Keus SH, Bloem BR, Hendriks EJ, Bredero-Cohen AB, Munneke M: Practice Recommendations Development Group, *Evidence-based analysis of physical therapy in Parkinson's disease with recommendations for practice and research,* Mov Disord, 2007:22(4):451-60: quiz 600.
10. 가시하라 겐이치, 다케다 아쓰시, 마에다 데쓰야, 《함께 공부하는 파킨슨병》, 난코도, 도쿄, 2013, p.69.
11. Schapira AH, Obeso J, *Timing of treatment initiation in Parkinson's disease: a need for reappraisal?,* Ann Neurol, 2006:59(3):559-62.
12. 미즈노 요시쿠니, 《파킨슨병 진료방법과 치료과정》, 추가이이가쿠샤, 도쿄, 2012, p.34 표 4-2.
13. 일본신경학회(감수), 《파킨슨병 치료 가이드라인 2011》, 이가쿠쇼인, 도쿄, 2011, p.77에서 개정 인용
14. 가시하라 겐이치, 다케다 아쓰시, 마에다 데쓰야, 《함께 공부하는 파킨슨병》, 난코도, 도쿄, 2013, p.117
15. 웹사이트: http://www.neurology-jp.org/guidelinem/parkinson.html
16. 동아일보, 2017년 8월 12일 18면, "파킨슨병 진단 후 17년을 버텼다…자존감을 가지려고."
17. 가시하라 겐이치, 다케다 아쓰시, 마에다 데쓰야, 《함께 공부하는 파킨슨병》, 난코도, 도쿄, 2013, p.118.

제6장

파킨슨병의 표준치료 약물: 황금률

파킨슨병 치료제의 개발 역사

세계적으로 인정받는 파킨슨병 치료의 원조는 5,000년 역사를 가진 인도의 전통의학인 아유르베다 의학에 돌리고 있습니다. 1990년 만얌(Manyam)은 고대인도의학에서 그 치료의 기원을 찾을 수 있다고 하였습니다.[1,2] 아유르(Ayur)라고 하는 것은 고대 힌디어로 '생명'이라는 뜻이며, 베다(veda)는 '과학'이라는 의미입니다. 이 의학에서는 5,000년 전에 오늘날 파킨슨병 같은 환자에게 뮤큐나 퓨리언(Mucuna pruriens)의 엑기스제제가 사용되었다는 기록이 나온다고 합니다. 아유르베다에는 Kampvata라는 단어가 나오는데 이것이 오늘날 파킨슨병 환자를 의미하며, Atmagupta라는 말이 나오는데 이것이 뮤쿠나 퓨리언(Mucuna pruriens)를 말합니다.[2] 인드에서 Mucuna는 꽃술(穗)이 피부에 닿으면 가렵기 때문에 이름이 붙여졌고, pruriens는 콩을 뜻합니다. 뮤쿠나 퓨리언은 영어로 벨벳 빈(velvet bean), Bengal velvet bean, Florida velvet bean, Mauritius velvet bean, Yokohoma velvet bean, cowage, cowitch, lacuna bean, Lyon bean이라는 이름으로 유럽, 일본 등에서 건강기능식품으로 많이 나와 있습니다.[3] 우리말로는 '(열대)우단 콩'이라 하며, 일본에서는 핫쇼마메(八升豆)라 하여 생육이 매우 빠른 작물로 나와 있습니다. 이 식물은 대두과에 속하는 것으로 수확기가 되면 콩 같은 열매를 맺습니다. 이 콩에 도파민 성분이 풍부하게 들어가 있는 것으로 알려짐에 따라 인터넷 등에서 파킨슨병 치료제로 많이 나와 있기도 합니다. 단지, 도파민 외에도 다른 성분들이 많이 들어가 있기 때문에 천연식물로서의 한계도 지니고 있습니다. 전문가들은 레보도파제제와 함께 사용할 때는 주의가 필요하다는 의견을 제시하고 있습니다.[4]

물론 예전에는 이 콩에 도파민이 함유되어 있다는 사실을 알고 사용했을 턱이 없지만, 인도 전통의 아유르베다 의학이 지금에 와서 건강기능식품으로까지 재생산되고 있습니다. '과학'이라면 서구 우월 중심에서 벗어나지 못하지만, 서울대학교에서 문명사를 중심으로 한 서양역사를 전공하고 있는 주경철 교수는 오늘날 과학의 근간이 된 것은 고대 경험의학이 한몫을 하였다는 주장을 하는데, 그의 의견에 귀를 열어봅니다. 그는 아유르베다가 오늘날 세계 각국에서 '웰빙 의학'의 하나로 각광을 받으면서 식이요법, 기름, 약초요법과 같은 '얌전한' 측면만 소개되고 있지만, 원래는 이미 고대에서 뇌수술을 비롯한 각종 처치법을 발전시켜 온 복합적인 의학 체계라고 높은 평가를 내리고 있습니다. 아유르베다는 서구학문과의 만남에서 식물학 분야의 큰 결실을 맺게 하였으며, 인도 의사들의 전통약재 응용이 서양의학 발달에 큰 몫을 하였다는 평가를 내립니다. 그러면서 그는 유럽만이 과학적인 지식체계를 발전시켰으며 17세기의 '과학혁명' 이후 유럽과학이 보급됨으로써 세계의 여러 지역에서 비로소 과학의 발전이 본격적으로 시작되었다는 설명에는 문제가 있다고 일침을 놓습니다.[5]

현대에 들어와서는 1949년에 비로소 합성항콜린약이 파킨슨병 치료에 도입되는데, 이를 계기로 하여 뇌내 약물투여라는 방법에 대해 관심을 가지게 됩니다. 1953년 전후로 하여 파킨슨병의 원인 병소는 뇌의 흑질이라는 분명한 위치를 알게 되고, 이어서 도파민이라는 물질을 발견하게 되는데, 이러한 일련의 성과가 획기적인 치료로 이어질 것이라는 장밋빛 청사진을 그리게 됩니다. 그러나 도파민 성분을 만들었다고 하더라드, 그 자체는 뇌로 직접 들어가지 못하는 문제에 봉착하면서 또 10년을 보냅니다.

사람의 뇌에는 외부의 유해물질로부터 보호하기 위하여 여러 가지 물질이 임의로 들어오는 것을 막는 장치로서 혈관과 세포의 촘촘한 그물망인, 혈액-뇌 장벽(Blood-Brain Barrier: BBB)이라는 특수막이 있습니다. 우리가 섭취한 물질이 혈액을 중매쟁이로 삼아 뇌로 운반될 때, 혈액-뇌 장벽에서 취사선택을 당하게 됩니다. 다른 나라로 여행할 때 첫 과정이 입국심사인데, 이와 똑같은 일이 뇌에서 일어나고 있습니다. 뇌는 외부에서

들어오는 모든 물질을 일단 적으로 간주하고 거르는 장치가 있습니다. 도파민 그 자체는 분자량이 너무 커서 혈액-뇌 장벽을 통과하지 못하기 때문에 바로 앞 단계의 물질—이를 전문용어로 전구체라 합니다—르 전환하지 않으면 안 되게 되어 있습니다. 약물 무게를 분자량이라고 하는데, 이 보호막을 통과하게끔 작은 분자량으로 만드는 제약기술에 너무 힘든 세월을 보낸 1950년대 연구자들의 고생을 바탕으로, 1960년대 초에 버크마이어(Birkmayer)와 호니키에비츠(Hornykiewicz)에 의하여 드디어 도파민 전구물질인 레보도파(엘도파) 합성에 성공합니다. 이로써 파킨슨병 치료 역사에서 터닝포인트를 이루게 됩니다. 1967년 조지 코트지아스(George Cotzias) 등에 의하여 임상에 응용되기 시작하였습니다.

역사를 통해 얻는 재미 가운데 하나는 매년, 매월 일어나는 조그마한 사건들의 집합이 이 세상을 바꾸는 것이 아니라, 어느 해, 어느 날, 동시다발적으로 다방면에서 봇물처럼 터진다는 사실입니다. 파킨슨병 치료에서 1960년대를 혁명의 시대라고 일컫는데, 다른 분야에서 일어난 혁명적인 사건을 생각해 봅시다. 토머스 쿤의 1962년 출간작인 《과학혁명의 구조》의 파급력을 잊을 수 없으며, 1963년에 일어난 발칙한 혁명으로는 미니스커트, 비틀스, 피임약 등등 정치·음악·패션·성·약물 등에서 가히 구시대와는 완전 다른 판이 벌어졌다는 사실을 상기하게 됩니다.[6] 김승옥은 1964년에 《무진기행》을 사상계에 발표하면서 외화내빈의 인간 모습을 보여주었으며, 이를 바탕으로 하여 1967년에는 〈안개〉라는 영화와 이 주제곡을 부른 정훈희의 목소리가 일진광풍을 일으켰습니다. 파킨슨병 치료제로 레보도파가 상용화될 시점에서 일어난 일련의 사건들이 일상생활에서 획기적 변화를 주었습니다.

1969년에는 항바이러스제제인 아만타딘이 항파킨슨병 작용이 있다는 것을 알게 되면서 경험임상에서 미답의 영역까지 보폭을 넓히는 한 건이 이루어집니다. 아만타딘은 원래 독감약이었으나 파킨슨병 환자의 불수의운동을 줄여준다는 사실을 우연하게 발견하여 오늘날까지 즐겨 사용되고 있습니다. 1970년대부터 레보도파의 장기 복용으로 그 효과가 감약·소실하는 문제를 보고하기 시작합니다. 이 문제의 대책으로 도파민 작용제가 개발되기 시작합니다. 1976년 뉴잉글랜드의학잡지에 게재된 최초의 도파민 작용제인 브로모크립톤 임상시험 보고에서 리버만(Lieberman) 등은 '레보도파에 더이상 반응하지 않던 환자에게 이제부터 이 신약은 기대할 만하다'고 격찬하였습니다. 즉 레보도파라는 혁명아를 대체할 정도의 풍운아가 탄생된 것입니다. 그 이후 오늘까지 40년간은 무수한 도파민 작용제의 개발 역사로 점철되었다고 할 정도로 많은 기대와 흥분 속에 나왔다가 사라지는 일이 반복됩니다. 1980년대에 들어와서는 레보도파가 뇌 속에서 도파민으로 변하는 과정에서 시간이 흐르면 치료 효과가 일부분 사라지기도 하는 문제를 극복한 도파탈탄산효소저해제와의 합제가 발매되면서 일약 발전하게 됩니다. 도파민을 직접 보충하는 데 한계를 느낀 연구자들은 방향을 조금 틀어 도파민을 분해하는 물질을 차단하거나 도파민 수용체에 달라붙어 자극하는 약제 개발에 치중합니다.

항파킨슨병 약의 작용기전

우리는 의료에서 표준약물이라는 말을 사용하는데, 이는 전 세계에서 국가와 인종을 초월하여 보편적으로 사용되는 치료라는 의미입니다. 파킨슨병 치료는 약물요법을 중심으로 매우 다양한 약물이 치료에 사용되고 있으며, 이 가운데는 항바이러스제도 들어 있지만, 이들을 모두 파킨슨병 치료약이라 합니다. 이는 크게 두 계통으로 나뉘는데, 하나는 직접 도파민을 보충하는 도파민계 약물이고, 다른 하나는 간접적으로 도파민에 영향을 주는 비도파민계 약물입니다. 역사적으로는 후자가 치료제로 먼저 도입되었으나, 이제는 전자가 그 중심에 자리 잡고 있습니다. 모든 치료에는 손익계산이 필요합니다. 각각의 치료제에는 부작용에 해당하는 위험성(risk)과 효과에 해당하는 장점(benefit)이 공존하고 있습니다. 장점이 위험성보다 클 때, 우리는 그 치료를 선택하게 됩니다. 간혹 환자들이 양약은 화학약품이므로 천연물에 비하여 부작용만 바라보면서 기피하려는 경향이 있는데, 이 또한 심한 편견으로 취할 자세는 아닙니다. 이른바 최근에 케미포비아라 하여 '케미컬(chemical)+포비아(phobia)'가 합성된 화학공포증이 확산되는데, 의약품에 대해서는 그 위험성과 가져다주는 혜택 간의 무게를 잘 저울질하여야 합니다. 무턱대고 '노케미'만 좋다는 자기기만에 빠지는 오류는 없어야 할 것입니다.

파킨슨병에 사용하는 약물은 크게 네가지로 분류됩니다. 첫째, L-dopa 제제로 부족한 도파민을 보충합니다. 둘째, 도파민 작용제는 도파민 수용체를 자극합니다. 셋째, 항콜린제제는 도파민 작용을 방해할 수 있는 아세틸콜린 작용을 억제합니다. 마지막으로 도파민 분해억제, 도파민 재흡수억제 효과를 가지고 있는 모노아민 산화효소 B형 억제제가 있습니다.

[그림6-1] 파킨슨병에 사용하는 약물의 종류[7]

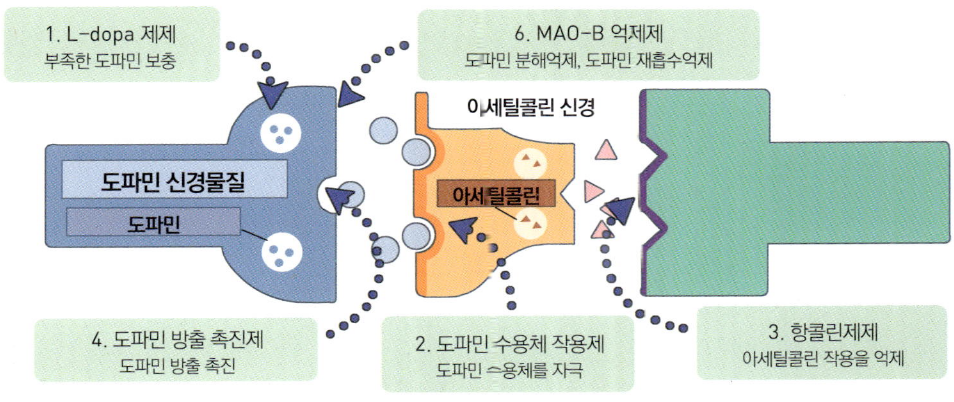

자동차에 비유하여 엑셀레이터와 이를 억제하는 브레이크가 있다는 관점에서 분류를 해보면, 엑셀레이터를 돕는 약물에는 레보도파, 셀레질린, 엔타카폰, 아만타딘이 속할 수 있으며, 브레이크를 부드럽게 밟도록 하는 약물에는 레보도파, 셀레질린, 엔타카폰, 도파민 작용제, 아만타딘, 조니사미드, 항콜린약 등이 그 역할을 한다고 할 수 있습니다. 어떤 약물은 둘 다 작용하는 면도 있습니다.[8] 약물에서도 그 순위가 매겨지는데, 1등은 시네메트 같은 엘도파 합제이며, 2등은 팔로델정의 도파민 작용제이고, 3등은 마오비정의 마오비 억제제나 콤탄정의 콤트 억제제이며, 후보선수로 피케이멜즈의 아만타딘 등입니다. 약물효능 면에서 순위가 이렇다 하더라도 등판하는 데는 이 순서를 따르지 않습니다. 감독인 전문의의 판단에 따라 초반 투입, 후반 투입이 결정되며, 때에 따라 선수를 교체하기도 합니다. 모자랄 듯하면 몇몇을 한데 모아 집중적으로 쏟아붓기도 합니다.

파킨슨병 치료제의 혁명아로서 도파민을 보충시키는 레보도파

페니 마샬 감독의 〈레나드 아침〉에도 나오듯, 레보도파는 1960년대부터 사용되어 온 파킨슨병의 혁명적인 약물입니다. 상품명으로 시네메트, 마도파, 스타레보 등이 있으며, 이 중에 하나는 거의 모든 환자가 복용하고 있을 정도입니다. 투여된 레보도파는 혈액-뇌 장벽을 통과한 후에 dopa-decarboxylase(DDC)에 의해 도파민으로 전환되어 신경전달물질로 사용됩니다. 이 레보도파가 효과를 발휘하기 위해서는 복용한 레보도파가 흡수되어 충분한 혈중농도를 얻어야 하며, 혈중 레보도파가 뇌내로 이행하여야 하고, 레보도파가 도파민으로 대사되어 선조체에서 방출되어야 하며, 선조체 내 신경세포의 도파민 수용체가 유지되어야 한다는 조건이 필요합니다. 이처럼 레보도파가 제대로 효과를 발휘하기까지 꽤 복잡한 과정을 거치게 되는데, 여기에 관여하는 모든 기능이 제구실을 하여야 합니다.[9] 오늘날에는 도파민의 자연적인 전구물질인 레보도파에, 체내에서 대사되어 없어지는 것을 방지하는 카비도파가 함께 들어가는 합제가 통용됩니다.

레보도파의 위력을 살펴보면 느린 동작, 뻣뻣한 근육을 개선시키는 데 매우 탁월합니다. 하지만 떨림에 대한 환자들의 반응은 다양해서 호전되는 경우와 변화가 없는 경우로 나뉩니다. 우울증, 동결현상, 자율신경장애, 통증 등도 개선되었다는 보고가 있으나, 자세불균형에는 효과를 기대하지 않는 것으로 봅니다. 이 약물의 복용 초기에는 구토와 위경련이 있을 수 있습니다.

혁명의 풍운아도 오래 집권하다 보면 문제점이 노출되듯, 레보도파도 장기투여하게 되면 피할 수 없는 운명에 처하게 됩니다. 레보도파는 강력한 파킨슨병 치료약이지만, 말기로 감에 따라 그 효과가 무용해질 뿐만 아니라 치료 범위도 좁게 되고, 오히려 몸꼬임 같은 운동합병증만 늘어날 뿐이라는 주장이 제기됩니다. 이들 부작용이 약물 때문인지, 병의 진행 때문인지, 아니면 이 둘의 복합적인 상호작용 때문인지는 단정지을 수 없는데, 학자들의 주장을 들어보겠습니다.

레보도파로 인한 몸꼬임 현상은 1972년부터 이미 보고되었으며,[10] 1982년 뉴롤로지(Neurology) 학회지에서 콜러(Koller)는 파킨슨병에서 만성적인 고용량 레보도파 투여는 그 약효를 상실하게 한다고 하였습니다. 미카엘 오쿤(Michael S. Okun)은 2005년 신경학지(Neurology)에 레보도파 공포증(levodopa phobia)이라는 단어를 사용할 정도로 향후 엘도파로 일어날 문제를 테이블에 올려놓고 공론화합니다.[11] 이후 로저 쿨란(Roger Kurlan)은 "레보도파 공포증"은 파킨슨병 환자가 겪는 새로운 장애로 소개하기도 합니다.[12] 마모현상(wearing-off)이나 on-off 현상 같은 운동성 변동(motor fluctuation)과 이상운동증(dyskinesia) 같은 운동합병증은 5년 이상 복용 시에는 약 50%, 10년 경과 시에는 거의 100%의 환자들이 경험하게 된다고 합니다.

파킨슨병 진행기에 레보도파 효과가 소실되는 기전에 대하여 복용한 레보도파가 피각에서 도파민으로 변환되지 않아 충분한 효과를 나타내지 않는다고 가정합니다. 이러한 결론에 동조하는 학자들은 레보도파가 드파민 부족 증상에 끝까지 유효하지 않다는 것은 확실한 진실이라고 못을 박습니다. 반면에 파킨슨병 진행기라 하더라도 레보도파에 의존해야 한다는 주장을 펴는 파들도 있습니다. 이러한 이유는 도파민 작용제, 마오비 억제제 등 몇몇 파킨슨병 치료제가 개발되어 출시되었지만, 레보도파를 능가하는 약은 아직 없으며, 시작과 더불어 마지막까지 파킨슨병 치료에 황금률(gold standard) 지위를 유지하고 있다는 것은 레보도파가 도파민 부족 증상에 대하여 장기간에 걸쳐 유효하다는 근거입니다. 덧붙여 레보도파 장기간 사용으로 약효 마모현상, 몸꼬임 같은 운동합병증이 나타나는 것도 약효가 존재하기 때문이라는 역설적인 주장도 있습니다.

[그림6-2] 레보도파의 장점과 위험성

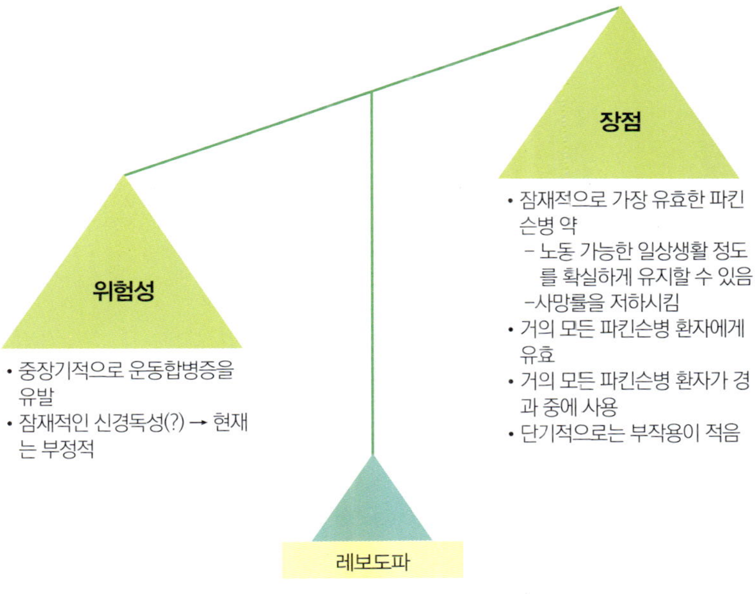

보상에 해당하는 장점은 잠재적으로 가장 유효한 파킨슨병 약이라는 점, 거의 모든 파킨슨병 환자에게 유효하다는 점, 거의 모든 파킨슨병 환자가 경과 중에 사용한다는 점, 단기적으로는 부작용이 적다는 점 등입니다. 반면, 중장기적으로는 운동합병증을 일으킬 수 있고, 잠재적인 신경득성이 있을지 모른다는 가설처럼 위험성도 있습니다.

레보도파복합제의 등장: 도파탈탄산효소억제제 첨가

혈액 중에는 방향족 아미노산탈탄산효소가 있는데, 꼼꼼하게 챙겨 먹은 레보도파가 체내에 들어오면 이 효소에 의하여 도파민으로 변환됩니다. 종착역은 뇌인데, 뇌에 들어가기도 전에 혈액 속의 레보도파가 도파민으로 미리 변환되는 문제가 생깁니다. 아시다시피 도파민 상태로는 뇌에 들어갈 수가 없기 때문에 결국에는 레보도파가 중도하차하게 되는 형국이 됩니다. 이대로는 당연히 효율이 나쁠 뿐만 아니라 뇌로 갈 도파민이 말초에서 증가되어 오히려 구역·구토 등의 부작용만 발생하게 됩니다. 그래서 나온 것이 아예 처음부터 혈액 중의 방향족 아미노산탈탄산효소를 억제하는 약(도파탈탄산효소억제제)을 섞는 방법이었습니다. 이것을 레보도파배합제라고 합니다.

카비도파(carbidopa)나 벤세라지드(benserazide) 같은 DDC억제제는 레보도파가 말초에서 도파민으로 전환되는 것을 막아서 더 많은 레보도파가 혈액-뇌 장벽을 통과할 수 있게 해주는 작용을 합니다. 이렇게 하면 오심·구토 같은 부작용이 감소되고, 소량 투여(단일제의 약 5분의 1)로 같은 효과를 기대할 수 있는 장점이 있어서 요즘은 대부분 두 성분의 복합제가 사용됩니다. 레보도파제제는 배합된 도파탈탄산효소억제제에 따라 두 종류로 나뉘는데, (1)카비도파배합제, (2)벤세라지드배합제입니다. 이들 양자의 차이는 없는 것으로 알려져 있으며, 전자는 시네메트®(Cinemet®), 퍼킨®(Perkin®), 후자에는 마도파®(Madopar®)가 대표적인 상품명들입니다. 이러한 복합제제의 개발로 뇌까지 레보도파 성분의 전달률이 높아짐에 따라 현재는 레보도파 단일제제는 박물관용으로 전락되어 거의 사용되고 있지 않습니다.

단일 약물로 다양한 작용을 나타내는 복합제제 개발은 최근 고혈압약 분야에서도 성공적인 상품이 하나 출시되었습니다. 아모잘탄이라는 고혈압약으로, 이는 현재 가장 대중적으로 사용되고 있는 칼슘채널브로커인 암로디핀과 안지오텐신리셉터브로커인 로잘탄의 2개 약이 혼합된 복합제입니다. 앞으로 제약계에서는 고혈압이나 당뇨병같이 조절하기 까다로운 질병에 두 개 이상의 약이 같이 섞인 복합제제 개발이 대세를 이룰 전망입니다.

도파민 작용제

아무리 좋은 약이라 하더라도 함부로 레보도파 용량을 늘리는 것은 오랜 세월 잘 사귀어야 하는 파킨슨질환에는 바람직하지 않습니다. 많은 임상 데이터에서 초기부터 오랜 기간 고용량 레보도파로 치료한 군에서는 약효가 줄어든다는 사실, 그리고 몸꼬임 같은 운동합병증이 나타나는 폐해를 지적하였습니다. 황금률로 사용되던 레보도파도 필요에 따라서는 용량 조절이 중요하다는 사실을 알게 된 다음부터 또 다른 방법을 찾게 되는데, 이때 등장한 것이 도파민 작용제(dopamine agonist)입니다. 레보도파 공포증 때문에 한때는 '파킨슨병은 레보도파제제가 아니고, 도파민 작용제를 중심으로'라는 생각이 주류를 형성한 적도 있었으며, 지금도 일부에서는 유효합니다. 신경전달물질인 도파민은 뇌의 흑질에서 방출되는데, 약간의 틈새만 엿보이면 선조체 신경세포의 돌기에 있는 수용체에 달라붙어 사랑을 품어달라는 신호를 보냅니다. 도파민 작용제는 선조체에서 도파민을 낚아채는 수용체에 작용하는 약입니다. 선조체가 '도파민이 왔구나!' 하고 착각하게 만들어 수용체를 작동시킵니다.

따라서 도파민 작용제는 선조체의 도파민 수용체에 직접 결합하여 도파민이 분비되는 것과 같은 작용을 하는 약물인데, 그 자체는 도파민과 다르지만 뇌에서 도파민이 증가하는 것과 같은 효과를 나타냅니다. 즉, 도파민 작용제는 도파민과 화학적으로 매우 유사한 물질로서, 뇌내에서는 도파민과 같은 대접을 받고 있습니다. 도파민 그 자체는 아니어서 그 효과가 레보도파배합제에는 미치지 못하지만 나름대로의 장점은 있습니다. 도파민 작용제는 레보도파제제를 사용할 때처럼 몸 꼬임이나 약의 마모현상 등은 거의 나타나지 않는다는 장점이 있습니다. 나아가 레보도파에 비해 반감기가 길어 도파민 수용체를 지속적으로 자극할 수 있어 레보도파 장기 투여로 유발되는 운동합병증의 발생 위험을 낮출 수 있는 장점도 있습니다. 그 반면, 증상개선 효과가 약하여 단독으로 사용할 경우 파킨슨병 발병 초기 1~5년 동안만 증상을 조절할 수 있다는 한계에 노출되기도 합니다. 이와 같이 도파민 작용제는 파킨슨병 발병 초기에는 단독요법으로 증상조절을 위해 사용되며, 중등도 및 진행된 상태에서는 레보도파의 보조요법으로 레보도파와 함께 투여하여 오프시간(off time)을 감소시키고, 운동기능을 개선시키며, 레보도파의 용량을 감량하기 위해 사용됩니다. 대중적으로 인기를 끈 어느 정신과전문의는 43세 때인 1999년 파킨슨병 증상이 발현되고 2001년 2월에 진단을 받고 나서 도파민 작용제를 복용하기 시작하였는데, 2013년 레보도파를 시작하기 전 12년간 도파민 작용제가 잘 들었다는 감사의 말을 합니다. 그러나 그는 그 후 레보도파제제를 복용한

지 10개월만인 2014년에 의원을 폐업하고 투병 생활에 들어갑니다.

천사 같은 도파민 작용제의 이면에는 악마의 성격도 도사리고 있는데, 말초성 도파민 수용체를 자극함으로써 구역, 구토, 기립성 저혈압이 발생할 수 있고, 중추성 도파민 부작용으로 악몽, 환각, 기면현상, 충동조절장애 등이 일어날 수 있습니다. 임상연구에 따르면 도파민 작용제는 복용자의 13.6~17.1%에서 도박, 폭식, 충동구매, 성적돌발행동 등을 보이는 충동조절장애(Dopamine dysregulation syndrome: DDS)를 겪는 것으로 나타나 중요한 이슈로 다루고 있습니다. 항파킨슨약을 투여하고 나서 생기는 충동이 억제되지 않는 문제는 투여되는 모든 약물이 수사 대상일 수 있지만, 그중에서도 지속적인 자극을 유발하는 도파민 작용제가 가장 큰 범인으로 추정됩니다. 레보도파 복용자에서 나타나는 비율이 6.9%인 것에 비해 도파민 작용제에서는 대략 2~3.5배 더 높은 비율입니다. 미라펙스로 널리 알려진 프라미펙솔 같은 도파민 작용제에서 도박이나 성적인 일에 충동억제장애가 일어나는 것은 보상을 받으면 즐거움을 느끼는 뇌의 보상중추인 측중격핵(nucleus accumbens)을 연속적으로 자극하기 때문인 것으로 알려지고 있습니다. 여기에 있는 신경세포는 도파민 수용체2(D2)라는 단백질이 붙어 있는데, 도파민은 바로 뇌에 즐거움을 전달하는 호르몬이라는 사실에서 충동억제와의 관계를 생각해 볼 수 있습니다.

상금 약 12억원의 뇌과학 최고상인 2017년 '브레인 상'은 뇌의 보상 중추신경계를 발견해 인간의 학습과정을 밝히고 중독현상에 대한 치료단서를 제공한 과학자들에게 돌아갔습니다. 30년 전 생쥐에게 과일주스를 먹이면 뇌의 특정 신경세포에서 도파민이 분비되는 것을 발견하여 생쥐의 뇌에서 보상에 반응하는 중추를 찾았습니다. 과일주스를 주면서 그림을 함께 보여주면 나중에 생쥐가 그림만 봐도 뇌에서 도파민을 분비합니다. 파킨슨병 환자에게 도파민을 처방하면 종종 도박에 빠지거나 쇼핑에 중독되는 부작용이 발생하며 심지어 약물의존증이 심하게 되어 약물 증가의 한 원인이 되기도 합니다. 외부에서 주입된 도파민에 길들여진 환자의 생활습관교정이 그 어느 것보다 어려운 것은 뇌에서 보상중추가 바뀌지 않기 때문입니다.[13]

도파민 작용제는 화학적 특징에서 크게 맥각계와 비맥각계로 나뉘는데, 현재 여러 종류가 나와 있으며, 각각 장단점이 있어 환자 맞춤용으로 긴요하게 사용되고 있습니다. 성분이 서서히 녹는 서방제나 파스처럼 붙이는 것은 모두 도파민 작용제라 보면 되겠습니다. 브로모크립틴(bromocriptine, 상품명 팔로델Parlodel®), 페르골라이드(pergolide, 상품명 퍼맥스Permax®), 로피니롤(ropinirole, 상품명 리큅Requip®), 프라미펙솔(pramipexole, 상품명 미라펙스Mirapex®) 등이 대표적입니다.

[그림6-3] 도파민 작용제의 장점과 위험성

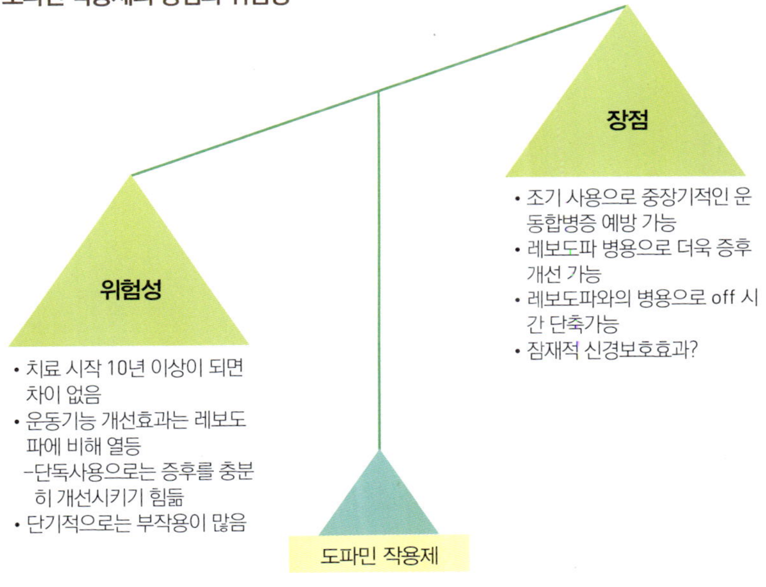

콤트 억제제

혈액 중에서 레보도파가 도파민으로 변화하는 과정을 억제함으로써 결과적으로 뇌로 들어가는 레보도파 양을 늘리게 됩니다. 도파민 이용 효율을 높이는 치료약을 도파민에코노마이저라 하는데, 이 중 하나로 카테콜라민-o-메틸기전환효소(콤트: COMT) 억제제가 파킨슨병 치료에 사용되는 예입니다. 말초에서 작용하는 콤트 억제제(COMT: Catechol-O-methyltransferase)는 장관점막과 말초혈액 내에서 콤트를 차단하여 레보도파가 3-오엠디(3-OMD)로 대사되는 것을 막음으로서, 오랜 시간에 걸쳐 더 많은 레보도파가 혈액-뇌 장벽을 통과하여 뇌로 전달될 수 있게 합니다.[11] 레보도파의 사용량을 줄일 수 있으면서 레보도파의 작용시간을 늘릴 수 있어 마모현상이 있는 경우 오프시간을 줄여주는 효능이 있습니다.

대표적인 콤트 억제제는 엔타카폰(entacarpone, 상품명 콤탄Comtan®)입니다. 최근에는 레보도파와 카비도파가 같이 들어 있는 시네메트에 엔타카폰이 조합된 약물인 스타레보(Stalevo®)가 출시된 덕분에 획기적으로 약의 개수를 줄일 수 있어 가장 빈번하게 처방되고 있습니다.

마오비 억제제(=도파민 부활제)

콤트 억제제는 레보도파의 혈액 중 분해를 억제하는 약물인 데 반하여, 뇌내에 진입한 도파민의 대사억제제가 파킨슨병에 사용됩니다. 여기서 대사란 어떤 약물이 분해되는 것을 의미하는 것으로, 뇌내로 들어간 레보도파는 도파민으로 변환되고, 전환된 도파민은 운동에 관계하는 신경전달에 작용하며 이 임무가 끝나면 곧장 사라집니다. 이 도파민이 소실하는 역정을 보면 분해와 재흡수라는 과정이 있는데, 이 분해를 촉진하는 데 관여하는 B형 모노아민산화효소(monoamine oxidase type B: MAO-B)라는 효소의 작용을 억제하여 결과적으로 도파민이 뇌에서 좀 더 오래 머물게 될 것이고, 그만큼 운동에 관계하는 신경 전달에 작용할 것이라는 기전이 성립합니다. 이렇게 탄생한 마오비 억제제를 파킨슨병 치료에 사용합니다.

이 제제는 레보도파제제와 함께 투여 시 레보도파 투여량을 줄일 수 있으며 마도현상 시 오프시간을 줄여주는 효과가 있습니다. 셀레질린(selegiline, 상품평 마오비Mao-B®, 유멕스Jumex®)이 대표적인 마오비 억제제입니다.

항콜린제제의 응용

파킨슨병 치료 역사는 항콜린약에서 시작하였다고 할 수 있습니다. 1960년대 도파민제제가 출현하기 전까지는 항콜린제제밖에 없다고 할 정도로 그 명성이 자자하였습니다. 오늘날에는 그와 같은 위력은 온데간데없고 황성옛터를 거닐면서 레보도파제제를 도와줄 목적으로만 사용될 뿐입니다. 그러나 항콜린제제는 파킨슨병 이외에서 바쁘게 불려다니고 있습니다. 항콜린제제의 사용 기전을 보면, 뇌의 선조체는 도파민과 아세틸콜린이라는 두 가지 신경전달물질을 사용하여 근육에 지령을 내립니다. 파킨슨병이 되면 도파민 양이 줄게 되면서 상대적으로 아세틸콜린 양과의 균형이 깨지게 됩니다. 따라서 도파민 양과의 균형을 맞추기 위하여 아세틸콜린 양을 강제로 방해·차단함으로써 파킨슨병의 근육 움직임을 개선한다는 것이 바로 항콜린제제입니다.

항콜린제제는 아세틸콜린을 억제한다는 뜻으로, 아세틸콜린에서 '콜린'을 가져오고, 여기에 저항한다는 뜻의 '항'을 붙여 만든 용어입니다. 항콜린제제는 기억에 관계된 아세틸콜린을 억제하기 때문에 환각이나 착란을 일으킬 수 있으며, 때로는 건망증이 아주 심하게 나타나는 경우가 있어 고령인 경우, 특히 치매 증상이 있는 환자에게는 사용하지 않고 있습니다. 이외에도 입이 마르거나, 변비, 소변장애, 안구조절 장애, 빈맥, 시야가 흐려지고, 정신이 혼미해지며, 집중력이 흐트러지는 등의 부작용이 있을 수 있습니다. 많이 쓰이고 있지는 않지만 현재까지도 치료제로 사용되고 있는 약제는 수 종류가 있는데, 벤즈트로핀(benztropine, 상품명 벤즈트로핀Benztropine®) 트리헥시페니딜(Trihexyphenidyl, 상품명 트리헥신Trihexyne®)을 처방전에서 흔히 찾아볼 수 있습니다.

바이러스억제제인 아만타딘의 변신

항바이러스제제가 변신하여 파킨슨병에 사용되는 예가 있습니다. 1960년대에 독감 예방을 위하여 파킨슨병 환자가 항바이러스제제인 아만타딘(Amantadine)이라는 약을 복용하자, 파킨슨병 증상이 개선되었다는 우연한 발견이 있었습니다. 아만타딘은 아시아 인플루엔자 치료를 위해 개발된 항바이러스 약물이었는데, 1969년 미국 의학협회지(JAMA)에 발표된 임상논문에서 파킨슨 환자들의 증상을 개선시킨다는 것이 알려지면서 이후 임상시험을 통해 파킨슨병에 대한 치료 효과가 확인된 약물입니다. 그 치료기전은 아직 정확하게 밝혀지지 않았으나, 도파민 방출을 증대시키고 재흡수를 억제하는 것으로 추정되고 있습니다. 주로 파킨슨병의 가벼운 운동증상에 초점을 맞추고 있으며, 느린 동작, 뻣뻣한 근육, 안정 시 떨림에 약간의 효능이 있습니다. 증상을 억제하는 효과는 약하지만, 부작용이 적고, 레보도파제제에 의하여 일어나는 약의 마모현상이나 몸꼬임에 유효하다고 알려져 있어 잊혀지지 않는 약입니다. 파킨슨병 약물로 인한 몸꼬임에 대하여 여러 방법으로도 잘 듣지 않을 경우에는 아만타딘을 처방하는 경우가 종종 있습니다. 환각, 착란, 악몽, 발목부종, 구갈 등의 부작용이 있을 수 있으며 신장질환이 있는 경우에는 주의해야 한다고 합니다. 상품명으로 피케이멜즈(PK-Merz®)가 대표적인 약물입니다.

항바이러스제제 아만타딘 적응증이 파킨슨병까지 확산된 것은 '드러그 리포지셔닝

(Drug Re-positionning)'에 주목한 결과입니다. 현재 우리의 인체 생리작용에 대한 과학적 이해는 초보적인 수준이라는 서강대학교 화학과 이덕환 교수의 말을 빌리지 않더라도, 예측할 수 없는 인체의 반응 하나하나를 놓쳐서는 안 됩니다. 임상에서는 환자 분이 어디까지나 주인공이며, 여기서 발현되는 다양한 반응에 대하여 눈여겨봐야만 세상을 바꾸는 약물이 탄생할 수 있습니다. 천문학적 돈이 투입되는 신약 개발보다는 이미 개발된 약들에 새로운 지위를 부여하는 방식으로, 2015년 10월에는 백혈병 약인 닐로티닙이 조지타운대학 치매·파킨슨병 연구팀에 의하여 파킨슨병에 유효할 가능성이 있다는 보도가 나왔습니다. 이 연구팀은 파킨슨병과 루이소체 치매(퇴행성 치매) 환자 12명을 대상으로 소량의 닐로티닙을 6개월간 투약한 결과 10명이 운동능력을 회복하고 증세가 호전됐다고 밝혔습니다. 많은 양을 투약하면 자가소화작용으로 백혈병 세포를 죽이는 효과를 내지만, 소량을 장기간 투약하면 알파시누클레인 단백질이 세포 안에 쌓여 발생하는 파킨슨병 환자의 독성 단백질을 제거하는데 정상 세포를 죽이지 않는다고 합니다. 지금까지 임상에 활용되고 있는 적응증 확대의 다른 예를 보면 협심증 치료제였던 비아그라가 발기부전 치료제로, 프릴리지 항우울제가 조루증 치료제로, 미녹시딜 고혈압 치료제가 탈모에 사용되고 있습니다.[14,15]

참고문헌

1. Manyam BV, *Paralysis agitans and levodopa in "Ayurveda": Ancient Indian medical yreatise*, Mov Disord, 1990:5:47-48.
2. Christopher G. Goetz, *The History of Parkinson's Disease: Early Clinical Description and Neurological Therapies*, Cold Spring Harb Perspect Med, 2011:1:a008862:1.
3. 웹사이트: https://en.wikipedia.org/wiki/Mucuna_pruriens
4. 미즈노 요시쿠니, 《파킨슨병의 역사》, 나카야마쇼텐, 도쿄, p.265.
5. 주경철, 《문명과 바다》, 산처럼, 서울, 2009, pp.378-383.
6. 로빈모건 아리엘 리브, 김경주 역, 《1963년 발칙한 혁명》, 예문사, 서울, 2016.
7. 《의사가 환자에게 전하는 메시지 Vol. 1》에서 개정 인용.
8. 다케다 아쓰시, 《파킨슨병 약 책 2015》, 아루타슛판, 도쿄, 2015, p.61.
9. 〈레보도파는 도파민부족증상에 대하여 끝까지 유효하다 No, Yes〉, MDSJ Letters 5:2, 2012.

10. 쓰지 쇼지 외, 《파킨슨병과 운동이상》, 나카야마쇼텐, 도쿄, 2013, pp.107-108.

11. 일본파킨슨병 운동장애질환학회 교육연수회, 《제5회 하루에 아는 파킨슨병 자료집》, 2016년 3월 19일, 오카야마, p.55.

12. Kurlan R, *"Levodopa phobia": a new iatrogenic cause of disability in Parkinson disease*, Neurology, 2005:64(5):923-4.

13. 조선일보, 2017년 3월8일 A23면, 인간의 학습과정 밝힌 과학자 3인 '브레인상.'

14. 매일경제신문, 2015년 10월 31일 A21면, 토요 FOCUS.

15. 중앙일보, 2015년 10월 20일 16면, 누워 있던 파킨슨병 환자 일으킨 백혈병약.

제7장
파킨슨병에서 한의치료를 비롯한 보완대체요법

보완대체요법에 대한 시각

파킨슨병은 양약의 표준치료가 나와 있는데도 불구하고 약물의 한계성과 질병 자체의 진행성 때문에 대부분의 환자들은 어려움(incurable)을 겪게 됩니다. 20년을 본 질병의 한 사이클로 가정하여 볼 때 다음과 같은 과정을 거칠 것으로 봅니다.

[그림7-1] 파킨슨병 20년 임상경과 모델과 혼-야 단계[1-3]

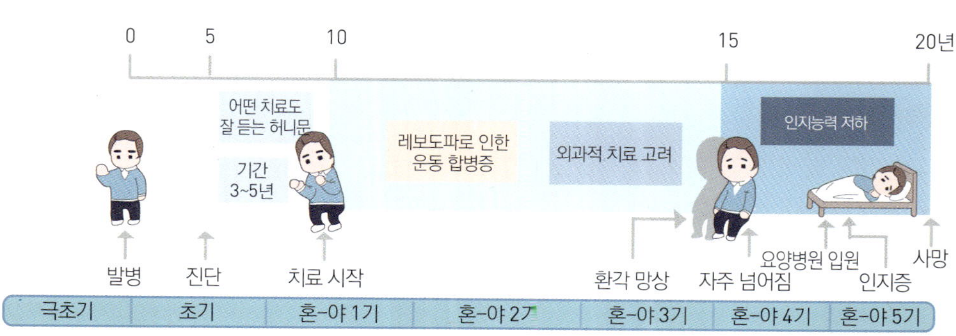

발병 후 10년간은 안정 기간으로 여기지만, 그 이후에는 다양한 합병증이 일어납니다.

레보도파를 중심으로 한 약물요법으로 파킨슨병 운동장애 치료는 눈부시게 발전하였지만, 약효가 안정화되지 않아 증상이 들쑥날쑥합니다. 도파민 보충요법에 반응하지 않는 증상, 그리고 너무나 다양한 비운동증상들은 미해결로 남아 있어 아직 갈 길은 멀고도 험난하다고 할 수 있습니다. 표준치료방법의 한계를 극복하고자 의료경제 측면에서 부담되지만 재활요법이나 한방치료를 포함한 보완대체요법에 대한 기대도 할 수 있습니다. 평생 표준치료만 하여 온 교토대학 의학부 신경내과의 다카하시 료스케 교수는 파킨슨병 연구의 최근 화제라는 타이틀에서 비운동증상을 중심으로 초기의 환각이나 망상에 대하여 억간산을, 자율신경증상의 소화관운동이상에 육군자탕을 선택지의 하나로 삼을 만하다고 하였습니다.[4]

2006년 미국 신경과학회에서 출간하는 저널, 《신경학(Neurology)》 잡지에서는 파킨슨병의 보완대체치료에 대한 진료 가이드라인(Practice Parameter) 리뷰를 실었습니다. 그동안의 논문을 통하여 역사성을 가진 전통의학에 기반한 치료들이 파킨슨병의 진행을 늦추는지, 파킨슨병의 운동기능을 개선시키는지를 분석하였습니다. 이 논문에는 침치료에 대한 내용도 포함되어 있는데, 침치료는 대체의학 중 가장 널리 이루어지고 있는 치료방법 중 하나로서, 여러 입증되지 않은 보고와 증례보고들을 종합하여 보면 운동기능과 비운동기능에 있어서 임상적 효과가 있는 것으로 보인다고 결론을 내렸습니다. 일부 연구에서는 증상 개선은 있으나 객관적으로 입증되지 않았다고 꼬리표를 달았습니다.[5] 2007년에는 일본의 오코시 노리오가 환자와 신경내과 전문의들로부터 표준치료 외의 다양한 치료법에 대하여 앙케이트 조사 결과를 보고하였습니다.[6] 이에 뒤를 이어 2014년 10월 이상운동질환 관련 저널인 《Journal of Movement Disorders(JMD)》에서는 "파킨슨병의 보완대체방법: 근거에 기반하여 임상에 영향을 미치는 동양의학"[7]이라는 리뷰 논문을 게재하면서, 현재 시행되고 있는 파킨슨병에 대한 각종 보완대체의학 치료법을 정리하고 각 치료법의 관련 근거를 종합했습니다. 2014년 7월까지의 데이터를 종합한 결과, 태극권과 댄스치료는 안전하고 효율적인 치료이며, 요가 및 침치료 관련 연구는 긍정적인 연구 결과가 나오고 있지만 좀 더 구체적이고 발전된 형태의 연구가 필요하다고 피리어드를 찍습니다. 기대를 모았던 한약(천연물 기반 약재)에 대해서는 상당한 양의 전임상 데이터와 파킨슨병에 대한 항산화, 신경영양, 신경보호제로서 유효하다는 여러 보고가 있지만, 아직은 파킨슨병의 운동기능과 질환의 진행 과정을 억제할 수 있다는 명확한 근거는 없다고 다소 박한 결론을 내렸습니다. 하지만 이러한 결론은 결코 치료 효과가 없다는 것이 아닙니다. 현재 많은 동아시아권 환자들이 마사지, 침, 한약 등의 치료를 통해 도움을 받고 있으며, 그 사용량이 지속적으로 증가하고 있기 때문에 좀 더 큰 규모와 좋은 설계를 갖춘 연구가 필요하다는 코멘트를 덧붙입니다.[6] 본 연구에서는 영어로 출판된 문헌만을 종합했기 때문에 한국어, 중국어, 일본어로 발표된 논문이 제외되어 아쉬움이 남습니다.

파킨슨병 환자들은 건강기능식품에 대해서도 관심이 많은데, 이에 대한 평가는 전문가들마다 극과 극으로 나뉩니다. '건강기능식품을 어떻게 볼 것인가'라는 주제도 일본의 메이저학회에서는 다루고 있습니다. 일찍이 2001년 라젠드란(Rajendran) 등의 보고에 의하면 서구에서는 약 23%의 환자들이 건강기능식품을 겸용한다고 밝혔습니다.[8] 2015년 제9회 일본파킨슨병·운동장애질환학회에서는 '논쟁(Controversy)'이라는 세션을 만들어 건강기능식품의 유효성에 대하여 Yes 편, No 편의 양 진영 대표들이 나와서 기존 논문의 데이터를 중심으로 각자의 의견을 개진하였습니다.[9] 현재 파킨슨병에 유효한 것으로 평가받는 건강기능식품은 코엔자임큐텐(Coenzyme Q10), 수소수, 아스타잔틴(Astaxanthin), 이노신(inosine), 비타민 D_3, 비타민 E, 팔승두(벨벳빈), 호도, 인도 짜이 티, 글루타치온 링거요법, 오존요법, 아미노산요법 아유르베다 등 매우 다양합니다. 이들 가운데 코엔자임큐텐[10], 수소수[11], 이노신, 팔승두는 환자를 대상으로 한 임상연구가 전문 학술지에 게재되기도 하여 함부로 효과가 없다고 결론 내리기가 어렵습니다. 이러한 건강기능식품을 대할 때 효과의 근거, 근거 수준 정도, 안전성 확보, 비용문제 등을 고려하여 선택할 것을 주문하고 있으며, 최종 판단은 의료현장에 있는 우리 각자의 몫으로 남습니다.

보완대체요법에 대한 진지한 담론

미국 캘리포니아대학교의 가정의학과 교수인 더프니 밀러는 생의학과 자연과의 관계에 대한 현장연구를 하는 여성학자인데, 그녀는 스트레스 저항에 대한 회복을 가소성으로 규정하면서 항우울제가 가소성 향상에 도움을 줄 수 있지만, 그런 약물은 생활방식의 긍정적인 변화, 즉 행동 치료·명성·식사 변화 등 '긍정적인 환경'과 함께할 때에만 효과가 있다는 연구자의 말을 인용하고 있습니다.[12] 항파킨슨병 약의 복용에서도 이와 같다고 할 수 있습니다. 약만 열심히 빠뜨리지 말고 먹으라는 지침도 중요하지만, 이와 더불어 즐거운 생활환경 조성도 그 무엇보다 핵심요소라는 점을 강조하고자 합니다. 사쿠타 마나부도 약물요법, 운동요법, 생활습관, 이 세 가지를 한 틀로 보면서 이 중에서 어느 하나라도 부족하면 치료 효과가 충분하게 나타나지 않는다는 사실을 지적합니다.[13]

저같이 한의학을 하는 입장에서는 항파킨슨병 약을 제대로 복용하기 위하여 한방제제의 병용을 권합니다. 양약과 한약의 충돌을 우려하는데, 실제 약물 상호간의 작용에서 양약과 한약의 병용은 거의 문제가 없는 것으로 나타나고 있습니다. 그러나 생약인 한약이 무조건 안전하다고 하기 전에 각 환자에게 앞으로 나타날 수 있는 뜻하지 않은 문제에 대하여 면밀하게 지켜봐야 할 의무를 지녀야 하겠습니다. 의학이 과학을 바탕으로 한다면 의료도 보편성을 지녀야 하는데, 실제 진료현장에서는 일반성을 넘어 개별성도 중요시됩니다. 여기에는 과학을 뛰어넘는 경험의 지혜도 녹아 있어야 합니다. 2015년 11월 15일 KBS 〈장영실쇼〉에서는 '건축, 중력과 바람에 도전하다'가 방영되었는데, 여기서 현대건축은 수학과 물리학의 합작품이지만, 과거의 수많은 건축 경험이 진화한 결과라는 말이 제 귀를 때렸습니다. 오늘날과 같은 수학과 물리학을 동원할 수 없었던 과거의 건축물이 현재에도 화려하게 건재하고 있다는 것은 고대 기하학이 지금까지 유효하다는 증거이며, 현대 수학과 물리학에 기반한 오늘날 기술 관점에서도 흠잡을 곳이 없다는 것입니다. 이것은 현대과학이라는 이름으로 과거의 유물을 버려야 할 청산의 대상으로만 여겨서는 안 된다는 예를 보여주고 있습니다. 우리는 과거의 지혜를 과학이라는 전가의 보도로 너무 휘두르는 것은 아닌가 하는 생각이 듭니다. 과거의 수많은 경험이 집적된 한의학을 바라보는 시각도 마찬가지인데, 오늘날 과학이라는 이름으로 과거의 지혜를 버려야 할 유산으로 생각하는 우를 범해서는 안 되겠습니다.

지금으로부터 150년 전, 19세기 후반을 살았던 동아시아 지식인들은 본격적으로 밀려온 서양문물에 대하여 어떤 식으로 받아들여야 하는지, 기존 체계와의 접목 방법을 고민하게 됩니다. 여기서 나온 이론체계가 동도서기, 중체서용입니다. 동양의 도(東道)와 서양의 그릇(西器), 중국에서는 전통철학(中體)에 서양의 실용(西用)이라는 삶의 철학을 만들면서 동서양의 복합과 융합을 시도합니다. 이와 같은 철학체계는 오늘날 경영철학에도 응용되는데, 가전 시장 점유율 세계 1위, 하이얼그룹 장루이민 회장은 포

드의 효율·노자의 도덕경을 믹스한 '중체서용경영'을 기본으로 삼고 있습니다.[14]

전통의학은 오늘날 재생하여 쓸 가치 있는 재목이라 생각하여야 할 것입니다. 미국, 유럽 중심의학에서는 보완대체의학이라는 이름으로 각국의 전통의학에서 많은 유용한 논문이나 가치를 찾고 있는데, 어찌 보면 표준이라는 말에 대한 보완대체라는 용어 자체가 한끝 접어둔다는 생각이 듭니다. 하지만 그 표준이라는 것이 제구실을 하지 못하고 버벅거린다면 다른 대안을 찾는 것이 현명할 것입니다. 과거에는 자신을 대단한 존재로 여기는 '빅미(Big Me)'가 돋보였다면, 지금은 '나만이 특별하지 않다'는 '리틀 미(Little Me)' 정신이 강조됩니다. 이러한 트렌드에 편승하여 미국이나 유럽 각국에서 표준 치료와 보완대체의학이 공존하는 질서에 주목하여 한방치료의 '역할'과 '가능성'에 대하여 열린 마음으로 바라봐야 할 것입니다.

일본파킨슨병·운동장애질환학회에서는 매달 나오는 뉴스 레터의 '논쟁(Controversy)'란에 갑론을박하는 다양한 아젠더에 대해서 '예스, 노'의 두 진영 논리를 적나라하게 내보내고 있으며, 양쪽 의견이 팽팽한 주제를 국제학회의 테이블로 올려 논의하는 '신경학 분야 논쟁에 대한 세계모임(World Congress On Controversies In Neurology: CONy)'은 유명합니다. 한국사회는 어떤 한 개인을, 혹은 어떤 기관을 중심으로 한 줄 세우기에는 능하지만, 담론의 장을 여는 데 부족한 면이 있다는 생각을 떨칠 수 없습니다. 의료에서 특히 그렇습니다. 그 모든 손해는 환자에게 고스란히 묻혀가도록 되어 있습니다. 예를 들면 침치료나 한약물 복용으로 인한 초기 비용은 들더라도 먼 훗날 다가오는 합병증을 고려할 때, 과연 의료경제적으로 손실된 행위였는가 하는 문제는 진지하게 따져봐야 하겠습니다. 통증, 우울 같은 주관적 증상도 주어진 환경이나 배경을 고려하여 양한방 통합의료를 지향하는 것이 가장 바람직합니다.

김대식 카이스트 교수는 그의 '브레인 스토리'에서 "기하급수적으로 변하는 세상에서 과거 경험이 더이상 미래의 전조가 될 수 없으며, 세상에서 가장 위험한 지식은 변하는 세상과 더이상 어울리지 않는 과거의 지식이다"[15]라고 설파하였는데, 오늘날 의료에서, 특히 전통과 현대의 결합이 놀랍도록 발전하는 면에서 경청할 만하다고 하겠습니다.

한약(생약)과 양약(합성약)의 차이

양방의학에서 사용하는 약은 기본적으로 합성품이며 성분은 단일한 데 비하여, 한의학에서의 한약은 천연품인 생약으로 구성되어 있기 때문에 성분이 복수입니다. 한약은 다성분이기 때문에 그 작용기전을 명확히 밝히기가 어려운 면이 있는 반면, 드러나지 않는 흙 속의 보석이 숨겨져 있을 가능성도 있습니다. 그래서 끊임없는 연구가 이루어지고 있습니다. 대표적인 성공 사례는 2015년 노벨 생리의학상이 수여된 청호(개똥쑥)라는 한약재의 항말라리아 효능연구입니다. 중국전통의학연구원 교수인 투유유는 4세기에 출간된 《주후비급방》의 개똥쑥에서 아르테미시닌을 추출하여 말라리아 대표 치료약으로 만들었습니다.

[그림7-2] 서양의학과 한의학의 차이: 두 의학의 확연한 배경 차이

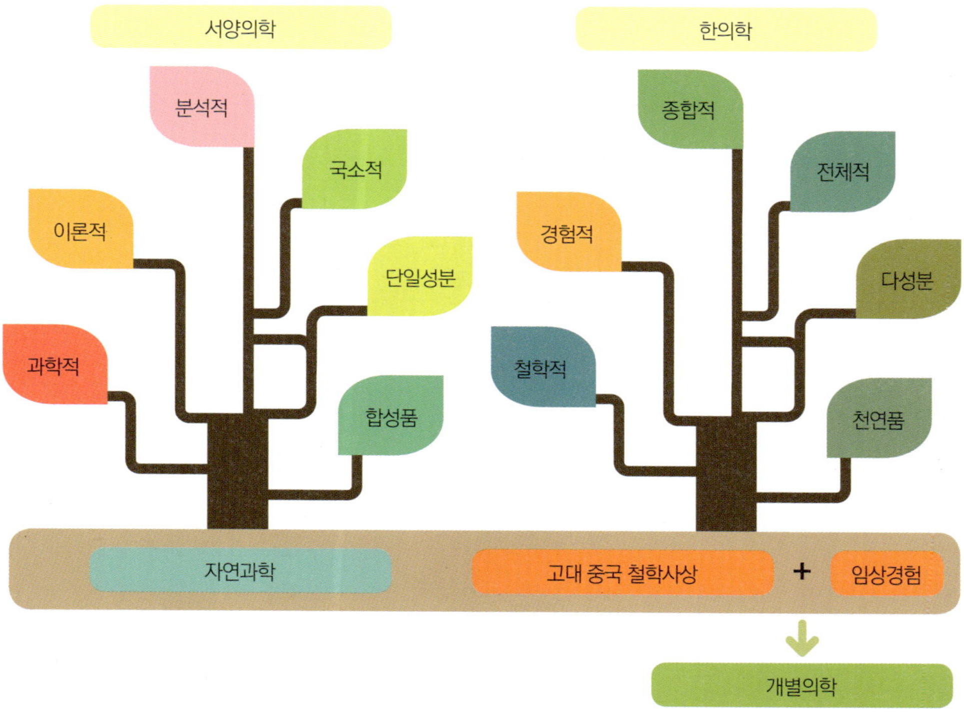

한 가지 생약도 많은 성분을 함유하고 있는데, 복수의 생약으로 구성되어 있는 한방

제제는 기하급수적으로 그 성분이 늘어납니다. 이것은 한방약의 가장 큰 특징입니다. 합성약(양약)은 한 가지 작용기전을 목표로 투여하기 때문에 그 효과는 강력하지만, 몇 가지 병이 겹쳐져 증상이 많아지면 약의 종류도 그만큼 늘어나게 됩니다. 반면, 한약처방은 복수의 생약으로 구성된 약제이며 다성분이기 때문에 복수의 증상에 대해 한 가지 처방으로 대응할 수 있는 장점을 가지고 있습니다. 이러한 예는 척추관절통증, 배뇨장애, 수면장애 등 다양한 증상을 가진 고령자에게 한 가지 한방처방으로 이들 모두를 커버하는 데서 그 진면목을 찾아볼 수 있습니다.

[그림7-3] 한약(황련해독탕)의 다성분

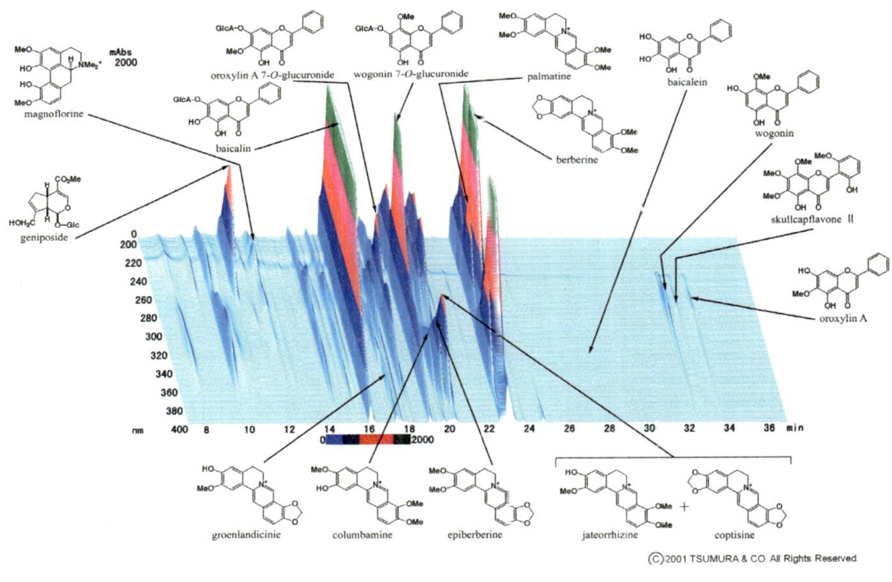

근거의학에 기반한 파킨슨병의 한약처방 효능

한약(herbal medicine)은 식물 혹은 다른 천연 물질들(동물 혹은 광물)로부터 기원하여 의학적으로 사용되고 있으며, 오늘날에는 이들의 단일 혹은 복합제제, 식물의 전체 혹은 부분들 혹은 식물 추출물들이 탕약이나 과립제, 캡슐제, 파우더의 형태로 임상에서 활용되고 있습니다. 천연물에서 치료약을 구하려는 인간의 욕구는 의학사 초기부터 있었고, 파킨슨병에 대한 대마초의 유효성에 대해서도 최근 화젯거리입니다. 실제 미국에서는 의료용 대마초가 미국 내 28개 주와 워싱턴 DC에서 그 사용을 합법화하고 있으며, 의사의 처방도 있다고 합니다. 그러나 대마초의 부작용을 없애고 약효만 살린 신약 개발은 아직 요원하다고 합니다. 중추신경계에 작용하는 것으로 알려진 약초 가운데 파킨슨병 치료제가 숨어 있을지도 모르겠습니다.[16] 파킨슨병의 치료에 한약을 사용한 기록은 3세기 초에 저술된《금궤요략》까지 거슬러 올라가며, 떨림에 대해서는《동의보감》에서 제시한 몇몇 처방들이 응용되고 있고, 현재도 중국을 위시하여 일본에서도 파킨슨병 관련 논문들이 다양한 연구방법으로 왕성하게 발표되고 있습니다. 현대의학에서 한약이 파킨슨병을 치료하기 위한 표준치료법으로 인정받고 있지는 않지만, 한약을 양약과 병용투여하여 레보도파 약물의 용량을 줄이거나 장기간 도파민제제 사용으로 인한 부작용을 조절하는 등, 전반적인 파킨슨의 증상을 개선시킬 수 있는 가능성이 모색되고 있습니다. 파킨슨병으로 진단받고 약물을 복용하는 사람들의 고민 중 하나는 개인별 증상이 일률적이지 않다는 사실과 함께 약 처방도 모두 다르다는 데 있다고 합니다. 파킨슨병의 운동증상에 이어 비운동증상, 즉 우울증·수면장애·변비·어지러움·피로에 대하여 약물을 어떻게 섞어주느냐에 따라 한 보따리 약이 될 수 있고 없는 차이가 납니다. 한의학을 하는 사람의 입장에서 운동증상은 양약과 침치료, 비운동증상은 한약처방이라는 슬로건을 내걸고 있습니다. 왜냐하면 다양한 비운동증상은 하나의 한약처방으로 폭넓게 커버하는 것이 가능하기 때문입니다.

한방처방의 효능을 살펴보면 항노화의 보신(補腎), 익신(益腎), 보음(補陰), 자음(滋陰) 및 양간(養肝), 운동항진의 억제인 평간(平肝), 혈액순환의 활혈(活血), 통락(通絡)과 활락(活絡), 떨림을 진정시키는 평전(平顫), 정진(定震) 정전(定顫), 억전(抑顫), 지전(止顫), 지경(止痙), 항진(抗震) 및 식풍(熄風), 근육을 풀어주는 소근(疎筋) 서근(舒筋), 서경(舒經) 및 유간(柔肝), 소화기능을 돕는 건비(健脾), 항피로의 보기(補氣), 항스트레스의 청심(淸心), 그리고 해독작용이 들어갑니다. 현대의학 언어로 표현되지 않았을 뿐, 그 목표와 효능은 같습니다.

우리 교실에서 김태훈은 〈파킨슨병의 한약치료에 있어서 무작위 대조군 연구에 대한 체계적 문헌고찰〉을 하여 2012년 플로스원(PLoS One)에 게재하였는데, 총 4267명의 파킨슨병 환자를 대상으로 하였으며, 각 연구는 적게는 8명부터 많게는 79명에 달하는 피험자로 이루어졌습니다. 청심화담탕, 진지경, 감리탕, 자음식풍, 지전소독탕 등을 포함한 75종류의 한약제제가 검토되었는데, 레보도파제제와 비교했을 때 일부 평가지표에서 유의한 효과를 보여주었다고 합니다. 한약과 양약을 함께 치료한 통합의료군과 양약만을 단독으로 사용한 군을 비교평가하였는데, 여기에서 가장 효과가 있으면서 많이 사용된 한약은 구령말안환과 식풍정전환이었으며, 이러한 연구 결과에서 한약이 파킨슨병에 안전하고도 효과적인 치료법 중 하나가 될 수 있다는 결론을 내리고 있습니다.[17]

같은 저널에서 2015년 3월에 중국의 장(Zhang) 등은 〈파킨슨병에 대한 중의학 치료의 효과〉를 주제로 한 체계적 문헌고찰 및 메타분석 결과를 보고하였습니다. 2013년 10월 이전에 출간된 침과 한약물의 파킨슨병 치료에서 종합파킨슨평가척도1(UPDRS1, 일상생활에서의 비운동적 측면의 경험, 정신적 측면 평가), 종합파킨슨평가척도2(UPDRS2, 일상생활에서의 운동적 측면의 경험), 종합파킨슨평가척도3(UPDRS3, 운동검사), 종합파킨슨평가척도4(UPDRS4, 운동관련 합병증) 전 분야에서 양약과 한약물 치료를 병용했을 때 양약만 단독으로 치료했을 때보다 유의한 기능 향상을 보였습니다. 덧붙여 항파킨슨제제의 마도파와 침치료를 병용했을 때 마도파 단독 사용 시에 비하여 종합파킨슨평가척도(UPDRS)1~4 종합점수에서 유의한 향상을 보였습니다. 지금까지 발표된 임상연구들을 종합할 때, 파킨슨병에서 양방치료에 한약물 또는 침치료를 결합한 통합의료는 기존의 양방 단독 적용보다 유의한 측면이 있을 가능성이 높다고 할 수 있습니다.[18]

도쿄대학 신경내과학교실의 오카베 데쓰로 등은 유전적 결함을 발견한 척수소뇌실조증 6증례에 대하여 진간식풍탕가감이라는 한방처방을 사용한 결과 유의한 결과를 가져왔다는 임상보고를 제출하였습니다.[19] 여기에 사용된 처방은 처방명만 보아도 그 효능을 알 수 있는데, 진간(鎭癎)은 전간 같은 발작을 진정시킨다는 뜻이며, 식풍(息風)은 바람으로 흔들리는 것 같은 증상을 멈추게 한다는 것입니다. 따라서 움직임이 버벅거리는 운동질환에 응용할 수 있다는 것을 시사하고 있습니다. 이 처방은 현재 중국의 중의학에서 많이 사용되는 처방으로 일본의 신경내과학 임상교수들이 검토한 매우 흥미롭고 의미 있는 논문이라 하겠습니다.

일본 파킨슨병 치료 가이드라인 작성위원회가 인정한 몇 안 되는 한약처방 중에 억간산[20-22]은 기존에 쓰던 파킨슨병 약물과 같이 사용했을 때 환각 같은 정신증상 부작용 또는 합병증에 유용하다는 근거가 마련되어 있다고 평가하였습니다.

파킨슨병의 진행단계별 한약물 처방 기준

저는 파킨슨병에 한약물을 처방할 때, 진행단계별로 다음과 같은 기준을 가지고 있습니다. 아래 [그림7-4]는 제 임상경험과 일본, 중국의 모든 전통의료를 통합하여 하나의 안으로 만든 것입니다.

[그림7-4] 증상진행단계별 한약처방

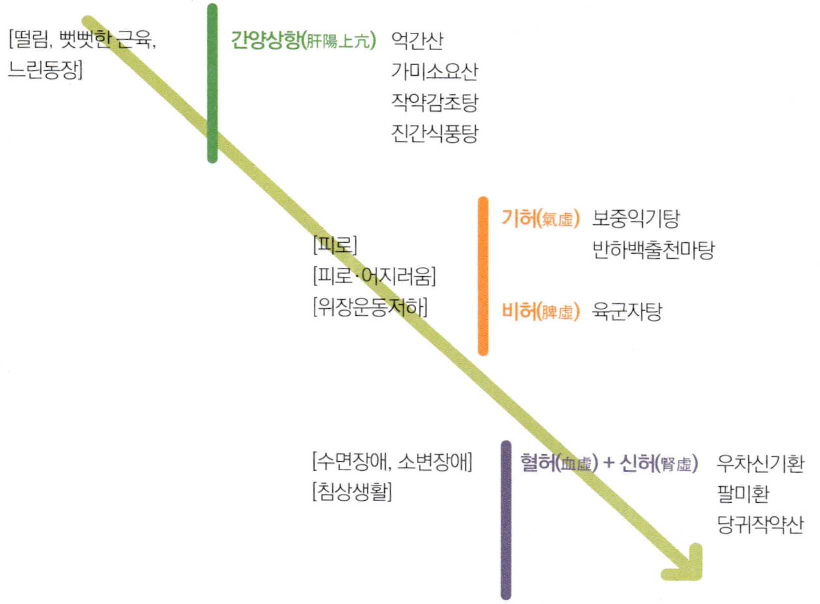

초기에는 움직임을, 중기에는 소화기능과 피로를, 후기에는 전신쇠약을 중심으로 해당 처방을 응용합니다.

저의 임상경험과 관련문헌을 종합하면 전신의 전반적 개선을 위해서는 보중익기탕과 당귀작약산 합방, 근육의 이상긴장에는 억간산가진피반하, 허약하고 식욕저하가 나타나면 육군자탕, 면역력 상승에는 보중익기탕·십전대보탕·인삼양영탕, 통증 개선에는 작약감초탕·계지가출부탕·소경활혈탕·오적산, 저림과 시리다는 신경 증상과 순환부전 개선에는 당귀사역가오수유생강탕·당귀작약산·우차신기환·소경활혈탕·계지복령환·시호가용골모려탕, 쉽게 흥분하고 화를 잘 내면 가미소요산, 불안함과 발기부전에는 계지가용골모려탕, 불면과 불안증에는 감맥대조탕, 두통 동반에는 조등산이 각각

출격합니다. 파킨슨병 환자는 저혈압에도 자주 노출됩니다. 치료 시작과 더불어 혈압이 내려가는 경우도 있으며, 일어설 때 핑 드는 현기증이나 식후 저혈압은 비교적 잘 알려져 있는 사실입니다. 앉았다 일어설 때 혈압이 실제 심하게 내려가면 실신하는 경우도 있으므로 주의가 요구되는데, 반하백출천마탕이 유효한 경우가 많습니다.[23]

일본 신경내과 전문의들이 2005년 파킨슨병 환자 60명으로부터 얻은 자료에 의하면 10% 내외로 한약처방과 침치료를 하고 있었으며, 2006년 일본신경학회 전문의 34명에게 얻은 조사에서는 침치료(14.7%), 한약처방(5.9%)을 권하는 수준으로 나타났습니다. 그동안 파킨슨병의 동반증상에 사용된 것으르 보고된 한약처방은 작약감초탕(유통성 근경련, 근육통), 우차신기환(하지저림, 요통, 좌골신경통), 억간산(정신불안정), 의이인탕(구내염), 당귀작약산(피로감, 탈력감), 육군자탕(구역, 복부불쾌감), 대건중탕(변비, 복부팽만감), 삼물황금탕(하지 번열감), 소경활혈탕(요통), 청심연자음(빈뇨), 보중익기탕(전신동통), 가미소요산(냉증), 억간산가진피반하(파킨슨병 전반증상) 등으로 나타났습니다.

만성질환에 계지복령환을 베이스로 하여 처방하는 경우도 많은데, 일본 정형외과 전문의의 의견을 들어보겠습니다. 2015년 2월, 도쿄에서 계지복령환(가의이인) 국제심포지엄이 열렸는데, 다지마 오스케 등의 정형외과 전문의들은 만성통증에는 어혈이 관여하므로 계지복령환을 기본으로 사용하고, 통증 관련 부위의 신경을 들여다보면 미세하게나마 부어 있는 경우를 볼 수 있는데, 이것은 바로 수독이라 하면서 오령산을 병용한다는 얘기를 하였습니다.[24] 저도 만성질환이거나 통증에는 어혈이라는 병태가 존재한다는 것은 실감하고 있었는데, 신경의 부종까지 말하면서 오령산 병용을 한다는 얘기는 임상의 눈을 한 단계 높여주는 계기가 되었습니다. 통증이 심할 때는 진통작용이 있는 약물을 선택하고(急則治標), 안정기에 들어서면 원인 제거(緩則治本)를 중심으로 한다는 원칙에 따릅니다.

2016년 5월에 개최된 제117회 일본이비인후과총회에서 가나자와의과대학 이비인후과의 미와 다카키 교수는 〈후각장애의 진료 최전선〉이라는 런천세미나에서 흥미로운 한방약 응용을 발표하였습니다. 그는 후각검사법을 소개하면서 부비동염과 감기 후유증으로 인한 후각저하가 대부분이지만, 알츠하이머병과 파킨슨병을 비롯한 중추성 질환이 원인인 경우도 1%에 달하였다는 발표를 하면서, 후각장애에 대한 치료 접근으로 당귀작약산이라는 한방약의 유효성을 발표하였습니다. 원래 여성갱년기장애와 난소기능부전에 광범위하게 사용되었던 당귀작약산이 알츠하이머병에, 중추성 후각저하에 유효하다는 기존의 보고에 이어 감기 후유증으로 인한 후각저하에도 사용할 수 있다는 것입니다. 그의 발표를 접하면서 우리 의학계도 표준 양방의학계에서 효과적인 방법이 없는 경우에 한의학으로 접근한 통합의료를 한 축으로 삼는 엘리스의 신세계 발견을 꿈꾸어봅니다.

보중익기탕[25]의 항피로 작용

파킨슨병 환자들은 약 70%에서 피로에 늘 시달린다고 호소합니다. 이러한 피로 해소, 또는 항피로작용으로 첫 번째 사용되는 처방이 보중익기탕입니다. 본 처방은 많은 연구를 통하여 면역력 증강과 그 부활작용이 있음이 밝혀지고 있고, 보약 처방에서 이들 약물은 반드시 사용되는 핵심입니다. 이 처방을 구성하는 약물의 효능을 분석해 보겠습니다. 파킨슨병 7년째인 60대 초반 남성은 5년간 보중익기탕을 매일 2.5그램씩 복용하는 것만으로도 파킨슨병 증상이 그대로 유지되면서 항피로에도 도움이 된다고 합니다.

[그림7-5] 보중익기탕의 약물구성과 각 약물의 작용

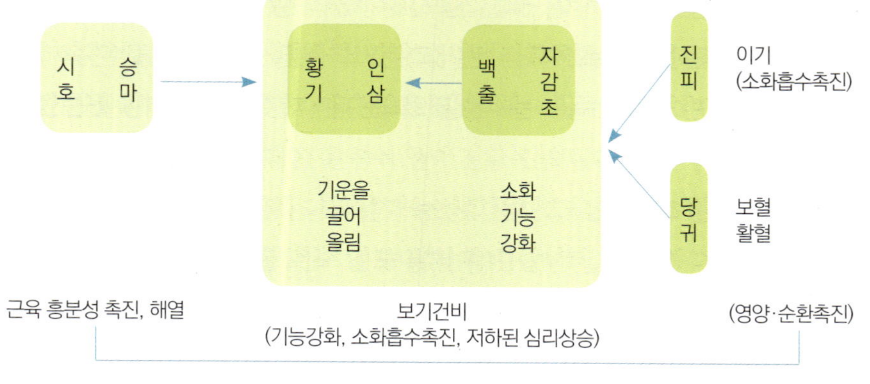

육미지황탕과 그 계열[26,27]의 항노화 작용

파킨슨병은 노화와 관련된 인자가 가장 두드러집니다. 따라서 특정한 목적보다는 항파킨슨병 약과 매일 범용적으로 사용할 수 있는 첫 번째 처방으로 육미지황환을 듭니다. 조선시대 사대부들은 집집마다 약장을 비치하여 개인 건강을 관리하였는데, 그들은 노화로 인한 기본체력쇠퇴–신음허(腎陰虛)라 함–를 예방한다는 자음보신(滋陰補腎) 효능의 육미지황환을 매일 70~80개씩 두고두고 장복하였습니다. 지금도 한국이나 중국, 일본에서 가장 많이 사용되는 처방 중 하나이며, 특히 중국에서는 오래전부터 본 처방에서 한두 개의 약을 빼고 넣고 하는 방법으로 그 변종이 많이 나와 있습니다.

[그림7-6] 육미지황탕의 약물구성과 각 약물의 작용, 육미지황탕의 변형된 형태

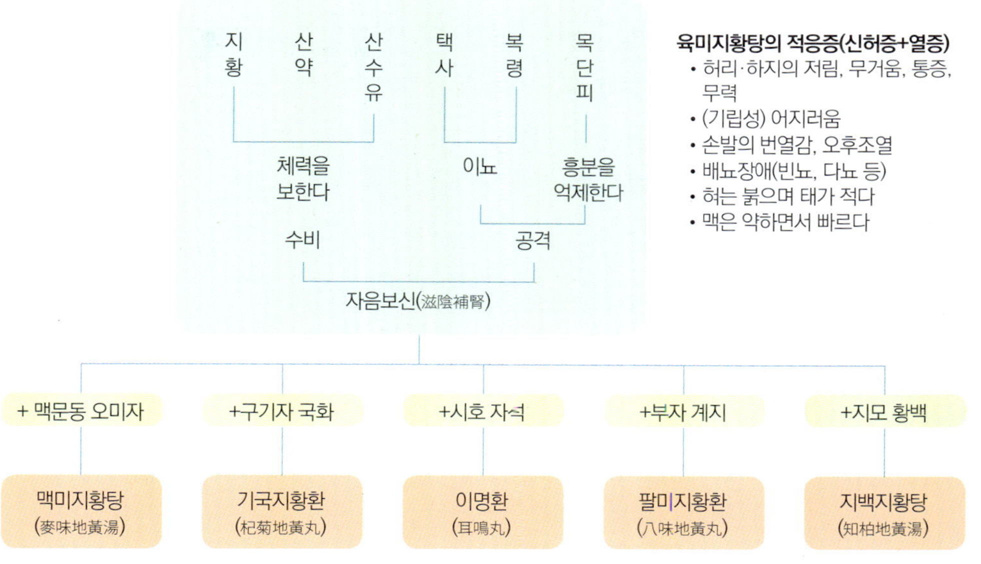

억간산의 향정신약으로서의 가능성과 파킨슨병 4대증상 개선

프랑스의 사상가·수학자·물리학자인 블레즈 파스칼(1623~62)은 현재 실존주의의 선구자인데, 그의 〈팡세〉에서 '인간은 생각하는 갈대다'라고 설파하였습니다. 이 명제는 장수사회를 맞이하면서 맞닥뜨리는 뇌의 고차원적 기능인 '사고'의 쇠퇴, 즉 치매에 대하여 고민하게 만듭니다. 개나 원숭이에게도 치매가 온다고 알려져 있지만, 인간에게는 단순한 질병의 차원이 아니라 존엄성과도 결부되어 더 광범위한 문제로 이해합니다. 사물 이름을 기억하지 못하거나 시·공간 개념이 없어지고 계산을 제대로 하지 못하며 횡설수설하는 인지장애의 중핵증상에 대해서는 뾰족한 수가 없으나, 주위를 배회하거나 환각, 망상, 우울, 흥분, 욕설, 폭력행위, 불결한 행동장애라는 주변증상에 대해서는 유효한 약물이 있습니다. 이 주변증상을 BPSD(Behavioral and psychological symptom of dementia)라는 한 꾸러미에 담는데, 여기에는 행동증상과 심리증상이 포함됩니다. 이러한 증상에 대하여 향정신의약품이 선두주자로 나서, 인체의 세트포인트를 낮춤으로써 난폭한 행동을 얌전하게 하나 하루 종일 잠만 자게 한다는 삶의 질 저하를 가져옵니다. 증상이 심한 경우에는 향정신의약품을 사용하지 않을 수 없는데, 2005년에 미국식품의약국(FDA)에서 향정신의약품이 고령자에서 사망률을 높인다는 경고를 발표한 이후 향정신의약품을 사용하지 않는 행동·심리증상 관리가 필요해졌습니다. 이때 일본 신경내과와 정신신경의학계에서 향정신약품 대용으로 찾은 대어가 바로 억간산입니다. 2011년 일본 파킨슨병 치료가이드 작성위원회에서는 환각·망상에 대하여 한방약인 억간산이 근거를 가지고 대응할 만한 약물임을 제시하였는데, 억간산은 전면에 등장하게 되는 영광을 누리게 됩니다. 준텐도대학 신경내과의 핫토리 노부타카 교수는 파킨슨병 정신증상에 대한 새로운 선택지로서 억간산을 높이 평가합니다. 그는 비운동증상 중에 정신증상이 약 40%에 이른다는 사실을 지적하면서 2012년 4개 대학의 6개 의료기관에서 실시한 억간산의 유용성을 분석한 결과, 환각과 불안, 무반응 증상에 부작용 없이 유효하다고 하였습니다.[28]

파킨슨병 치료에서 항파킨슨병 약물을 복용하면 환각·망상·불안·배회 등 주변증상이 나타나는 경우가 있습니다. 주변증상이 한번 나타나기 시작하면 항파킨슨병 약물의 효과에 한계가 보이기 시작하며 삶의 질 저하, 사회생활 적응의 어려움, 나아가 요양병원으로 가게 되는 가족과의 격리도 생기게 됩니다. 이러한 문제점에 대하여 신경내과와 한방내과를 전공한 준텐도대학의 가와나베 다다아키는 파킨슨병 환자 7명, 치매를 동반한 파킨슨병 환자 8명의 주변증상에 대하여 NPI스코어(Neuropsychiatric Inventory Score)를 사용하여 억간산의 효과를 평가하였습니다. 그 결과 모든 환자에게 억간산 투여 4주 후 NPI스코어가 유의하게 감소했으며, 약물투여 중지 후에도 그 효과는 2주 이상 지속되었습니다. 따라서 억간산은 파킨슨병 증상을 악화시키지 않고 인지기능, 일상생활동작을 개선시킨다는 것을 알려주었습니다.[29] 교린대학 의학부 노인의학 교수이자 일본 국립장수의료센터 병원장인 도바 겐지와, 노인의학과 정신의학을 전공한 고노 가즈히코, 미즈카미 가쓰요시 3인은 치매와 뇌질환의 행동·심리증상의 약물치료에서 억간산이 차지하는 중요성을 토론하면서 루이소체 치매에서는 제1선택 약물이라고까지 그 유효성과 안전성을 거론하였습니다. 억간산이 환시에 특히 높은 효과를 나타낸다는 것은 전문의들 사이에 거의 상식이라 하면서 양약과의 병용도 괜찮다고 하였습니다. 조등산도 자주 거론되나 억간산에 비하여 그 효능이 느리다고 합니다.[30]

억간산 처방은 원래 소아들의 자폐증 같은 비정상적 정신질환에 사용하도록 1555년 명대의《보영촬요》에서 유래하였는데, 이것이 오늘날 성인들의 인지증이나 감정조절장애까지 확대되었습니다. 한국에는 이 처방이 알려져 있지 않은데, 그 이유는 1613년에 나온《동의보감》에서 이 처방을 인용하지 않고 그냥 지나치게 되면서 그 뒤의 문헌에서 재인용되는 기회를 가지지 못하였기 때문입니다. 억간산의 의미를 보면 '억'은 억제한다는 것이며, '간'은 쉽게 흥분하거나 충동조절장애 같은 전반적 감정 정신문제를 의미하고 있습니다. 우리의 일상 용어에서도 '간이 부었다', '간 크네'라는 말을 하게 되는데, 이때 쓰이는 '간'이라는 말도 비정상적인 상황보다 좀 더 지나친, 항진된 환경에 노출되었다는 뜻입니다. 보통 정상적인 조건에서는 자제력을 발휘하나 어느 때는 이보다 도를 넘어 지나친 행동을 하게 되는데, 이 경우에 '간'이라는 한방 해부학 용어를 무심코 사용하는 습관을 보게 됩니다. 이러한 억간산이 일본 한방의학에서는 오늘날 고령화 사회에서 가장 각광받는 약물로 떠오르고 있습니다.

특히 2012년 2월 25일, 일본 국영방송국인 NHK에서는 75분 동안 한방의학 특집을 프라임 타임인 저녁 7시 30분에 내보냈는데, 여기서 억간산이 나왔습니다. 시마네대학 의학부 정신의학과의 호라구치 준 교수는 억간산의 사용법을 달하면서 신경증, 불면증, 조현병, 조울증, 공황장애, 섭식장애, 섬망, 환각, 파킨슨병, 뇌전증, 월경장애 등 22개의 적응증을 들었습니다. 구체적으로 그는 85세 중증 치매환자에게 억간산을 1개월 반 투약한 뒤 인지개선과 긍정적인 태도를 나타낸 증례를 비디오를 통해 보여주었습니다. 정신의학계에서 향정신성 약물 대신에 사용할 수 있는 대체 한약으로 억간산에 크게 주목하였던 것입니다. 이러한 한방약 특집에서 다양한 패널들과 함께 떠들면서 얘기하는 것이 일본 의학계의 현실입니다. 이를 본 시청자들은 당연히 열광합니다. 억간산은 글루타민산 방출 억제작용과 과잉상태를 제어하는 글루타민산 트랜스포터 부활작용을 통해, 뇌내 흥분성 전달물질인 글루타민산의 세포간극내 양을 감소시킵니다. 또한 세로토닌2A 수용체수(5-HT)를 감소시켜 이상행동을 개선시킵니다. 이는 유사한 증상에 활용되는 할로페리돌, 리스페리돈, 탄도스피론과는 다른 약리작용을 보인다는 데에서 의의가 있습니다. 억간산의 이상행동 개선작용은 크게 글루타민산 수용체와 세로토닌 수용체에 대한 작용에 의해 이루어집니다. 글루타민산 수용체에서는 우선 시냅스 전 말단에서 글루타민산 방출억제 작용을 하여, 신경세포 외액 글루타민산 농도 상승을 억제합니다. 그리고 글루타민산 트랜스포터 활성화를 통해 세포간극의 세포 외액 글루타민산 농도 상승을 억제하기도 합니다. 글루타민산은 신경세포의 손상을 야기할 수 있으므로, 이를 통해 신경세포 보호작용까지 보이게 됩니다. 세로토닌 수용체에서는 세로토닌2A 수용체수(5-HT)를 감소시키며, 세로토닌1A 수용체(5-HT)에 부분적 길항제 작용을 하여 이상행동을 개선시킵니다.[31-34]

억간산은 그 변종으로 억간산가진피반하도 많이 연구되어 임상에 활용하는데, 후자가 좀 더 소화기 허약자에게 적합하다고 하나, 양자의 구별은 명확하지 않습니다.

[그림7-7] 억간산(가 진피반하) 구성약물과 그 작용[34]

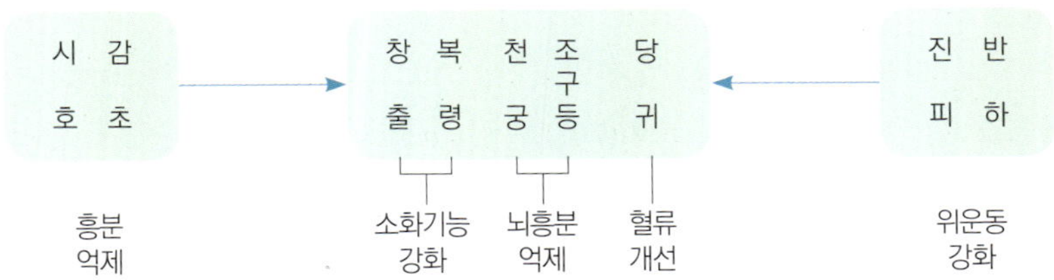

육군자탕과 그 유사처방의 레보도파 혈중농도 안정화와 소화기증상 개선

파킨슨병 환자가 중기를 지나면서 엘도파 복용으로 인한 약효 발현이 들쑥날쑥한 문제가 생기는데, 그 원인으로 소화관에서의 흡수 지연을 가장 먼저 꼽고 있으며, 실제 이러한 현상은 오후에 많이 나타난다는 점에서 소화관 기능과 관련 깊다고 짐작합니다. 실제 바륨을 캡슐로 넣은 제제를 복용하고 나서 3시간 후에 위에서 바륨이 나오는지를 검토한 연구를 보면, 파킨슨병 환자의 80~90%에서 3시간이 지난 뒤에도 그대로 위에 남아 있는 현상을 관찰함으로써 정상인에 비하여 위에서의 배출능이 떨어져 있다는 사실을 알게 됩니다.

[그림7-8] 파킨슨병 약물효과발현이 늦게 나타나는 원인

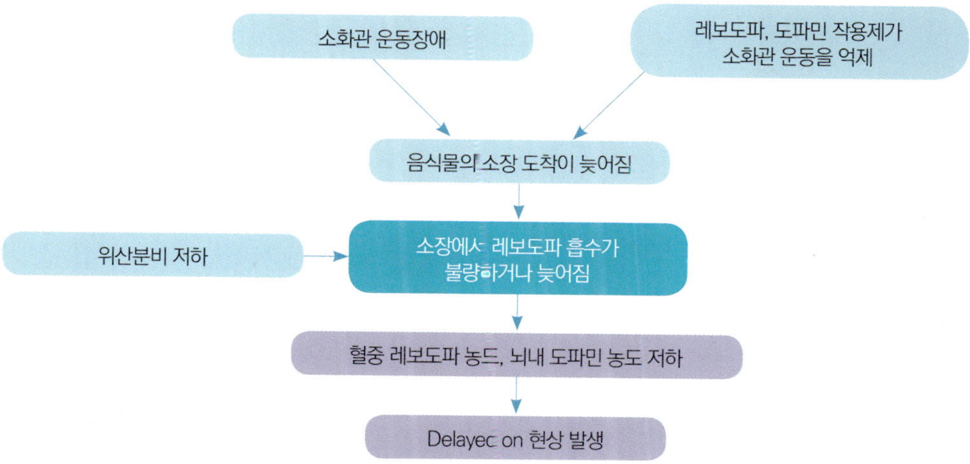

이런 문제를 그동안 경험적으로 오랜 기간 동안 검증된 한방처방에서 해결하려는 움직임이 일찍이 있었습니다. 1980년 후반부터 항파킨슨약의 흡수장애를 방지하기 위하여 육군자탕과의 병용요법 연구가 한방의학과 신경과 전문의인 히야마 유키타카 선생 등에 의하여 진행된 것입니다.[35] 그들은 한약처방이 잘 듣는 증상 중 하나인 위장증상에 천착하여, 백방의 양약으로 소화증상이 개선되지 않는 경우 가장 유효한 약물이 육군자탕이라는 사실에 주목합니다.

오늘날 육군자탕은 일본 파킨슨병 전문의들 사이에 매우 빈도 높게 사용되는 약물의 하나입니다. 도호대학 신경내과의 사카키바라 루지 교수는 56명의 파킨슨병 환자에게 위배출능력저하와 배변기능장애에 대한 육군자탕의 임상효과를 유럽 신경학회지(European Neurology)에 실으면서 자율신경증상으로 나타나는 소화기증상 개선에 유효함을 밝혔습니다.[36,37] 제88회 일본 소화기내시경학회 회장을 하기도 한 사이타마 의과대학 소화기내과의 야카비 고지 교수는 파킨슨병의 식욕부진에 초점을 맞추어 육군자탕을 가지고 미국 학자들과의 국제연구를 한 결과를 발표하였습니다. 그들은 육군자탕이 섭식항진호르몬인 그렐린 분비를 촉진하여 식욕부진을 개선한다는 사실을 밝혀내면서 임상연구까지 진행하게 됩니다. 그는 육군자탕을 그렐린 촉진제(ghrelin enhancer)라 이름 붙이면서 캘리포니아대학 로스엔젤레스 캠퍼스(UCLA) 소화기병 센터 CURE

[그림7-9] 육군자탕 투여 후 혈중 레보도파 농도의 안정성 변화[35]

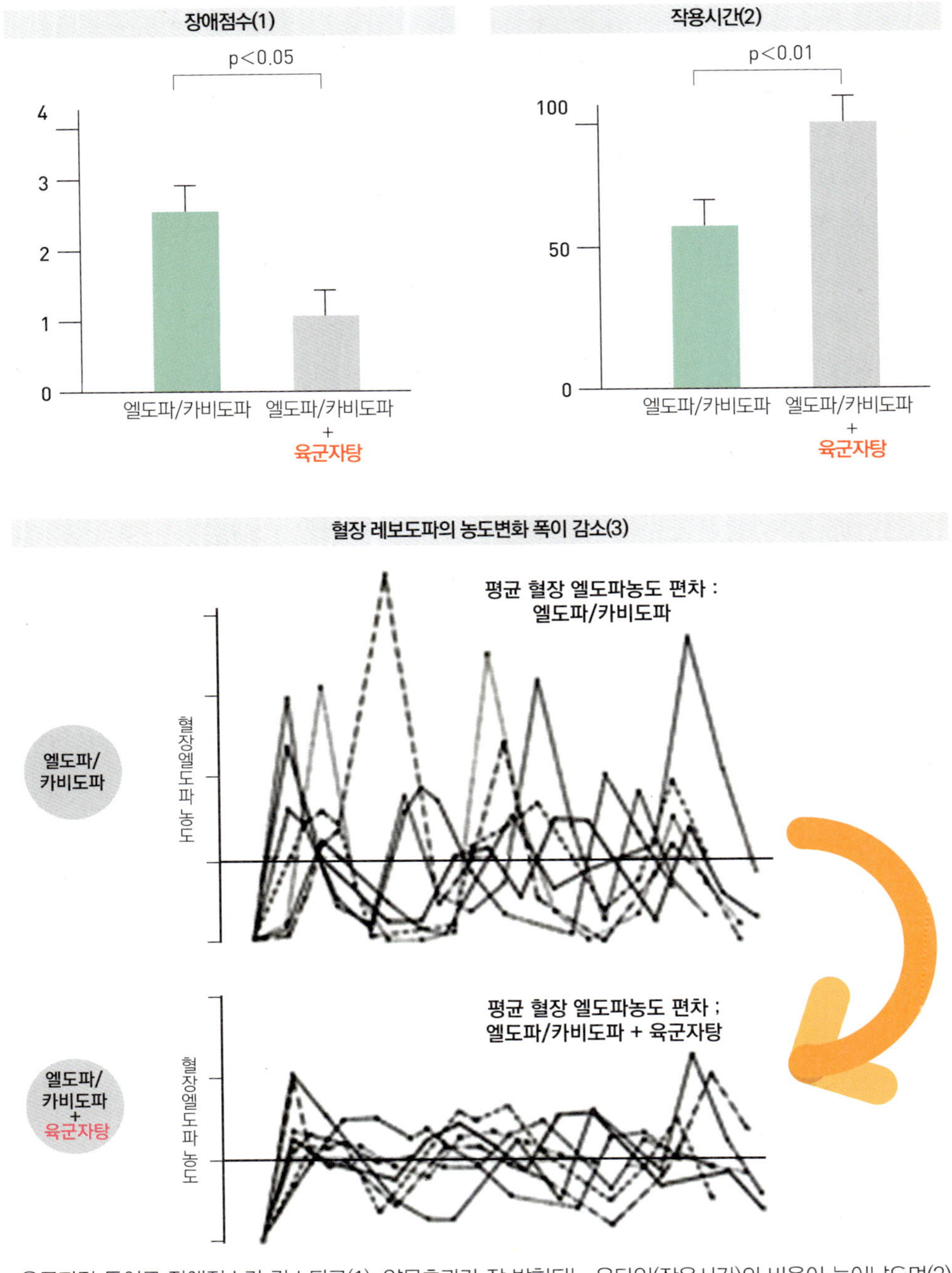

육군자탕 투여로 장애점수가 감소되고(1), 약물효과가 잘 발현되는 온타임(작용시간)의 비율이 늘어났드며(2), 혈장 레보도파의 농도변화 폭이 줄어들었음(3)을 알 수 있습니다. [설명: 권승원]

의 이베트 타슈(Yvette Taché) 교수의 관심을 끌게 만듭니다. 타슈 교수는 스트레스학설을 의학으로 끌어들인 캐나다의 한스 셀리에(Hans Selye) 박사의 제자로서 뇌장상관, 소화관기능을 조절하는 각종 펩타이드에 관한 연구에서 제1인자인데, 그가 야카비 고지 교수의 육군자탕 연구발표에 무척 흥미를 보였다고 합니다. 미국의 기초연구와 일본의 임상연구라는 틀에서 파킨슨병 환자의 식욕변화를 주 평가로, 위배출과 소화기증상 QOL(Gastrointestinal Symptom Rating Scale: GSRS) 등을 부가적 평가 항목으로 설정하였습니다.[38]

육군자탕의 작용은 세 가지 측면에서 그 효능을 찾아볼 수 있습니다. 우선 식욕촉진 호르몬인 그렐린의 분비 촉진을 통한 식욕증진 효과입니다. 다음으로는 식도 청소율 개선작용, 음식물 위저류 개선작용, 위배출능 촉진작용을 통한 소화관운동 촉진 효과입니다. 마지막으로 육군자탕 자체의 위점막 보호작용과 위점막 혈류개선작용을 통해 각종 소화기계 질환에서 병존할 수 있는 위점막 이상을 개선시킬 수 있습니다. 이러한 약리작용이 파킨슨병 환자의 식욕부진, 소화불량, 변비, 약물 흡수장애에 유의한 효과를 나타냄으로써 저하된 위 운동성을 높이고, 소장에서의 레보도파 흡수를 도와서 혈중농도를 일정하게 유지시킵니다.[39]

[그림7-10] 육군자탕의 구성약물과 그 효능

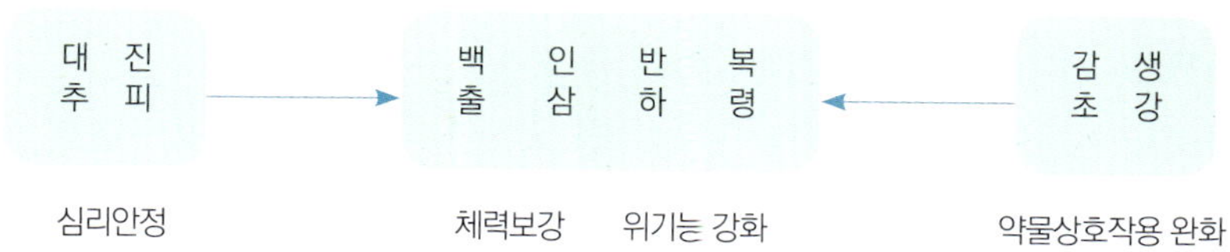

홍콩침례대학 중의학부의 쿰(Kum) 등은 육군자탕 유사처방인 가미육군자탕을 가지고 파킨슨병의 운동과 비운동성 증상, 그리고 기존 치료에 의한 합병증에 대한 임상효과를 발표했습니다.[40] 이 연구는 육군자탕의 적응증인 '비위허'로 진단된 총 55명의 파킨슨병 환자를 대상으로 하였으며, 복용 중이던 레보도파는 그대로 유지하면서 가미육군자탕 복용군과 플라시보 복용군으로 나누어 24주간 시험을 실시했습니다. 파킨슨병 증상을 평가하는 다양한 항목에 이어 레보도파로 발생할 수 있는 부작용, 예를 들면 구

강건조, 변비, 오심, 불면증, 동계, 온오프현상, 이상운동, 정신적 문제 등에 대해서 인터뷰를 통한 조사, 그리고 내원 3일 전부터 오전 6시에서 자정까지 30분 간격으로 가정일기를 작성하도록 하여 이를 토대로 온오프시간을 산출했습니다. 그 결과, 위장관계 증상(식욕부진, 오심, 구토), 수면장애, 기립성 저혈압 등의 레보도파 치료 부작용에서 통계적으로 유의한 호전을 보였습니다. 또한 가미육군자탕 복용군에서 오프시간을 감소시키는 경향을 보여 기존의 히야마 유키타카 등이 발표한 육군자탕 투여 후 혈중 레보도파 농도의 안정화 효과가 다시 한 번 확인되었습니다. 마지막으로 주목해야 할 결과는 대화 시 어려움이나 적절한 커뮤니케이션 능력유지여부 평가영역에서 통계적으로도 유의한 호전도를 보여 가미육군자탕 병용이 파킨슨병 환자들의 일상생활도 개선시킬 수 있음이 시사되었습니다.

육군자탕과 같이 소화기에 작용하는 인삼탕을 도파민 작용제 또는 레보도파와 병용하면 효능발현이 늦어지거나(delayed-on) 나타나지 않는(off) 현상을 개선할 수 있다는 보고도 있습니다. 도파민 작용제의 부작용 중 빈도가 높은 오심이나 구역질에 대해 돔페리돈과 같은 위장약이 루틴으로 사용되지만, 돔페리돈은 파킨슨 증상을 악화시킬 가능성이 있는 약제로 보고되어 있기 때문에 되도록 도파민계를 억제하지 않는 구토방지제가 필요한데, 이때 반하사심탕을 병용해 볼 수 있다는 의견도 제시되고 있습니다.[41] 여기에 거론된 한약물 처방들은 모두 공통적으로 소화기에 작용합니다.

가미귀비탕의 인지증상 개선과 치매 진행 억제 효과

파킨슨병이 진행되면서 나타나는 인지증을 예방하는 방법이 없을까 하는 시도가 한방처방을 통해 이루어지고 있습니다. 일찍이 미국에서는 인지증 이전 단계로서 경도인지장애라는 MCI(mild cognitive impairment) 개념을 만들어 정상과 인지증의 중간단계에서 알츠하이머병의 조기발견을 목적으로 사용하고 있습니다. 일반적인 치매 예방을 위하여 콜린에스테라제저해제인 아리셉트®라는 상품명으로 나오는 도네페질을 처방하는데, 파킨슨병에서도 같이 적용됩니다. 이 약물은 1990년대 후반 일본에서 개발되어 나왔는데, 미국에서 80% 이상 처방되는 아주 유명한 것으로 한국에서도 보험혜택이 되면서 쉽게 복용할 수 있게 되었습니다. 이러한 글로벌 트렌드에 반기를 들고 생약 처방에서 그 해결책을 구하고자 하는 움직임이 있는데, 이는 도야마대학 화한약연구소 교수,

도다 치히로 팀의 가미귀비탕 연구입니다. 이 처방은 도네페질에 못지않은 항치매작용을 가지면서도 그 부작용면에서 안전하다는 데이터를 내고 있습니다.[42] 특히 그들은 가미귀비탕은 망가진 뇌신경의 재생 효과도 있다는 사실을 입증하면서 앞으로 한약처방이 치매 예방에 좀 더 유효할 것이라는 전망을 내고 있습니다.

가미귀비탕의 구성약물은 황기 3.0g, 시호 3.0g, 창출 3.0g, 인삼 3.0g, 복령 3.0g, 산조인 3.0g, 용안육 3.0g, 원지 2.0g, 산치자 2.0g, 대추 2.0g, 당귀 2.0g, 목단피 2.0g, 목향 1.0g, 감초 1.0g, 생강 1.0g입니다. 주요 적응증은 사소한 일에 초조해하며 침착하지 못하고 끈기가 없는 등의 증상을 가진 사람들의 불면증·자율신경실조증·불안신경증·히스테리·우울증입니다.[43]

[그림7-11] 가미귀비탕 15일 투약 후 퇴화된 뇌신경세프 수의 변화[42]

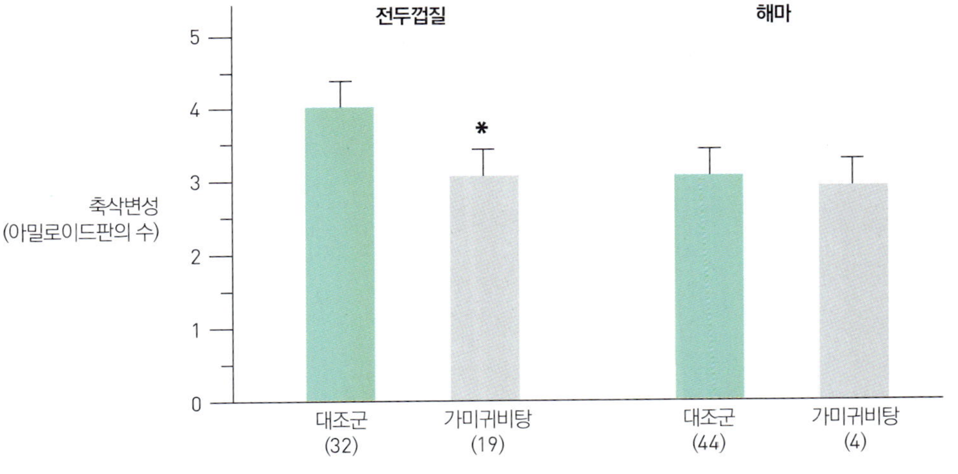

15일간 투약 후, 가미귀비탕 투약군은 대조군에 비해 전두엽 부위에서 퇴화된 뇌신경세포 수가 유의하게 감소한 것으로 나타났습니다.

대건중탕의 변비 예방과 장운동 촉진[44]

다수의 파킨슨병 환자들은 평소부터 혹은 항파킨슨제제를 복용하면서 변비를 경험하게 됩니다. 양약에서는 대변의 부피를 늘리고 부드럽게 만드는 부피형성 하제, 장운동을 강제로 촉진시켜 대변 배출을 돕는 자극성 하제, 대장 내 수분의 유출을 막아 대변을 묽게 만드는 삼투성 하제 등 장의 조건에 따라 세 종류로 나누어 사용하나, 파킨슨병의 경우에는 전문의들이 양약보다 한약인 대황을 최적으로 추천합니다.[45]

일본의 지바대학 사카키바라 류지 연구팀은 파킨슨병 환자의 변비를 예방 또는 치료 효과를 기대하면서 대건중탕의 효과에 주목했습니다. 파킨슨병 환자와 다계통 위축증 환자 10명을 모집하여 대건중탕을 투약했습니다. 그 결과 모든 환자들에서 복부 불편감과 같은 이상반응 없이 배변상태의 개선을 확인할 수 있었습니다. 특히 대건중탕 치료 전후에 대변의 총 대장 통과시간이 유의하게 개선되어 대건중탕이 파킨슨병 환자의 변비 예방과 장운동 촉진에 도움이 될 수 있음이 시사되었습니다. 이 연구 결과는 이상운동질환 관련 저널인《Journal of Movement disorders》에 소개되었습니다.[44]

대건중탕은 한나라 시대의《금궤요략》에 처음 기록되어 있는 처방입니다. 그 재료는 모두 식재료로도 사용되는 한약재인데, 인삼 3.0g, 산초 2.0g, 건강(생강) 5.0g, 교이(조청) 10.0g입니다. 대건중탕의 장운동 촉진 매커니즘은 크게 3가지인데, 소화관 운동 촉진작용으로 장의 수축운동이 항진됨을 확인할 수 있으며, 다음으로 소화관 호르몬에 대한 작용으로 혈중 모틸린(motilin) 수치가 상승하고 그 결과로 소화관 운동이 촉진되며, 마지막으로 문맥혈류의 증가작용이 있습니다. 건강인과 간경변 환자, 간이식 환자에서 모두 문맥혈류를 증가시키는 것으로 확인되었습니다.[46] 2015년 리즈카 노리오 등은《Frontiers in Pharmacology》라는 국제잡지에 변비와 한약처방에 대한 리뷰 논문을 게재하면서 대건중탕 구성한약의 작용기전을 규명하였습니다. 산초와 건강은 세로토닌과 아세틸콜린 수용체를 포함한 콜린성 신경계, P물질(substance P), 모틸린(motilin), 일시적 이온수용체 활성화 통로(TRPV1: Transient receptor potential cation channel subfamily V member 1)를 통하여 장관운동을 항진시키며, 인삼과 건강, 산초는 아드레노메듈린과 칼시토닌 유전자 관련 펩티드(CGRP: calcitonin gene-related pepetide) 시스템을 통하여 장관 혈류 공급을 증진시킨다고 하였습니다.[47]

천궁다조산의 콤트 억제제 가능성과 그 활용

일본의 시즈마 나미 등은 임상연구에서 천궁다조산을 사용하여 항파킨슨제제로 충분히 조절되지 않는 파킨슨병 환자 22명에게 운동장애에 대한 효과를 오픈 시험으로 확인하였습니다. 그 결과, 14례에서 운동점수가 개선된 것을 확인했습니다.[48] 천궁다조산은《동의보감》의 두통 항목에서 그 치료제로 유명한 것인데, 구성약물은 향부자 4.0g, 천궁 3.0g, 형개 2.0g, 박하 2.0g, 백지 2.0g, 방풍 2.0g, 감초 1.5g, 강활 2.0g, 다엽 1.5g입니다.[49] 도야마대학 화한약연구소의 가토 아쓰시 등은 파킨슨병 치료를 한방약에서 찾으려는 목적으로 콤트 저해작용을 검토한 결과, 몇 종류의 한약처방에서 그 유효성을 확인했습니다. 그 결과에서 천궁다조산과 억간산에서 저해활성이 확인되었으며, 천궁다조산의 구성약물 중에서는 천궁에서 강한 저해활성, 향부자와 형개에서 중간 정도의 저해효과가 각각 밝혀졌습니다. 이를 통해, 천궁다조산은 혈중 도파민 농도를 증가시킬 가능성이 있다는 결론을 내리고 있습니다.[50] 이 밖에 실험용 쥐를 이용한 실험에서 천궁다조산이 선조체 도파민 농도를 상승시키는 것이 밝혀져, 콤트 억제제 외에 도파민 수용체 자극작용도 시사되어 임상에서의 많은 활용을 기대해 보는데, 실제로 망상, 환각에 대하여 유의한 임상보고도 보입니다. 이러한 기초와 임상연구 결과에서 두통 치료제로 나와 있는 천궁다조산이 파킨슨병 환자에게 일정한 효과가 있을 가능성이 제시되는 것을 보면, 앞으로 경험처방에서 더 많은 보물을 찾아낼 수 있을 것이라 기대합니다.

황련해독탕의 환각증상 개선

레보도파에 반응하지 않거나, 또는 환각 등의 부작용을 보이는 경우도 있습니다. 이런 경우 기존 치료만으로는 치료가 힘든 경우가 많습니다. 이런 부작용을 보이는 파킨슨증후군 18례에 황련해독탕을 투여한 결과, 65.4%에서 개선이 나타났으며, 혼-야 분류에서 4도 이하 군에서 호전율이 높았습니다.[51]

마자인환의 변비 치료

2016년 나카에 요시하라 등은 파킨슨병의 변비에 대한 마자인환의 유효성을 발표했습니다. 그들은 파킨슨병 환자의 70~80% 정도가 변비를 가지고 있으며, 이 비율은 같은 연령대에 비교하여 3~4배 높은 것이라고 보고하였습니다. 그들은 23례의 환자에게 마자인환을 투여하여 그 유효율이 78.3%에 달하였다고 하였으며, 구성약물에서 대마초씨인 마자인이 온화한 점활성 하제로 작용하여 노인이나 체력소모가 많은 사람들의 변비에 유효하다고 결론을 내립니다. 따라서 파킨슨병 환자들은 대부분 고령자라는 특

징에서 가장 적합한 변비제로 활용 가능성이 큽니다.[52]

반하후박탕의 삼킴곤란 개선

도호쿠대학의 이와사키 고 교수는 잘못 삼켜서 문제가 되는 흡인성 폐렴을 방지할 목적으로 반하후박탕이라는 한약처방에 주목하여 다수의 임상논문을 발표하였습니다. 특히 그들은 영향이 큰 미국 노인병학회지 등에 반하후박탕이 삼킴장애에 유효하다는 임상논문을 발표하여 큰 센세이션을 일으켰습니다.[53] 이 처방의 문헌적 근거는 3세기초, 중국 한나라 시대에 발간된 《금궤요략》이며, 구성약물은 반하 6.0g, 복령 5.0g, 후박 3.0g, 소엽 2.0g, 생강 4.0g입니다. 인후부 이물감, 역류성 식도염에 탁월한 효과가 있는 처방입니다.[54]

파킨슨병에서 침치료의 유효성

환자들에게 침의 효과에 대하여 종종 질문을 받는 경우가 있습니다. 이리저리 주섬주섬 경험과학에 대하여 설명을 해드리지만, 이해도는 그다지 높지 않은 눈치입니다. 일반적으로 인간에게는 14개의 간선에 365포인트의 침 혈자리가 있다고 가정합니다. 이 혈자리를 맨손이든, 뭔가의 기구를 사용하든 자극함으로써 인체의 불균형을 시정한다는 원리는 여기저기 응용되고 있습니다. 2015년 첫눈 내리던 날, 신문을 보다가 '도시 침술로 도시를 가꾼다'는 기사가 눈길을 끌었습니다. 너무 많은 것이 혼재돼 이를 통제하는 것이 몹시 어렵고 복잡한 도시에 '침을 놓듯' 작은 규모의 공간을 만들면서 도시를 바꿔 나가는 작업을 한다는 것으로 바르셀로나가 대표적이랍니다. 에스컬레이터 정류장마다 침놓듯 커뮤니티 공간을 만들면 주변에까지 활력이 생긴다는 것으로, 부분적으로 개선된 효과를 전체로 파급·확산시킨다는 전략입니다.[55] 매일 침을 놓으면서 사는 저에게는 이 비유가 절절이 피부에 와 닿았습니다. 0.1mm도 안 되는 경혈이라는 포인트에 자극을 가하여 몸 전체에 그 효과를 미치게 한다는 이런 메커니즘을 건축가들이 어떻게 알아서 '도시 침술'이라는 단어까지 만들었는지 신기하기만 합니다. 전신에 병든 몸을 몇 개의 혈자리로 치료하는 것이나, 손쓸 수 없을 정도로 엉망진창이 된 도시를 부분적으로 개조하여 전체를 재생하는 것은 그 기본이 비슷하다고 할 수 있습니다.

세계적인 권위를 자랑하는 미국 국립보건원(NIH)이 침이나 요가, 마사지 등 대체요법이 통증을 줄여주는 데 도움이 된다고 인정했습니다. 주류 의학계에서는 지금까지 이 대체요법들이 부작용이 있을 수 있고, 효과가 명확하지 않다며 폄하해왔습니다. 이에 대해 미국 국립보건원은 침이나 요가가 확실한 치료방법은 아니더라도 적어도 진통제를 대체하거나 보완하는 역할을 할 수 있다고 밝힌 것입니다. 미국 국립보건원은 국제 학술지 《메이요 클리닉 회보》 최신호에 "지난 수십 년간 시행된 침·요가·태극권·마사지 등 다양한 대체요법 관련 연구를 검토한 결과 일부 요법이 통증 치료에 상당한 효과가 있는 것으로 나타났다"고 발표했습니다. 미국 국립보건원 연구팀은 1966년부터 2016년까지 50년 동안 미국에서 과학적 연구 기준에 맞춰 시행된 대체요법 임상시험 중 106개를 무작위로 추출했습니다. 이어서 이 요법이 등·허리 통증, 목 통증, 골관절염, 섬유근육통, 두통 등 환자들의 5가지 만성 통증에 어떤 영향을 미쳤는지 분석했습니다. 임상시험에 참여한 환자는 모두 1만 6,000여 명이었습니다. 분석 결과 침·요가는 등·허리 통증, 침·태극권은 무릎 골관절염에 각각 큰 효과가 있었던 것으로 나타났습니다. 또 마사지는 목 통증을 줄여줬고, 명상 근육이완 등 이완요법은 두통을 완화하는 것으로 나타났습니다. 이 밖에 척추 도수치료법 등도 효과가 크지는 않지만 일부 통증을 줄여주는 역할을 하는 것으로 조사됐습니다.[56]

파킨슨병에 대한 일반 침치료의 효능에 더해 중국 난징중의약대학의 왕링링(Wang Lingling) 교수는 다음 다섯 가지로 요약하였습니다.[57] 첫째로 질병의 증상을 개선시킨다, 둘째는 양약의 용량을 줄일 수 있다, 셋째는 질병의 진행을 늦출 수 있다. 넷째는 양약의 부작용을 줄일 수 있다, 다섯째는 체질을 강화하여 질병의 저항력을 높인다. 왕 교수는 이렇게 임상을 통한 그의 경험을 발표하였습니다. 일본의 다테베 하루쓰구는 신경내과 외래에 오는 파킨슨병 환자에 대한 침치료에서 대부분의 임상가들이 경험하는 것처럼 근육긴장 완화, 떨림 같은 불수의운동의 진정 등의 효과를 보았다고 보고하였습니다.[58] 우리 교실에서도 일찍이 2008년에 35명의 파킨슨병 환자를 대상으로 한 침치료 결과를 발표하였는데, 평균 8.4주 치료의 다양한 평가기준에서 유의한 호전을 보였으며, 특히 운동영역에서 좀 더 유의한 호전 경향을 보여주었습니다.[59]

2011년 일본의 미즈시마 다케오는 5년간 파킨슨병의 침치료 결과를 발표하여 큰 반향을 일으켰는데,[60] 그는 신경내과 전문의이면서 한방의학 전문의이기도 하여 명실상부한 통합의료를 실천하고 있습니다. 그는 양약의 엘도파 단독복용군과 여기에 침치료를 병행한 군을 60개월 동안 비교한 결과를 보여주었습니다. 이 5년간이라는 연구기간의 설정은 일반적으로 파킨슨병이 5년 단위로 한 단계씩 진행한다는 가정에서 나온 것입니다. 따라서 적어도 이 5년간에 뭔가의 방법으로 진행을 멈추게 한다면 그 방법의 유효성을 받아들일 필요가 있다는 결론에 도달할 것입니다. 그는 1998년 6월 1일~2003년 5월 31일까지 미즈시마 클리닉을 내원한 파킨슨 증상 환자 738명 중, 증상 정도의 표준화를 위해 특발성 파킨슨병 확정 진단 후 5년 이내, 혼-야 단계가 3 이하인 환자를 대상으로 약물치료 단독군 95명, 침구치료 병용군 103명을 무작위로 배정하여 5년 동안 관찰하였습니다. 그 결과, 혼-야 지수, 일상기능 평가, 운동기능 평가 등 모든 항목에서 침치료 병용군이 통계적으로 유의한 개선을 나타내어 엘도파 단독 사용군보다 증상 진행이 완만한 것을 확인할 수 있었으며, 엘도파와 도파민 작용제의 사용량 역시 침치료 병용군에서 감소하는 경향을 보였습니다.[60]

[그림7-12] 혼-야단계와 치료 경과[60]

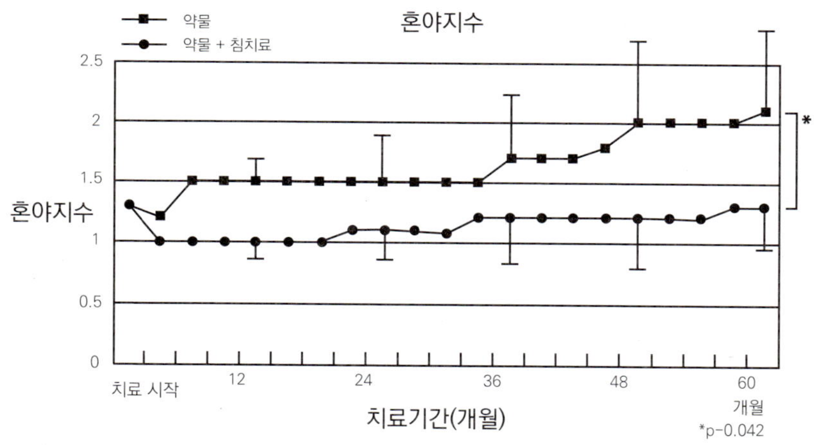

침치료군에서 혼-야단계의 진행이 억제됨을 알 수 있습니다.

[그림7-13] 일상기능평가와 치료경과[60](좌), 운동기능평가와 치료경과[60](우)

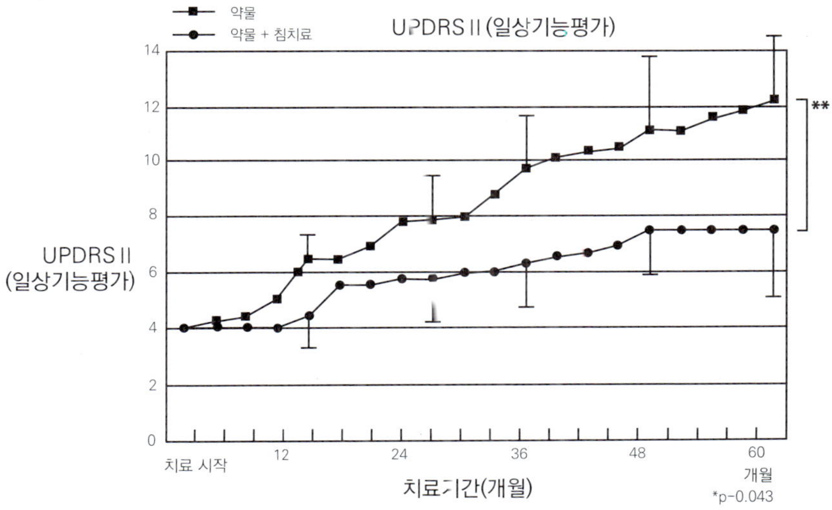

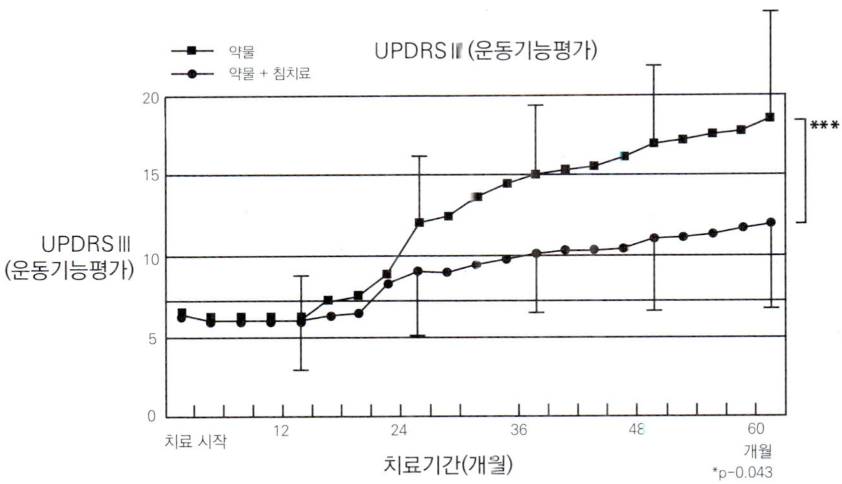

운동기능평가에서 침치료군은 UPDRS 점수가 낮게 나와 있습니다.

다케베 요지 등은 파킨슨병 환자 13례를 대상으로 약물요법 단독군과 '약물요법+침치료' 병용군을 비교하여 침구치료의 효과를 비교하기도 했습니다. 침치료는 곡지, 합곡, 족삼리, 삼음교, 태계, 태충, 간수, 신수에 시행하였고 10분간 침치료를 유지했습니다. 그 결과 의자에서 일어나서 3미터 앞의 목표물까지 왕복한 후 다시 제자리에 앉는 시간을 측정한 '일어나기 & 다녀오기 시간측정 검사(TUGT: Timed Up & Go Test)'가 단축되어 보행 밸런스 기능이 개선된 것으로 밝혀졌습니다.[61] 가네이와 후쿠다 등도 한방의학 특유의 진단인 간신음허증 또는 신양허증의 파킨슨병에서 보행상태 관찰기록과 TUGT 단축을 통해 걸음걸이의 개선을 보고했습니다.[62,63] 또한 후쿠다 등은 이와 함께 파킨슨병에서 침치료 후 하지근력이 개선됨을 보고하기도 했습니다.[64]

파킨슨병 같은 기저핵을 포함한 중추신경 기능저하에 대한 직접적인 침구치료의 효과 발현 기전은 아직 명확하지 않습니다. 그러나 파킨슨병에서 나타나는 보행장애 발생 기전은 대뇌 기저핵 내에서의 전달장애 이외에도 요배부 근강직에 의한 근긴장의 변화가 영향을 준다는 면에서, 침치료가 요배부의 근긴장을 완화시키고 하지근육 기능을 개선시킴으로써 그 유효성이 나타나는 것이라 추측합니다. 따라서 침구치료는 뇌에 대한 직접적인 자극이라기보다는 움직이는 주체로서의 척추, 관절에 긍정적인 작용을 하여 동결걸음 같은 보행장애에 도움이 될 수 있을 것으로 생각합니다.[65]

파킨슨병에서 봉독약침의 효과

침치료방법도 진화되어 한약물과 침치료를 동시에 할 수 있는 방법이 없을까 하는 생각이 구체적으로 실현되기 시작한 것은 1960년대 중국에서부터입니다. 그 당시 이물질을 인체에 주입하였는데, 얼마나 균질된 약물을 만들었는지는 모르지만, 이 획기적인 방법은 중국은 물론이고 한국과 일본의 일부 임상가들의 호응을 얻게 되었습니다. 특히 한국에서는 '약침'이라 하여 수십 종류가 시행되면서 지금은 전통의료의 한 중심 세력으로 당당히 자리 잡았으며, 한약추출물을 넣은 주사를 경혈점 위에 주입하는 방법입니다. 이것은 중국에서부터 시작된 '수침'이 한국식으로 발전된 형태입니다. 일본에서도 와타나베 히로시 같은 의사는 말기 암환자를 비롯한 통증환자에게 진통요법으로 '경혈주사치료'라 하여 비타민이나 생리식염수를 배합하여 경혈에 주사를 하고 있습니다.[66] 경혈주사요법은 중국의 수침에 주사약이 배합되어 약리효과의 상승작용을 기대한다고 합니다. 의사인 와타나베가 특히 침구치료의 포인트인 경혈점에 주목한 이유가 있는데, 교토제국대학 의학부를 졸업한 외과전문의이자 침구사인 마노카 오시오(1911~89)가 '경혈은 대사관이나 영사관처럼 해당국에 볼일이 있더라도 직접 가지 않고 일을 마치게 해주는 곳과 같은 것이라고 이해하면 쉽다'라는 말에 주목하였습니다. 전신에서도 몇 군데의 포인트에 주사와 같은 방식을 결합한 것입니다. 한국에서 이루어지는 일반 비타민주사요법과 다른 점은 주사 놓는 포인트가 침치료에 사용되는 혈자리라는 점입니다. 파킨슨병에서는 봉독을 위주로 한 약침주사를 경혈에 놓고 있습니다.

약침시술은 피하주사와 동일한 방법인데, 약물 흡수 동태 같은 연구를 통하여 일정한 효과가 있다고 알려져 있습니다. 저는 복합 한약물 처방의 약침보다는 단일 약물로 만든 약침을 선호하는 편이며, 이 중에서 벌독을 3만 대 1 정도로 희석하여 사용하는 봉독약침을 좋아합니다. 이 봉독을 응용하는 인간의 지혜는 인류 역사와 더불어 진화했다고 전해지는데, 최근에는 해외에서 벌독으로 암 치료와 파킨슨병의 진행을 지연시킨다는 보고를 내놓고 있어, 우리의 경험을 백업하고 있습니다.[67]

[그림7-14] 경희대학교 한방병원 내 파킨슨병에서의 봉독약침의 효과를 설명 [박준영 제작]

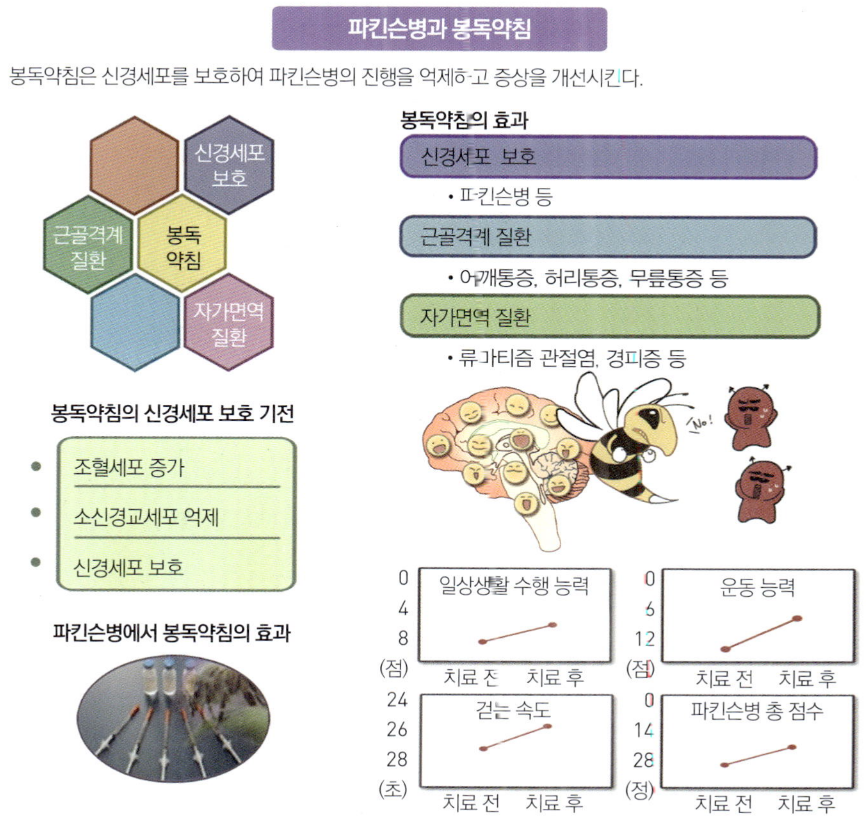

2010년 제 교실의 박성욱 등은 파킨슨병 약물 복용 중인 특발성 파킨슨병 환자를 대상으로 침과 봉독약침의 치료 효과를 평가한 연구를 진행하였으며, 그 결과가 《파킨슨 증상과 관련질환(Parkinsonism and Related Disorders)》이라는 저널에 게재되었습니다. 이들은 이미 봉독약침이 파킨슨병 동물 모델에서 도파민 신경보호 효과가 있다는 연구 결과를 바탕으로 하여 항파킨슨제제를 그대로 복용하면서 침치료 또는 봉독약침치료를 병행하여 그 효과를 보고자 하였습니다. 그 결과 침치료와 봉독약침 모두 운동기능을 포함하여 파킨슨병의 전반적인 증상을 개선시키는 것으로 나타났습니다.[68] 지금까지 봉독의 효과에서 면역기능이 가장 특징적으로 거론되기 때문에, 제 임상경험으로 봉독약침이 일반 침치료보다 더 면역기능의 상승 효과를 가져오지 않을까 하는 기대를 합니다.

파킨슨병에서 맨손체조의 중요성

파킨슨병은 운동질환의 하나입니다. 따라서 어떻게 몸을 움직여야 하는지 숙제를 만나게 되는데, 여기에는 무수히 다양한 방법이 동원됩니다. 단순한 걷기부터 시작하여 의자에서 앉고 일어서기, 무릎을 들어 올리면서 팔을 흔드는 연습, 전문적인 요가, 마사지 등의 개인 맞춤운동들이 권유되고 있습니다. 이 방법들은 모두 재활요법으로 묶을 수 있으며, 재활요법의 중요성은 뇌의 가소성에 근거를 두고 있습니다. 우리 인간이 끊임없이 움직이면 뇌신경세포들은 뇌신경회로망을 새롭게 만들면서 다양한 신작로가 생기는데, 이들이 망가져 가는 옛길을 대신한다는 것입니다. 파킨슨병은 각 단계별(1~5단계)로 너무나 다른 증상들이 혼재되어 있으므로 한두 마디로 목표 설정을 낼 수 없는 분야이지만, 적절한 재활훈련은 신체기능, 생활의 질, 근력, 균형 조절, 보행능력 개선 등에 유효하다는 결론을 내리고 있습니다.[69,70]

스트레칭의 중요성은 일반인들도 알고 있는데, 2012년에 나온 임상연구의 세계 최고 저널인 《뉴잉글랜드의학》 잡지에 실린 논문 한 편이 전 세계에 큰 반향을 불러일으켰습니다.[71] 우리가 중국이나 베트남 등을 여행하다 보면 어느 곳이나 아침 일찍 음악에 맞춰 춤을 추거나 태극권을 하는 모습을 볼 수 있습니다. 이 태극권(영어로 Taichi라 함)이 파킨슨병 환자에게 유효하다는 임상 데이터가 발표되면서 돈 안들이고 간단하게 몸의 근육을 푸는 운동으로 각광받게 된 것입니다. 리푸종(Li Fuzhong) 등은 2005년 5월~2010년 11월 미국 오리건에서 모집한 195명의 파킨슨병 환자를 대상으로 태극권이 자세 안정성 등 파킨슨병 주요 증상 개선에 효과가 있는지를 연구하였습니다. 이 연구 결과에 따르면 태극권교실에 참가한 환자들이 저항(근력)훈련이나 스트레칭훈련을 받은 환자들보다 자세의 안정성이 일관성 있게 향상된 것으로 나타났습니다. 태극권교실에 참가한 환자들은 스트레칭훈련을 받은 환자들보다 보행능력을 포함한 각종 운동능력이 훨씬 향상되었으며, 넘어지는 횟수도 줄어들었습니다. 걸을 때의 보폭과 바로 선 자세에서 손을 뻗어 닿을 수 있는 최장거리가 늘어났으며, 이러한 효과는 태극권운동을 중단한 이후에도 3개월까지 지속된 것으로 나타났습니다. 따라서 태극권은 신체균형에 초점이 맞추어져 있으며, 힘, 균형, 신체적 기능, 낙상 예방에 효과적인 운동이므로, 파킨슨병 치료와 관리를 위해 도움을 줄 수 있을 것으로 보인다는 것이 이 논문의 결론입니다.[72] 단순하게 보이지만, 인간의 경험 집산으로 만들어낸 체조 같은 것이 우리 몸의 균형을 맞추는 데 도움이 된다는 상식적인 결론에 귀를 기울일 필요가 있습니다.

태극권은 한국에서 그다지 성행하지도 않고 더구나 치료의학의 수단으로까지 활용되고 있지 않지만, 일본에서는 비싼 수가를 받으면서 난치성 질환에 응용되고 있습니다. 오비쓰 료이치는 도쿄대학 의학부 외과학 교수를 하던 중에 중국의 기공이 자연치유력을 올려 암 수술 후 재발억제에 유효하다는 논문을 접하고 '중서의결합의 동서양의학 접목'이라는 분야에 흥미와 관심을 가지고 인생의 항로를 바꿉니다. 그는 도쿄대학 교수직을 버리고 오비쓰 산케이 병원을 설립하여 서양의학에 동양의학 또는 대체요법을 포함시킨 총합(holistic) 의학 확립을 목표로 의료의 동서융합이라는 틀을 세우고 있습니다. 그가 치료하는 핵심수단은 태극권이라는 기공요법으로서 대중적인 많은 저서를 통하여 우리 몸동작이 자연치유력 상승에 일등공신임을 밝힙니다.[73-76] 제가 있는 한방병원의 기공요법실을 운영하고 있는 이화진 박사는 현대무용과 한의학을 융합전공하였는데, 독자적인 기공술의 타로(Taro)요법을 개발하여 파킨슨병 환자를 지도하고 있습니다. 유튜브를 보면 파킨슨병 환자를 위한 무용 프로그램인 '댄스 포 파킨슨병(Dance for Parkinson's)'이 수십 종 나와 있는데, 예술을 즐기도록 하면서 그 과정에서 파킨슨병의 증상완화 효과를 꾀한다는 점에서 치료적 무용에 초점을 두고 있습니다.

집에서 간단히 할 수 있는 스트레칭

야마나가 히로아키는 《그림으로 배우는 파킨슨병의 이해와 재활요법》에서 집에서 할 수 있는 여러 가지 스트레칭을 소개하고 있는데, 여기서 그 일부를 발췌하겠습니다.

[그림7-15] 집에서 간단히 할 수 있는 스트레칭[77,78]

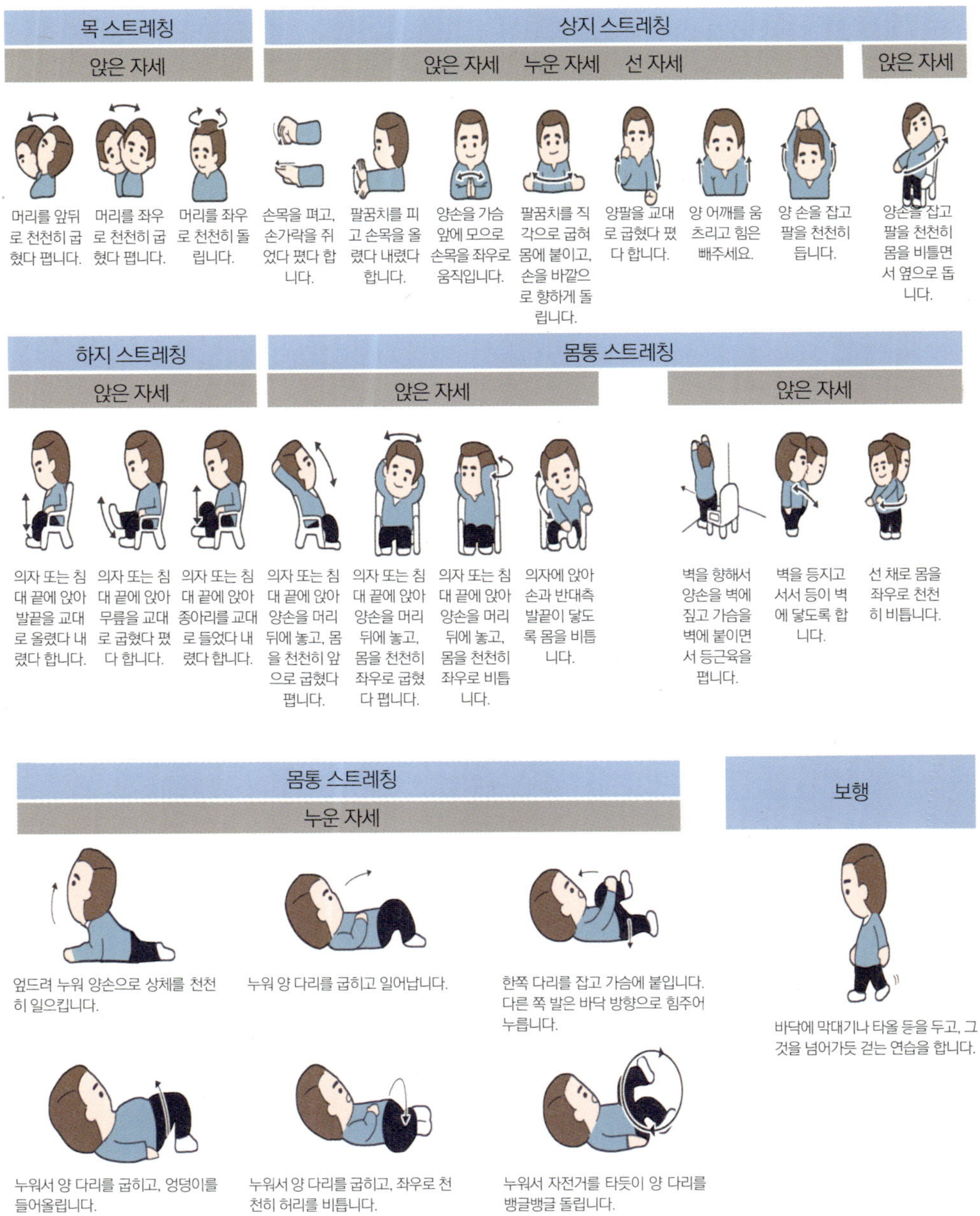

파킨슨병의 음악요법

파킨슨병의 보완대체방법으로 음악운동요법도 권장됩니다. 이 치료의 선구자는 오사카 예술대학의 노다 료 교수로서, 그는 작곡과 색소폰을 전공하면서 의학공부를 곁들여 의학박사학위까지 취득한 다학제 연구자라 하겠습니다. 그는 1993년부터 음악운동요법을 시작하였으며, 《예술과 과학의 단남: 음악운동요법의 이론과 실천》과 《뇌는 되살아난다》, 《음악운동요법 입문》 등을 저술하면서 음악치료의 기틀을 마련하였습니다. 식물상태 환자의 뇌척수액을 뽑아 신경전달물질의 변화를 관찰하였으며, 모노아민계 신경로를 자극한다는 것까지 밝혀냈습니다.[79] 뇌신경 재활의학 전문의인 준텐도 의과대학 하야시 아키토의 《파킨슨병 환자를 위한 CD 음악요법》[80]이라는 CD 책도 시중에 나와 있습니다.

뇌 질환에서 음악치료의 중요성에 대해 올리버 색스도 언급하였는데, 1950년대 초부터 베스에이브러험 병원에서 일해온 음악치료사 키티는 모든 환자가 음악에 적극 반응하며, 수의적 움직임을 먼저 시작하지 못하는 뇌염 후 환자들조차 어떤 박자에는 다른 사람들하고 똑같이 불수의적 반응을 보일 수 있다는 사실을 잘 이해하였다고 합니다. 키티가 아흔 살 넘어 은퇴한 후 음악치료로 석·박사학위를 받은 활발한 젊은 여성 코티 토메이노가 이어받으면서 치매, 기억상실증, 실어증에 각각 적합한 음악치료법을 탐구하며 프로그램을 개발하고 있습니다. 현재 그는 음악과 신경기능 연구소(Institute for Music and Neurologic Function) 소장으로 여전히 베스에이브러험 병원에서 일하고 있습니다.[81]

참고문헌

1. Fahn S, *Description of Parkinson's disease as a clinical syndrome*, NY Acad Sci 2003:991: 1-14.
2. Kempster PA, Williams DR, Selikhova M, Holton J, Revesz T, Lees AJ, *Patterns of levodopa response in Parkinson's disease: a clinico-pathological study*, Brain, 2007:130(Pt 8):2123-8에서 개정 인용.
3. 가시하라 겐이치, 다케다 아쓰시, 마에다 데쓰야, 《함께 공부하는 파킨슨병》, 난코도, 도쿄, 2013, p.21.
4. 다카하시 료스케, 〈파킨슨병 연구—최근의 화제—〉, Science of Kampo Medicine, 2014:38:2:4-8.

5. Suchowersky O, Gronseth G, Perlmutter J, Reich S, Zesiewicz T, Weiner WJ, Quality Standards Subcommittee of the American Academy of Neurology, *Practice Parameter: neuroprotective strategies and alternative therapies for Parkinson's disease(an evidence-based review): report of the Quality Standards Subcommittee of the American Academy of Neurology*, Neurology, 2006:66(7):976-982.

6. 오코시 노리오, 〈파킨슨병의 보완대체의료 실시현황〉, 이도노니혼, 2007:14:207-211.

7. Bega D, Zadikoff C, *Complementary & alternative management of Parkinson's disease: an evidence-based review of eastern influenced practices*, J Mov Disord, 2014:7(2):57-66.

8. 〈건강식품(전통의료, 팔승두, 수소수를 포함)은 파킨슨병에 유용한가〉, MDSJ Letters, 9:1, 2016.

9. 웹사이트: http://www2.c-linkage.co.jp/mdsj9/

10. Yoritaka A, Kawajiri S, Yamamoto Y, Nakahara T, Ando M, Hashimoto K, Nagase M, Saito Y, Hattori N, *Randomized, double-blind, placebo-controlled pilot trial of reduced coenzyme Q10 for Parkinson's disease*, Parkinsonism Relat Disord, 2015:21(8):911-6.

11. Yoritaka A, Takanashi M, Hirayama M, Nakahara T, Ohta S, Hattori N, *Pilot study of H_2 therapy in Parkinson's disease: a randomized double-blind placebo-controlled trial*. Mov Disord, 2013:28(6):836-9.

12. 대프니 밀러, 이현정 역, 《땅이 의사에게 가르쳐준 것》, 2015, 시금치, 서울, pp.181-182.

13. 사쿠타 마나부, 조기호 역, 《파킨슨병 이렇게 하면 낫는다》, 2014, 리스컴, 서울, pp.48-49.

14. 조선일보, 2015년 11월 21-22일, 토-일요일, Weekly BIZ.

15. 조선일보, 2016년 6월 22일 A30면, 샌드위치의 심리학.

16. 조선일보, 2017년 2월 8일 D7면, 의료용 대마초 파킨슨병 증상 완화 효과 일시적…부작용도 있어.

17. 김태훈, 조기호, 정우상, 이명수, *Herbal medicines for Parkinson's disease: a systematic review of randomized controlled trials*, PLoS One, 2012:7(5): e35695.

18. Zhang G, Xiong N, Zhang Z, Liu L, Huang J, Yang J, Wu J, Lin Z, Wang T, *Effectiveness of traditional chinese medicine as an adjunct therapy for Parkinson's disease: a systematic review and meta-analysis*, PLoS One, 2015:10(3):e0118498.

19. Okabe T, Fujisawa M, Sekiya T, Ichikawa Y, Goto J, *Successful treatment of spinocerebellar ataxia 6 with medicinal herbs*, Geriatr Gerontol Int, 2007:7:195-197.

20. 세키히사 도모 외, 〈파킨슨병의 L-dopa 치료 중에 출현한 Interdose dyskinesia에 대한 억간산 주효례〉, 현대동양의학, 1991:12(1):244-247.

21. 이노우에 에이스케 외, 〈억간산, 반하후박탕, 작약감초탕 합방으로 증상 개선을 보인 파킨슨병 1례〉, 현대동양의학, 1991:12(1):238-240.

22. 미즈시마 요시아키, 〈파킨슨병에서의 억간산합반하후박탕의 유용성〉, 현대동양의학, 1986:7(1):135-

137.

23. 가타요세 다이 외, 〈반하백출천마탕이 유효했던 파킨슨병 1례〉, 일본동양의학잡지, 2001:52 (2):223-228.

24. 〈계지복령환(가의이인) 국제심포지엄 초록집〉, 2015, p.4.

25. 판징지앙 외, 〈보중익기탕에 대하여〉, 중의임상, 3:1(29), 1982.

26. 얀증화 외, 〈육미환과 팔미환의 임상응용례(하)〉, 중의임상 2:4(39), 1981.

27. 다카하시 히데미, 〈사화보신환의 사용경험〉, 중의임상, 11:3(60), 1990.

28. 핫토리 노부타카, 〈파킨슨병의 정신증상에 대한 새로운 선택지〉, Science of Kampo Medicine, 2014:38:2:9-12.

29. Kawanabe T, et al., *Successful treatment with Yokukansan for behavioral and psychological symptoms of Parkinsonian dementia*, Prog Neuropsychopharmacol Biol Psychiatry 34(2), 284-287, 2010.

30. Science of Kampo Medicine, 34:2(21-33), 2010.

31. Iwasaki K, Satoh Nakagawa T, Maruyama M, Monma Y, Nemoto M, Tomita N, *A randomized, observer-blind, controlled trial of the traditional Chinese medicine Yi-Gan San for improvement of behavioral and psychological symptoms and activities of daily living in dementia patients*, J Clin Psychiatry, 2005:66(2):248-252.

32. 후지오카 도시키, 가와나베 세이이치, 기요즈카 데쓰인, 이구치 히로아키, 이시자키 야스오, 〈L-DOPA 치료 중 파킨슨 환자에서 나타나는 환각에 대한 억간산의 효과〉, 신경치료학. 2009:26(1):55-59.

33. Kawanabe T, Yoritaka A, Shimura H, Oizumi H, Tanaka S, Hattori N, *Successful treatment with Yokukansan for behavioral and psychological symptoms of Parkinsonian dementia*, Prog Neuropsychopharmacol Biol Psychiatry, 2010:34(2):284-287.

34. 조기호, 오명숙, 류종훈, 김동현, 《증례와 함께하는 한약처방》, 우리의학서적, 서울, 2015, p.261.

35. Hiyama Y. et al., *The effects of Rikkunshi-to on Parkinsonian patients with unstable effect of levodopa/carbidopa*, Journal of Medical and Pharmaceutical Society for WAKANYAKU, 1991:8:83-88

36. 사카키바라 류지, 〈파킨슨병의 비운동증상(위배출능저하, 배변기능장애)에 대한 육군자탕의 임상효과〉, Science of Kampo Medicine, 2014:38:2:13-16.

37. Doi H, Sakakibara R, Sato M, Hirai S, Masaka T, Kishi M, Tsuyusaki Y, Tateno A, Tateno F, Takahashi O, Ogata T, *Dietary herb extract rikkunshito ameliorates gastroparesis in Parkinson's Disease: a pilot study*, Eur Neurol, 2014:71(3-4):193-5.

38. 야카비 고지, 〈파킨슨병의 식욕부진 및 소화관 운동장애에 대한 육군자탕의 효과〉, Science of Kampo Medicine, 2014:38:2:17-19.

39. 조기호, 오명숙, 류종훈, 김동현, 《증례와 함께하는 한약처방》, 우리의학서적, 서울, 2015, pp.307-

313.

40. Kum WF, Durairajan SS, Bian ZX, Man SC, Lam YC, Xie LX, Lu JH, Wang Y, Huang XZ, Li M, *Treatment of idiopathic Parkinson's disease with traditional chinese herbal medicine: a·randomized placebo-controlled pilot clinical study*, Evid Based Complement Alternat Med, 2011:2011:724353.

41. 미즈노 슈이쓰, 조기호 외 역, 《최신 임상 한방의학》, 서울, 신흥메드싸이언스, 2009, p.555.

42. Tohda C, Nakada R, Urano T, Okonogi A, Kuboyama T, *Kamikihi-to(KKT) rescues axonal and synaptic degeneration associated with memory impairment in a mouse model of Alzheimer's disease, 5XFAD*, Int J Neurosci, 2011:121(12):641-8.

43. 조기호, 오명숙, 류종훈, 김동현, 《증례와 함께하는 한약처방》, 우리의학서적, 서울, 2015, p.1.

44. Sakakibara R, Odaka T, Lui Z, Uchiyama T, Yamaguchi K, Yamaguchi T, Asahina M, Yamamoto T, Ito T, Hattori T, *Dietary herb extract dai-kenchu-to ameliorates constipation in parkinsonian patients(Parkinson's disease and multiple system atrophy)*, Mov Disord, 2005:20(2):261-2.

45. 미즈노 요시쿠니, 《파킨슨병 진료방법과 치료과정》, 추가이이가쿠샤, 도쿄, 2012, p.58-61.

46. 조기호, 오명숙, 류종훈, 김동현, 《증례와 함께하는 한약처방》, 우리의학서적, 서울, 2015, p.69.

47. Iizuka N, Hamamoto Y, *Conspitation and Herbal medicine*, Front Pharmacol, 2015:6:73

48. 세이마 외, 《일본동양의학회잡지》, 2001:51:1087-1091.

49. 조기호, 오명숙, 류종훈, 김동현, 《증례와 함께하는 한약처방》, 우리의학서적, 서울, 2015, p.371.

50. Kato A, et al., *Inhibitory effects of Senkyu-chacho-san and Cnidii Rhizoma on catechol-O-methyltransferase*, J Trad Med, 2004:21:34-38.

51. 이토 미키, 〈파킨슨병에 대한 황련해독탕의 사용경험〉, 기초와 임상, 1992:26:1519-1524.

52. 나카에 요시하라 외3인, 〈파킨슨병의 변비에 대한 마자인환의 유효성〉, 일본동양의학잡지, 67:2(131), 2016.

53. Iwasaki K, Kato S, Monma Y, Niu K, Ohrui T, Okitsu R, Higuchi S, Ozaki S, Kanekc N, Seki T, Nakayama K, Furukawa K, Fujii M, Arai H, *A pilot study of banxia houpu tang, a traditional Chinese medicine, for reducing pneumonia risk in older adults with dementia*, J Am Geriatr Soc, 2007:55(12):2035-40.

54. 조기호, 오명숙, 류종훈, 김동현, 《증례와 함께하는 한약처방》, 우리의학서적, 서울, 2015, p.133.

55. 자이미 네르네르, 황주영 역, 《도시침술》, 도서출판 푸른숲, 2017, pp.26-31.

56. 조선일보, 2016년 9월 5일 B3면, [사이언스카페] 美 국립보건원 "침·요가·마사지가 통증 완화"…대체요법 효과 인정.

57. 왕링링, 〈다양한 침구종합요법으로 파킨슨병에 대한 임상경험〉, 이도노니혼, 804(58), 2010.

58. 다테베 하루쓰구, 〈신경내과외래에 오는 파킨슨병환자에 대한 침치료 증례〉, 이도노니혼, 804(65),

2010.

59. 이승엽, 김미영, 김영지, 최원우, 민인규, 선종주, 홍진우, 나병조, 정우상, 문상관, 조기호, 김영석, 〈한방병원에 내원한 파킨슨증후군 환자 증례군 보고〉, 대한한방내과학회지, 2008:Fal:57-62.

60. Takeo Mizushima, *Treatment Results between Marched Pair of L-dopa Medication Treatment and Acupuncture Treatment Combination on Parkinson Disease-The Randomized Controlled Trial between 2 Groups*, Kampo Med, 2011:62(6):691-4.

61. 다케베 요지, 에가와 마사토, 야마구치 다쓰유키 외, 〈파킨슨병에 대한 침구치료의 임상적 효과 검토〉, 전일본침구학회잡지, 2008:58(3):265.

62. 가네이 이덴, 〈파킨슨병 1증례〉, 전일본침구학회잡지, 2008:58(3):264.

63. 후쿠다 신페이, 와타나베 도요히사, 에가와 마사토 외, 〈침치료가 하지 강직감과 보행곤란을 개선한 파킨슨병 1례〉, 전일본침구학회잡지, 2009:59(3):258.

64. 후쿠다 신페이, 에가와 마사토, 마쓰모토 다다수 외, 〈파킨슨병의 보행장애에 대한 침치료 2례〉, 전일본침구학회잡지, 2009:60(3):323.

65. 〈특집 파킨슨병과 침구와 통합의료적 어프로치(2)〉, 이도노니혼, 2010:804:37.

66. 와타나베 히로시, 《경혈주사치료》, 긴포도, 도쿄, 1996, pp.2-4, 38.

67. 조선일보, 2015년 9월 7일, Chosun Biz, 벌독으로 암, 파킨슨병 치료 길 연다.

68. 조승연, 심소라, 박성욱 외, *Effectiveness of acupuncture and bee venom acupuncture in idiopathic Parkinson's disease*, Parkinsonism and Related Disorders, 2012:18:948-52.

69. Goodwin VA, Richards SH, Taylor RS, Taylor AH, Campbell JL, *The effectiveness of exercise interventions for people with Parkinson's disease: a systematic review and meta-analysis*, Mov Disord, 2008:23(5):631-40.

70. Tomlinson CL, Patel S, Meek C, Herd CP, Clarke CE, Stowe R, Shah L, Sackley C, Deane KH, Wheatley K, Ives N, *Physiotherapy intervention in Parkinson's disease: systematic review and meta-analysis*, BMJ, 2012:345:e5004.

71. Corcos DM, Comella CL, Goetz CG, *Tai chi for patients with Parkinson's disease*, N Engl J Med, 2012:366(18):1737-8.

72. Li F, Harmer P, Fitzgerald K, Eckstrom E, Stock R, Galver J, Maddalozzo G, Batya SS, *Tai Chi and Postural Stability in Patients with Parkinson's Disease*, N Engl J Med, 2012:366(6):511-9.

73. 오비쓰 료이치, 《독주자의 사고술, 오비쓰 료이치의 사는 힘》, 리쿠요샤, 2011.

74. 오비쓰 료이치, 《자연치유력으로 젊음을 되찾는다》, 가토카와쇼텐, 2008.

75. 오비쓰 료이치, 《자연치유력의 경미》, 고단샤, 2007.

76. 오비쓰 료이치, 《자연치유력을 올리는 방법》, 겐다이마가쿠, 2009.

77. 야마나가 히로아키 외, 《그림으로 배우는 파킨슨병의 이해와 재활요법》, 산린쇼텐, 도쿄, 2010에서 개정 인용.

78. 가시하라 겐이치, 다케다 아쓰시, 마에다 데쓰야, 《함께 공부하는 파킨슨병》, 난코도, 2013, pp.70-71.

79. 노다 료, 〈파킨슨병 환자의 음악운동요법〉, 이도노니혼, 2010, 804(47).

80. 하야시 아키토, 《파킨슨병 환자를 위한 CD음악요법》, 비타민 문고/마키노 출판, 도쿄, 2012.

81. 올리버 색스, 이민아 역, 《온더무브》, 알마, 서울, 2016, pp.256-257.

제8장
파킨슨증후군은 무엇입니까

파킨슨병 관련증상은 빙산의 일각이다(Parkinsonism Is Just the Tip of the Iceberg)

파킨슨병을 다루는 전문의들의 의견을 들어보면 환자를 보면 볼수록, 알다가도 모르는 것이 바로 파킨슨병 증상이 아닌가 싶다고 합니다. 그만큼 파킨슨병 관련증상은 다채로우면서 그 변종도 많다는 사실에서 기존의 진단을 확신할 수 없으며, 따라서 치료에 애로를 겪게 되는 숙명을 지니고 있습니다. 실제로 수년 동안 파킨슨병으로 약을 복용하고 있는 환자 중에 파킨슨병이 아닌, 파킨슨증후군이나 파킨슨병 플러스라는 말을 듣게 되면서 당황스럽게 되고, 이 경우에는 약을 복용하더라도 나아지는 것이 없다는 불평을 듣습니다. 질병에 대한 올바른 이해가 없으면 이런 상황에서 본인이나 가족들은 낭패감에 빠지기도 하고, 오진이 아닌가 하는 의구심으로 주치의에 대한 불신이 생길 여지가 있습니다. 따라서 이 병원, 저 병원을 전전하게 되는 이른바 파킨슨증후군 난민으로 전락하게 됩니다. 이들은 한때 항파킨슨약으로 재미를 보았던 적도 있었기 때문에 병명이 바뀐다는 설명을 그대로 수용하기도 어려운 면이 있어 다가올 끝 모를 추락에 그 실망감은 이루 말할 수 없습니다.

우리는 끝없는 수평선을 바라보거나 비행기를 타고 하늘 위에서 바다를 넋 나간 듯 내려다볼 때가 있는데, 이때 눈에 들어온 바다라는 것은 실제 5%에 불과하며, 나머지

95%는 물속에 잠겨 있다는 사실을 망각할 때가 있습니다. 파킨슨병 관련증상도 이와 같이 환자에게 드러나는 증상은 불과 5%에 지나지 않습니다. 이에 대하여 2006년, 파킨슨병의 대가인 윌리엄 랭스턴은 '파킨슨증후군은 빙산의 일각에 불과하다'는 유명한 말을 남겼으며,[1] 브래드 라셋(Brad Racctte) 등은 장님이 코끼리를 더듬는 일에 비유하였습니다.[2] 이러한 측면에서 지금부터는 파킨슨병 증상을 가지고 있지만, 그 핵심에서 벗어나 언저리에 있는 질환에 대하여 말씀드리겠습니다.

뇌의 수많은 병변으로 나타나는 파킨슨병 증상은 빙산의 일각에 불과할 수 있다는 상징적인 표현입니다.

[그림8-1] 파킨슨병 증상

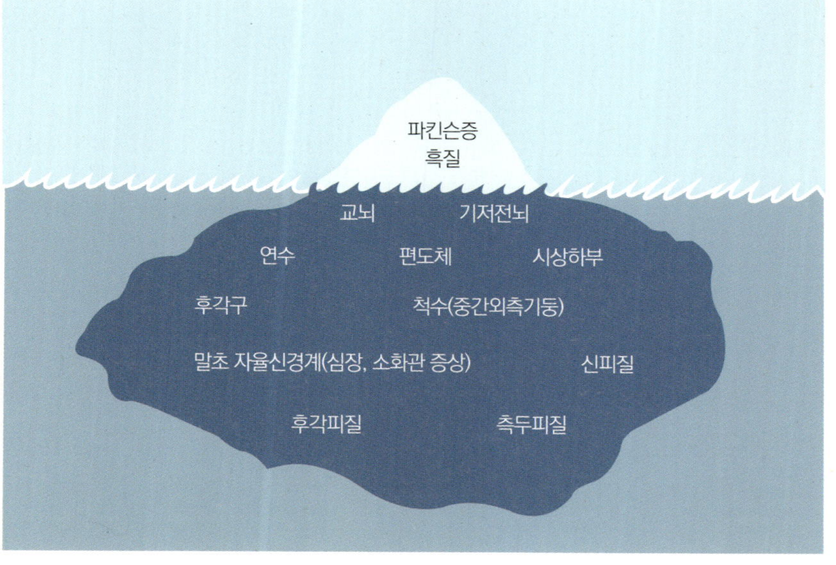

파킨슨병과 파킨슨증후군의 차이에 대하여

파킨슨병을 얘기하면서 혹 파킨슨증후군이라는 말도 듣게 되는데, 파킨슨이라는 접두사가 붙기 때문에 이 둘은 얼핏 비슷한 것 같지만 실제로는 전혀 다른 질환입니다. 단지 용어의 유사성으로 혼동을 가져올 뿐입니다. 따라서 파킨슨병과 파킨슨증후군이라는 이 둘 사이의 동질성과 이질성을 이해하지 못하면 엄청난 오해를 불러일으킬 수 있습니다. 다소 복잡하고 난해하지만, 기본을 이해하면 쉽습니다. 영어의 원어로 표현하면 우리가 말하는 파킨슨병은 이러저러한 이유로 다른 질환일 가능성이 배제된 1차성 파킨슨병으로, primary Parkinson's Disease 또는 특발성 파킨슨병이라 합니다. 특발성의 idiopathic과 파킨슨병인 Parkinson's Disease를 합하여 아이피디(iPD)라고 합니다. 피디는 대문자 PD로 하고, 아이는 소문자의 i로 하여 접두사로 사용합니다. '특발성'이라는 말은 원인을 특정할 수 없다는 뜻으로, 고혈압의 본태성을 의미하는 essential, 또는 일차성의 primary와 동의어로 사용됩니다. 한편 원인질환이 밝혀지면 2차성(secondary)이라 합니다. 따라서 확실한 파킨슨병인 경우에는 특발성 파킨슨병이라 하여 iPD로 진단하고, 그 외 2차성을 포함하여 도파민제제에 반응하지 않으면서 파킨슨병보다 더 다양한 병리학적인 소견이 보이는 모든 유사질환을 합하여 Parkinsonism(파킨스니즘, 파킨슨증후군), parkinsonian syndrome(파킨슨증후군), '플러스'라는 용어를 붙인 파킨슨플러스(증후군)(Parkinsonism-plus syndrome)라는 말을 사용합니다, 파킨슨증후군이 이들을 모두 포괄하고 있습니다. 환자들의 병명을 보면 확실한 일차성 파킨슨병인데도 불구하고 Parkinsonism이라는 말이 사용되는 경우도 있는데, Parkinsonism은 파킨슨병 증상을 가진 모든 환자에게 공통으로 사용되는 용어이기도 합니다. 따라서 Parkinsonism이라는 단어가 증상을 총칭하는지 아니면 증후군을 의미하는지, 문맥에 따라 파악해야 합니다.[3]

동작이 느리고 손발이 떨리기도 하며 구부정한 허리에 무표정한 환자를 보면 파킨슨병을 떠올릴 테지만 이런 공통 증상을 가지면서도 기본병태가 다른 질환을 총칭하여 파킨슨증후군이라 하기 때문에 의외로 파킨슨증후군의 범위가 넓다는 것을 알 수 있습니다. 파킨슨병과 파킨슨증후군은 '파킨슨'이라는 공통적인 핵심단어가 있지만, 환자 측면에서 보면 이 둘은 전혀 다르다는 것을 알 수 있습니다. 의학에서 '증후군(syndrome)'이라는 병명이 꽤 자주 쓰이기도 하는데, 이는 명확하게 특징지을 수 없을 때 아주 편리하게 사용하는 용어이기도 합니다. 파킨슨병 증상을 일으키는 질환으로는 드물지만 뇌염 후유증, 일산화탄소 중독 후유증, 또는 여러 번 일어난 뇌경색 후유증 등이 있습니다. 이들은 초기에 파킨슨병 증상이 전혀 나타나지 않지만, 훗날 그 후유증으로 파킨슨병 증상이 나타난다는 면에서 파킨슨병과는 근본적으로 차이가 있습니다. 드물지만 광산처럼 특수한 노동환경에서 일어나는 망간중독 등이 파킨슨증후군의 원인이 되기도 한다는 사실이 알려져 있습니다. 초기에는 어깨와 허리의 척추관절질환, 갑상선을 포함한 내분비질환과의 감별이 필요할 정도로 아주 복잡한 양상을 띠고 있습니다. 파킨슨병 증상을 띠는 모든 질환들을 한눈에 나타내면 다음 표와 같습니다.

[표8-1] 파킨슨병 증상을 보일 수 있는 질환[4-7]

특발성	파킨슨병: 약 75%
증후성	• 약인성 파킨슨증후군: 최대 75% 도파민 수용체 차단제: 향정신약, 소화기약 등 • 혈관성 파킨슨증후군 • 정상압수두증 • 대사성 파킨슨증후군(Hepatocerebral degeneration, 부갑상선 기능장애 등) • 두개내 점거성 병변: 뇌종양, 경색 또는 출혈(만성경막하혈종) • 외상성 파킨슨증후군 • 중독성 파킨슨증후군(일산화질소, 망간, 시안) • 감염성 뇌염 후(기면성 뇌염, 일본뇌염)

파킨슨 플러스 증후군	• 다계통 위축증(Multiple system atrophy: MSA-P, MSA-C, MSA-A)
	• 대뇌피질기저핵변성증후군(CBS)
	  진행성핵상마비(PSP) 대뇌피질기저핵변성증(CBD)
	  순수무동증 담창구흑질루이체위축증
	• 루이소체형 치매
	• 알츠하이머병

유전성 질환	• 전두측두엽변성증(FTLD: Frontotemporal lobar degenration) • 디스토니아 • 헌팅톤병 • 윌슨병 • 유전성 척수소뇌실조(SCA17, SCA3/Machado-Joseph병, SCA2 등) • Pantothenate kinase 2결손증(Hallervoden-Spatz 증후군, PKAN:Pantothenate kinase-associated neurodegeneration) • 세가와병
본태성 떨림	

여기에 나열된 모든 환자들은 파킨슨병과 유사한 증상을 가지고 있다는 공통점이 있지만, 개별적으로 보면 전혀 다른 질환임을 알 수 있습니다.

파킨슨증후군의 진단 과정

파킨슨증후군은 하나의 질환이라기보다는 안정 시 떨림, 강직, 운동느림, 자세불안정 등의 파킨슨병과 비슷한 증상들을 보이는 모든 질환을 총칭하는 개념입니다. 여기에는 매우 다양한 배경인자가 자리하고 있으며, 질환별로 예후나 치료법이 전혀 다르기 때문에 감별진단에 매우 신중해야 합니다. 파킨슨병 증상인 운동느림, 떨림, 뻣뻣한 근육, 자세불안정성 등이 부분적으로 나타나 진단을 어렵게 하는 일반질환으로 척추질환, 류마티스관절염, 어깨관절질환, 우울증, 다발성 뇌경색, 갑상선기능저하증 등도 있으므로 혈액검사와 근골격계 관련 영상검사를 통해 반드시 감별진단을 해야 합니다.

파킨슨증후군은 항파킨슨병 약물에 대한 반응이 초기에 조금 보이다가 사라지거나, 혹은 처음부터 반응이 전혀 보이지 않는 특징이 있습니다. 파킨슨병에서는 다른 합병증이 없거나 그다지 심하지 않은 중간 정도까지 진행된 환자라면 곧장 잘 걷는 모습을 보게 되는데, 뚜렷한 걸음 동작이 불가능하여 옆으로 기울어지거나 넘어질 경우에는 다계통 위축증, 진행성핵상마비, 정상압수두증, 뇌혈관성 파킨슨증후군, 만성경막하혈종 등을 염두에 두고 2차성 또는 증후성 파킨슨증후군을 의심합니다. 카를로 콜로시모(Carlo Colosimo) 등은 파킨슨병 증상을 가진 환자의 진료과정을 다음과 같은 흐름으로 나타내고 있습니다.

[그림8-2] 파킨슨증후군의 감별진단[8]

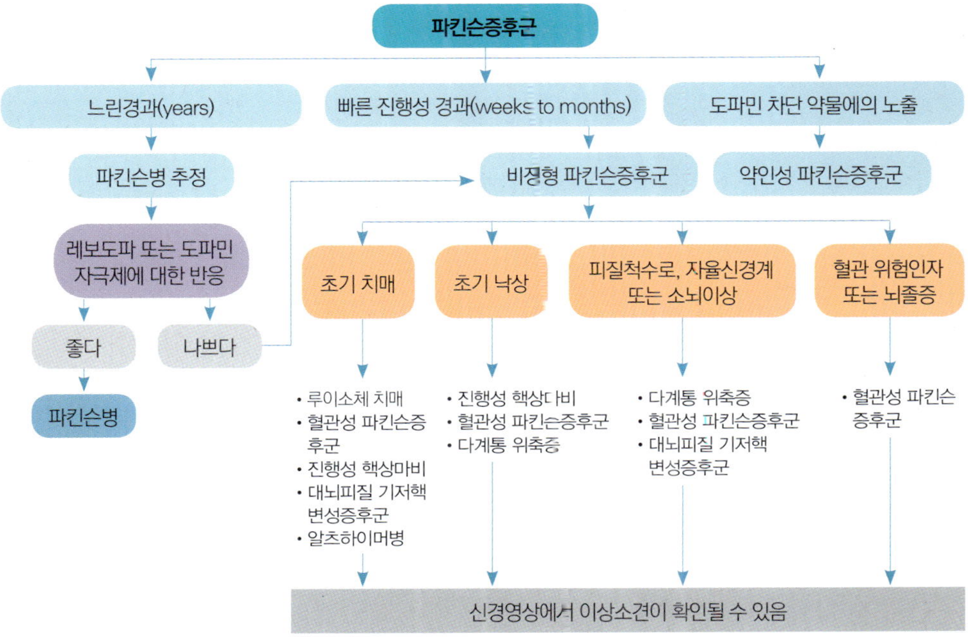

이처럼 진단의 흐름은 일목요연해 보이지만, 실제 환자들은 매우 복합적인 증상과 요소를 가지고 있어 파킨슨증후군 진단의 어려움은 이루 말할 수 없습니다. 2014년 임상운동질환 관련 저널인 《Journal of Clinical Movement disorders》에 소개된 스타(Starr) 등의 연구를 통해 그 실상이 적나라하게 드러났습니다. 이들은 생전에 보행장애, 인지장애 등의 증상을 보여 정상압수두증으로 진단받았던 9명의 환자가 사후 병리검사에서 진행성핵상마비 또는 루이소체 치매 소견을 보였다는 충격적인 사실을 밝혀냈습니다. 이처럼 파킨슨증후군에 속하는 여러 질환은 증상의 공통 분모를 여럿 가지고 있으나, 아직까지는 진단도구의 한계로 확진을 하기가 거의 불가능하다는 사실을 보여주고 있습니다(표8-2)[9]

[표8-2] 생전 파킨슨병 발현 증상을 토대로 한 초기진단과 사후 병리검사와의 차이[9]

연령/성별	발현 증상	초기진단	사후병리검사
82/F	보행장애, 인지장애, 자세불안정성	NPH	PSP
77/M	보행장애, 인지장애, 요실금	NPH	PSP
78/F	보행장애, 인지장애, 요실금, 낙상, 전신서동증, 어삽	NPH	PSP
68/M	보행장애, 인지장애, 요실금, 보행시작, 낙상, 소자증	NPH	PSP
66/F	보행장애, 인지장애, 낙상, 소자증	NPH	PSP
69/M	보행장애, 인지장애, 요실금	NPH	PSP
66/F	보행장애, 인지장애, 요실금, 자세불안정성	NPH	DLB
80/M	보행장애, 인지장애	NPH	DLB
87/F	보행장애, 인지장애, 요실금	NPH	DLB

NPH: Normal Pressure Hydrocephalus(정상압수두증), PSP: Progressive Supranuclear Palsy(진행성핵상마비), DLB: Dementia with Lewy Bodies(루이소체 치매)

따라서 현 시점에서 파킨슨증후군에 대한 정확한 진단은 다음의 슬로건으로 대변하고 있습니다.

NO AUTOPSY, NO ANSWER!!!

부검을 하지 않는 한 진단의 오류는 피할 수 없다는 것입니다. 진단의 정밀성을 위하여 살아 있는 환자의 뇌조직을 떼어내 검사한다는 것은 허용되지 않는 일이기 때문에,

환자 분들의 많은 이해가 없으면 멱살 잡히는 상황에 처할 수도 있습니다. 이런 갈팡질팡한 모습이 퇴행성 뇌질환의 한 단면입니다. 거의 대부분의 파킨슨증후군은 영상검사나 혈액검사를 통해 확진될 수 없을 뿐만 아니라, 병이 진행되면서 특징적인 증상이 하나씩 하나씩 추가됨으로써 그제야 눈치를 채는 경우도 부지기수입니다. 환자 분들은 이렇게 이야기하는 경우가 많습니다. "벌써 진단만 몇 번이 바뀌었습니다."

현 상황을 아주 고통스럽게, 그리고 중대한 기로에 서 있다는 것을 느끼는 환자들의 절실한 사정을 의료진들이 헤아려야 합니다. 좀 더 시간을 할애하여 환자들의 이야기를 경청하고, 환자의 곤경 속으로 들어가려고 애쓰며, 가능한 한 최선을 다하려는 모습을 보여줘야 합니다.

저에게 9년 6개월째 다니고 있는 70세 여성이 있는데, 처음에는 전형적인 특발성 파킨슨병, 그다음에는 파킨슨플러스증후군, 그다음에는 피질기저핵변성증, 지금은 파킨슨증후군 중 척수소뇌변성증으로 진단된 상터입니다.

【증례】 63세 여성, 10년에 걸쳐 5번 진단 변경

10년 전 11월 오른손 손가락 전체가 무디어지고, 손목을 뒤로 젖히기 힘들며, 발가락 밑에 무언가 들어 있는 듯한 느낌을 호소하여 모 대학병원에서 경추디스크를 의심했습니다. 하지만 경추 MRI상 이상소견을 확인할 수 없어 그대로 경과 관찰을 했습니다. 뇌영상검사를 다시 실시한 후, 비전형 파킨슨증후군 의증으로 진단 후 경과 관찰을 시작했습니다. 3개월이 지나 9년 전 3월, 글씨가 점점 작아지며, 오른손에만 떨림이 발생했습니다. 이번엔 다른 병원에 방문하여 뇌스펙트를 촬영한 후, 파킨슨병으로 진단받고 약물치료를 했습니다. 하지만 파킨슨병 약물에는 반응이 없었습니다. 결국 9개월이 경과한 상태에서 미국으로 건너갔습니다. 미국 메사추세츠 모 병원에서 뇌영상검사를 모두 실시한 후, 비전형 파킨슨증후군으로 진단받고, 다시 한국으로 돌아왔습니다. 이후 경과 관찰을 하며 약 1년 반이 지나 7년 전 6월, 이제는 증상이 더욱 진행하여 강직·보행장애가 심해지고, 입이 강직되어 더이상 말할 수도, 음식을 삼킬 수도 없게 되었습니다. 새로 방문한 모 병원에서는 다계통 위축증으로 진단했습니다. 이후 6년 6개월 정도 지속적으로 증상이 악화되다가 사망하였습니다. 총 5번의 진단 변경이 있었고, 진단받은 병원 수가 4군데, 진료할 때마다 진단이 변경되었던 예입니다.

파킨슨증후군 각 질환의 특징과 이해

약물 유발성 파킨슨증후군

미국인 노인 낙상의 위험을 살펴보면, 매년 35만 명이 넘어져 고관절 골절상을 입으며, 그중 40%는 결국 요양원으로 들어가고, 20%는 다시 걷지 못합니다. 넘어지는 데는 세 가지 주요 원인을 드는데, 균형감각 쇠퇴, 네 가지 이상의 처방약 복용, 그리고 근육 약화입니다. 노인이 이런 위험요인을 가지지 않으면 1년 사이에 낙상할 확률이 12%인 반면, 이 요인들을 모두 가지면 거의 100%라고 합니다.[10] 여기서 균형감각과 근력이 떨어지는 것은 자연적인 노화라고 하지만, 네 가지 이상 약물복용이 낙상의 주요 범인 중 하나로 지목하는 데 눈여겨봐야 할 것입니다. 특히 알게 모르게 먹는 약 가운데 중추신경계에 영향을 미치는 것이 많다는 사실을 염두에 두고, 약물로 인한 파킨슨증후군을 이해해야 할 것입니다.

올리브 색스는 정신분열증(조현병)을 가지고 있는 그의 형이 향정신성의약품인 라각틸을 복용하고 나서 파킨슨병 증상인 '구부정한 자세로 발을 질질 끌면서 걷고 있는' 모습을 회상하였습니다. 걷기를 사랑한 그의 형은 정신적 발작이 없는 것보다 약물로 인하여 보행에 지장이 있는 파킨슨병 증상에 더 괴로워하였다고 합니다.[11] 과거에는 향정신약으로 인한 약인성 파킨슨증후군이 많았지만, 요즈음에는 더 다양해진 약물의 과용과 남용으로 2차적으로 떨림이나 동작이 느려지는 파킨슨병 증상이 나타나는데, 이를 약물 유발성 파킨슨증후군, 혹은 약물성(약인성) 파킨슨증후군(Drug Induced Parkinsonism: DIP라 약칭함)이라 합니다.

약물 유발성으로 오는 파킨슨병 증상은 의외로 쉽게 진단 내릴 수 있는 분야입니다. 왜냐하면 서서히 발병되기보다는 느닷없이 시작되었다는 발병시기가 특징적이며, 특히 혀를 날름거리는 등, 흔히 볼 수 있는 파킨슨병이나 본태성 떨림과는 판연히 다른 양상을 관찰할 수 있기 때문입니다. 파킨슨병의 떨림은 거의 좌우 한쪽으로만 나타나는 데 반하여 약인성은 좌우 대칭성으로 나타나게 됩니다. 이런 경우에는 현재 복용하고 있는 약물로 인한 2차성 파킨슨병 증상이라는 것을 알 수 있습니다. 만약 증상이 좌우에 차이가 있다면 수면 밑에 있던 파킨슨증후군이 약제의 영향으로 바깥으로 드러났을 가능성도 염두에 두어야 합니다. 그러므로 이러한 모든 환자의 배경에는 발병 전부터 파킨슨증후군을 일으킬 만한 다른 질환이 숨어 있을 가능성도 있기 때문에 경과를 주의 깊게 살펴보아야 합니다. 향정신병약, 항우울제, 소화제, 혈압강하제 등이 대표적인 범인들인데, 이들은 도파민 효과를 억제하거나 도파민 대사를 방해하는 작용으로 입·혀·아래턱의 떨림이 두드러지게 나타납니다. 대부분 약을 복용하고 나서 바로 나타나는 것이 아니고 2~4개월 지나면서 나타나기 때문에 환자 본인은 약물 때문이라는 사실을 모르는 경우가 많습니다. 경험 있는 전문의라면 쉽게 눈치챌 수 있는 약인성 파킨슨증후군입니다. 그래서 저는 범인을 색출해야 한다면서 현재 복용하고 있는 약물을 다 보여달라고 합니다. 어느 환자 분은 복용하고 있는 약물이 별것 없다고 했는데, 나중에는 무려 20여 가지가 하나씩 하나씩 나온 경우도 있었습니다.

환자들은 일부 소화제가 떨림 등을 유발하는 범인인 줄 모르고 있습니다. 몇 해 전만 하더라도 위장약으로 설피리드계가 엄청나게 많이 사용되었는데, 이 약물은 효과가 뛰어나지만 그 부작용으로 떨림이 특징적으로 나타난다는 치명적인 약점을 가지고 있습니다. 2005년 기준으로 1년에 연간 560억 원가량 처방되었던[12] 레보설피리드계 위장약은 쓸쓸히 퇴장을 준비하고 있다는 소식입니다. 지금으로부터 십여 년 전에 파란 위장약으로 널리 알려진 맥소롱이라는 상품이 술 깨는 약으로 선풍적인 인기를 끈 적이 있는데, 이 약도 떨림을 유발하는 치명적인 약점을 가진 것으로 알려졌습니다. 지금은 퇴출되었습니다.

[그림8-3] 약인성 파킨슨증후군을 일으키는 약제들의 기전[13]

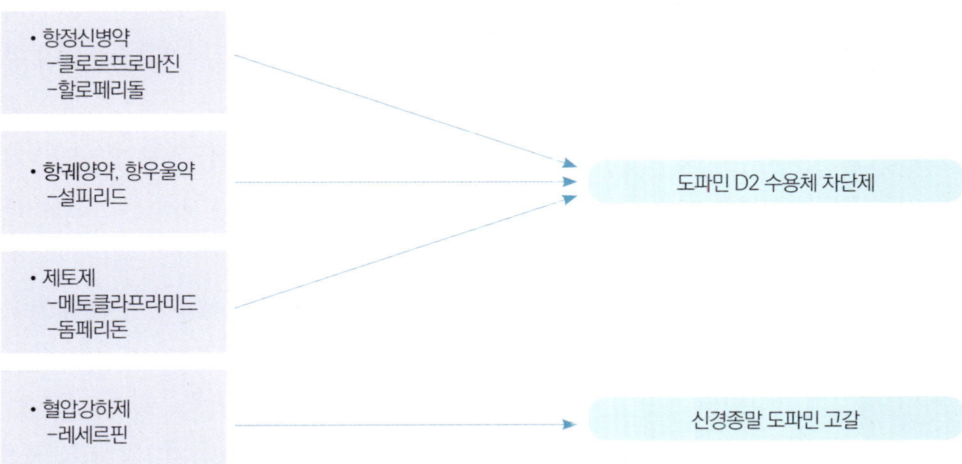

약인성 파킨슨증후군에서는 당연히 문제되는 약물을 중지함으로써 증상이 줄어들거나 없어져야 하는데도 불구하고, 원인 약제를 중지하더라도 증상이 재빨리 없어지지 않거나 장기간 지속되는 데 그 심각성이 숨어 있습니다. 2009년, 신해원 등이 소화제 레보설피리드 복용 후 발생한 파킨슨증후군 및 지연성 운동장애 발생 1년 뒤 그 경과를 이상운동질환 관련 저널인《Journal of Movement Disorders》에 발표한 임상보고에 의하면, 약물을 끊고 1년이 지나더라도 증상 소실이 반 정도에 그쳤다고 합니다.[14] 범인을 잡고서도 1년 뒤에 정상 상태를 회복하지 못한다면 의외로 치료가 난삽하다는 사실도 알 수 있습니다. 정상적인 길은 아니지만 한번 난 길이 쉽게 없어지지 않는 이치와 비슷합니다.

우리는 약인성 파킨슨증후군에 억간산을 위주로 한 한방처방을 사용했을 때 다른 보고보다 월등하게 빠른 시일 내에 증상이 없어졌다는 사실을《보완대체의학지(Journal of Alternatvie & Complementary Medicine)》에 보고하였습니다.[15] 복용 약물에 의한 떨림 같은 이상운동 증상이 있는 21명의 환자를 대상으로 약 18개월간 억간산을 위주로 한 치료 효과를 관찰하였습니다. 그 결과 21명 중 13명은 증상이 완전히 개선됐고, 나머지 8명도 현저히 호전되었습니다. 다른 의료기관의 레보설피리드 관련 약인성 파킨슨증후군 연구에서 자연회복률은 51.9%였으나, 억간산 투여 연구에서는 그 회복률이 75%였고, 더구나 효과가 전혀 없었던 예는 하나도 없었습니다. 경험의학의 활용이 환자의 삶 개선에 크게 기여한 하나의 예라 하겠습니다.

일본의 이시카와 도시히로 등은 향정신병약으로 유발된 파킨슨증후군의 떨림에 대한 가미소요산의 효과[16]를 발표했습니다. 그들은 가미소요산 투약 후 떨림 증상이 유의하게 호전되었으며, 1 포인트 이상의 호전을 보인 경우가 62.5%로 가미소요산은 향정신병약으로 유발된 파킨슨병 유사 떨림에 효과가 있는 것으로 결론을 내리고 있습니다. 가미소요산은 복령 백출 박하 작약 치자 당귀 감초 목단피 생강 시호 등 10가지 한약으로 이루어진 처방으로서 파킨슨병과 이와 유사한 신경근육질환에 사용되어 왔습니다. 특히 1995년 리(Li) 등은 작약 당귀 감초가 파킨슨병에 치료 효과가 있음을 보고하였는데, 이는 가미소요산에 포함되어 있는 약재들입니다. 다른 보고에서는 시호와 작약이 주약으로 포함되어 있는 소시호탕+계지가작약탕이 간질성 경련에 효과가 있다고 하여 한약의 항경련작용을 시사하였습니다. 한편, 작약과 감초는 근육의 흥분을 억제하는 것으로 알려져 있는데, 이는 시냅스 후 칼슘의 유입을 억제하는 것이 그 기전이라 밝히고 있어, 이러한 작용을 가진 위의 약재들이 포함된 가미소요산에 주목할 필요가 있습니다. 이러한 기전으로 경련이나 떨림을 치료하는 것으로 생각되어, 향정신병 약으로 유발된 파킨슨증후군의 떨림에 항콜린제제 또는 벤조디아제핀(benzodiazepines) 등을 사용하기에 앞서 가미소요산을 일차적으로 선택하는 것이 좋다는 의견을 내고 있습니다.

혈관성 파킨슨증후군

뇌혈관은 굵은 대혈관과 가는 소혈관으로 구성되는데, 흔히 우리가 두려워하는 뇌중풍 같은 경우에는 대혈관에서 사고가 나는 반면, 소혈관 사고는 그다지 증상을 느끼지 못하면서 다양한 문제를 서서히 일으킵니다. 예를 들면 보행장애, 우울증, 소변조절장애, 인지장애 같은 증상들이 서서히 나타납니다. 파킨슨병의 떨림이나 자세반사이상 등은 거의 보이지 않으며, 주로 걸음걸이에 문제가 많습니다. 말년에 가서는 거의 모든 증례에서 인지증을 동반한다고 알려져 있습니다. 이러한 문제의 중심에 혈관성 파킨슨증후군이 자리 잡고 있습니다. 나이로 인한 기억력 감퇴와 느린 걸음걸이는 자연의 섭리가 아니라, 뇌 속의 가느다란 혈관의 문제라는 개념이 바로 혈관성 파킨슨증후군입니다. 여러 번 반복되는 미세한 뇌경색이 선조체를 포함한 운동제어회로망 기능을 손상시켜 파킨슨병 증상이 나타난다고 봅니다. 이 분야가 급속도로 발전한 것은 뇌MR영상 덕분입니다. 뛰어난 뇌영상을 확보할 수 있게 됨으로써 소혈관이 막힌 부위와 크기, 개수를 알게 됩니다. 따라서 뇌MR영상을 보면 수없이 희게 나타나는 부분을 발견할 수 있으며, 이를 환자의 증상과 비교함으로써 그 관련성을 엮을 수 있습니다. 하지만 뇌영상만으로 혈관성 파킨슨증후군을 진단하는 것은 무리가 있으며, 어디까지나 환자 자신이 파킨슨증후군의 전형적인 증상 몇 가지를 가지고 있을 때 유효하다는 것입니다. 혈관성 파킨슨증후군의 진단에서 파킨슨병을 진단하는 데 가장 실효성이 있는 페트시티(PET-CT)보다는 뇌MR영상이 더 중요한 이유는 바로 소혈관의 변화를 알아야 하기 때문입니다.

어느 70세 여성 분은 10년 전 미세한 뇌경색으로 항혈소판제제를 하루도 빠짐없이 복용하고 있던 중, 어느 날 걸음걸이에 이상이 오고 흡사 파킨슨병과 같은 증상을 띠게 되었습니다. 뇌경색에 이어 파킨슨증후군이 오고 있다는 얘기를 차마 하기 힘들었지만,

순차적으로 두 질병이 찾아오는 것을 환자 본인이 받아들이기까지 시간이 한참 걸렸던 기억이 납니다. 이 여성은 걸을 때만 얼어붙은 걸음, 동결걸음이 나타나서 고생했는데, 자기도 모르게 여러 번 찾아온 미세한 뇌경색이 그 원인이었습니다.

[그림8-4] 혈관성 파킨슨증후군 뇌MR영상

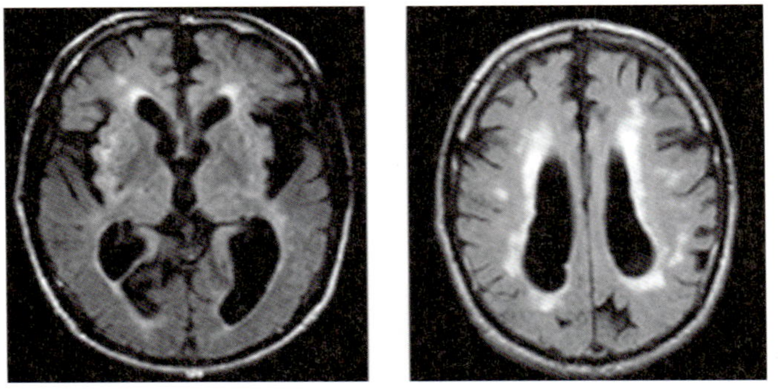

위 사진은 혈관성 파킨슨증후군의 전형적인 뇌MR영상입니다. 뇌실(뇌속 검게 표현된 구멍) 주변으로 하얗게 보이는 것이 뇌내 소혈관의 폐색으로 인해 발생한 뇌실질허혈 부위입니다. 이렇게 하얗게 변한 부위들이 차곡차곡 쌓여 혈관성 파킨슨증후군을 일으키게 됩니다.

【증례】 혈관성 파킨슨증후군으로 진단된 77세 남성

요통과 하지방사통으로 X년 7월 xx병원에서 척추관협착증으로 진단을 받고 척추 수술을 받았습니다. 하지만 이후 오히려 걷는 것이 더욱 힘들어져 병원에서 입원치료를 시행했지만, 기대한 만큼의 호전을 경험하지 못했습니다. 이후 지속적인 보행장애와 요통을 가지고 일상생활을 하던 중, 증상의 개선이 없어 X+2년 4월 뇌MR을 촬영하였고, 그 결과 오래된 뇌경색이 여러 군데에서 발견되었습니다. 이 오래된 뇌경색 부위가 바로 보행장애를 일으킨 원인으로 혈관성 파킨슨증후군으로 진단하게 됩니다.

뇌 외상성 파킨슨증후군

2015년 가을, 서울 어느 의원에서 주사기 재사용으로 인한 C형 집단간염 사건을 일으킨 원장이 있었는데, 그가 3년 전 일어난 교통사고 후유증으로 파킨슨증후군을 가지고 있었다는 사실이 밝혀졌습니다. 그는 2012년 교통사고로 뇌내출혈을 겪은 뒤 몸을 움직이는 게 어려워졌고, 손도 많이 떨렸으며, 환자들이 이해하기 힘들 정도로 말이 어눌했다고 합니다. 손을 떨고 부축을 받으며 나타나기도 하고 알아듣기 힘들 정도의 말을 한다는 것은 환자임을 상상할 수 있습니다. 이와 같이 뇌 외상 후유증으로 파킨슨병 증상이 나타나는 파킨슨증후군을 볼 수 있습니다.[17,18]

전 세계인들에게 파킨슨병을 널리 각인시켜준 무하마드 알리가 32년 동안 병마와 싸우다가 2016년 6월 4일, 74세의 나이로 영면하였다는 소식이 전해졌습니다. 그는 은퇴 3년 만인 1984년 파킨슨병을 진단받고 '신이 이 세상 최고는 내가 아니라 당신이라는 점을 알려주시려고 나한테 이런 병을 주신 것 같다'라는 유명한 말을 남기기도 하였습니다. 그가 1996년 애틀랜타 올림픽에서 성화봉송 최종주자로 나서서 떨리는 손으로 성화에 점화한 장면은 우리에게 파킨슨병을 인식시켜준, 잊을 수 없는 한 컷이 되고 있습니다.[19,20] 손을 벌벌 떨고 있는 이 위대한 인간에게 중요한 한순간을 맡기는 장면은 미국사회의 한 건전함을 보여주는 것 같아 가슴이 뭉클합니다. 알리의 경우를 파킨슨병이라 모든 메스컴이 전하지만, 권투 선수들의 숙명인 뇌 손상이 조금씩 조금씩 쌓여 생긴 외상성 파킨슨증후군으로 보는 것이 좀 더 타당해 보입니다.

피질기저핵증후군(Corticobasal Syndrome: CBS)
피질기저핵변성(Corticobasal Degeneration: CBD)

최근에 진단서를 보거나 약물 처방전의 병명을 보면 피질기저핵증후군이나 피질기저핵변성 질환을 만나게 됩니다. 물론 흔하지는 않지만, 뇌의 퇴행성 질환에서 반드시 만나게 되는 질병이기도 합니다. 뇌의 지령을 한번 걸러주는 중계탑에 해당하는 대뇌기저핵의 장애(관절의 뻣뻣함 등)와 거의 동시에 도로망에 해당하는 대뇌피질의 어느 한 쪽의 장애(손을 마음대로 사용할 수 없다, 움직임이 어색하다 등)가 일어나는 것이 특징입니다. 주로 좌우 어디에 일어나느냐에 따라 증상의 종류는 다르지만, 전두두정엽 장애에 동반한 다양한 증후가 보입니다. 그러나 임상증상을 보고 피질기저핵변성이라고 진단된 환자 가운데 사후 부검에서 그 진단이 확진된 것은 반 정도였다는 보고가 있을 정도로 진단의 정확성과 신뢰도는 엄청 떨어집니다. 또한 병리학적으로 피질기저핵변성이라고 확정·진단된 경우에도 교과서에 나오는 대토 임상증후와 일치된 전형적인 경우는 40%에 불과하였다는 보고도 있습니다. 임상적으로 피질기저핵변성증으로 확정·진단하는 것은 어렵다고 판단되기 때문에 뇌기저핵장애에 동반한 파킨슨증후군과 한쪽의 대뇌위축에 따른 다양한 증상을 나타내는 병태를 한데 묶어 일반적으로 피질기저핵증후군이라고 부르고 있습니다. 60세 전후에서 증상이 나타나기 시작하며, 파킨슨증후군과 함께 전두엽 퇴화, 인지장애가 생기는 드문 진행성·신경퇴행성 질환입니다. 주요 증상으로 기저핵 기능장애로 인한 운동장애는 한쪽 팔·다리에서 시작하여 확대되는데 동작 느려짐, 경직, 활동성과 자세성 떨림, 손발 뒤틀림, 튀는 듯 떨림 등이며, 뇌 피질 기능장애로는 평소 익숙한 행위를 잘 못하는 실행증, 피질감각 장애, 인식 기능 장애 등입니다. 검사소견에서 페트시티 검사와 스펙트 검사에서 비대칭적인 전두-두정엽 위축이 관찰되기도 합니다.

[그림8-5] 대뇌기저핵증후군을 구성하는 질환

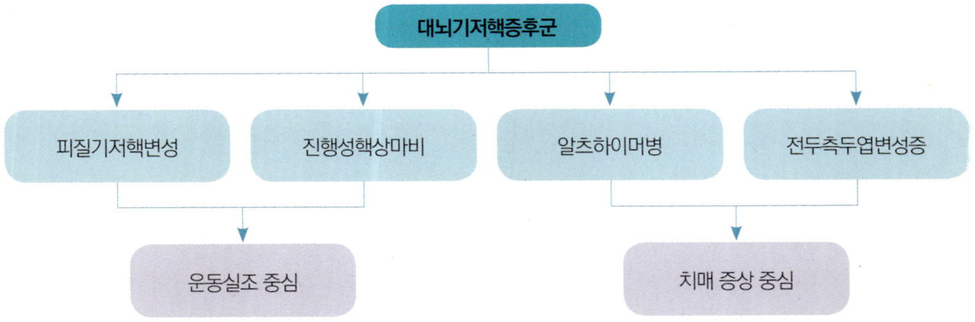

진행성핵상마비(Progressive Supranuclear Palsy: PSP)

파킨슨병 증상과 함께 초기부터 잘 넘어지는 질환에 진행성핵상마비라는 파킨슨증후군이 있습니다. 이 질환은 40대 이후 보통 50대부터 발병하며, 비가족성으로 남성이 여성에 비해 높은 발병률을 보입니다. 신경퇴행성 질환이지만 파킨슨병과는 다른 것으로, 초기부터 자주 넘어지고 눈을 자발적으로 위아래로 움직일 수 없는, 안구의 수직운동장애가 전형적인 증상입니다. 이것은 '뇌간+기저핵+소뇌+핵상성 안근마비(중뇌에 위치한 3번 뇌신경핵의 위축)'의 신경세포가 줄어들면서 일어나기 때문입니다. 뇌간이나 소뇌 중심의 질병이므로 발병 초기부터 균형잡기가 곤란하여 잘 넘어지는 데에서 그 특징을 알 수 있으며, 목 근육긴장 이상을 포함한 체간의 경직(특히 경부 후굴), 안면 강직 및 수의적 운동 시 수직성 안구운동마비를 동반하는 신경퇴행성 질환입니다. 안구운동마비로 아래를 내려다보기가 힘들어 신문을 읽을 때 행간을 잘못 찾으며 시야 혼탁이나 시력까지 저하되어 안과를 먼저 방문하기도 합니다. 보통 떨림은 관찰되지 않지만, 느린 동작이나 근육경직은 체간부에서 사지 부에 비해 심하게 나타납니다. 뻣뻣한 통나무가 로봇처럼 어설프게 걸어 다니는 형상이라면 이해될 수 있을까요? 보행이 불안정하고 동작이 느리기 때문에 초기에는 파킨슨병과 구별하기가 무척 힘듭니다. 그러나 파킨슨병은 초기부터 넘어지는 일은 없다는 데 차이가 있습니다. 따라서 이 질환은 낙상위험이 매우 높기 때문에 발병 후 얼마 지나지 않아서 혼자 걸어 다니는 것이 어렵게 됩니다. 파킨슨병보다 일반적으로 증상의 진행 속도가 빠르다는 것도 하나의 특징입니다. 진행하면서 뇌CT나 MR에서 중뇌의 위축을 발견할 수 있으며, 페트시티에서 전두엽 대사가 저하되어 있는 것이 관찰됩니다. 주로 대증치료에 국한되며, 그 효과는 그다지 좋지 않습니다. 현 시점에서 일상생활의 동작조차 개선시키는 것이 힘들다는 것이 통설입니다.

다계통 위축증(Multiple System Atrophy: MSA)

파킨슨증후군을 다룰 때, 다계통 위축증이라는 말도 뇌MR 같은 영상기술의 발전으로 생각보다 어렵지 않게 듣는 용어가 되었습니다. '환상문학' 이론을 정립한 인문주의 선구자인 츠베탕 토도로프(프랑스 문예이론가이자 역사 연구가)가 77세로 일종의 퇴행성 신경질환인 다계통 위축증의 사인으로 사망하였다는 부고기사가 눈에 띕니다. 그의 책은 국내에도 번역·소개되었는데, 퇴행성 뇌질환의 하나로 그다지 늙지 않은 나이에 파리에서 삶을 마감했다는 뉴스는 새삼 다계통 위축증 치료의 어려움을 말해 주고 있는 듯합니다.[21] 다계통 위축증은 흑질+선조체, 소뇌, 뇌간 등 여러 곳에서 병변이 확인되는데, 검사소견의 MR에서 소뇌 위축, 기저핵 변성과 위축 소견이 보이며, 뇌간에 십자가 모양의 줄무늬가 나타나는 것이 특징입니다. 이와 같이 병소가 여러 군데이기 때문에 다계통 위축증이라는 병명이 붙게 되었습니다. 뇌 페트 검사는 파킨슨병과 다계통 위축증을 감별 진단하는 데 도움이 됩니다. 초기에는 다른 부분의 병변이 보이지 않기 때문에 추정진단의 오류가 많다고 하겠습니다. 다계통 위축증이라는 개념이 나온 것은 꽤 오래 전의 일인데, 1969년 그레이엄(Graham), 오펜하이머(Oppenheimer)가 올리브교

소뇌위축증(OPCA), 줄무늬체흑질변성증(SND), 샤이드래거증후군(SDS)을 통합한 개념으로 처음 제창하였습니다. 그 후, 1989년 팝(Papp)이 교세포질내 봉입체(GCI: Glial Cytoplasmic Inclusion)를 발견하였는데, 이것이 다계통 위축증의 특징이었습니다.

주병변이 어디에 있는가에 따라 크게 세 종류로 분류됩니다. 첫 번째는 파킨슨병 증상 위주, 즉 동작이 느리고 근육이 뻣뻣해지며 떨리는 증상 위주로 나타나는 파킨슨병형 다계통 위축증(MSA-P라 약칭, P는 Parkinson의 P)입니다. 두 번째는 소뇌 증상 위주, 즉 술취한 사람처럼 비틀거리며 걷고 발음이 어눌한 증상 위주로 나타나는 소뇌형 다계통 위축증(MSA-C라 약칭, C는 소뇌cerebellum의 C)입니다. 세 번째는 자율신경계 증상 위주, 즉 성기능장애, 배뇨장애, 일어날 때 생기는 어지럼증 등의 증상 위주로 나타나는 자율신경형 다계통 위축증(MSA-A라 약칭, A는 자율신경autonomic nerve의 A)입니다. 어지러움이 특징이기 때문에 자율신경계 검사에서 다계통 위축증 환자 중 70% 이상이 자율신경계 이상 증상을 보인다고 합니다. 이와 같이 이 질환은 복합적으로 나타나는 퇴행성 신경질환으로, 약에 반응하는 파킨슨병 환자는 기저핵 기능이 잘 보존되어 있는 반면, 다계통 위축증 환자는 기저핵과 소뇌 기능이 모두 현저히 떨어져 있는 것으로 보입니다. 환자의 증상이 진행됨에 따라 처음에는 파킨슨병으로 진단했다가 나중에 다계통 위축증으로 진단이 바뀌고, 그로 인해 오진이라는 불평을 듣는 경우도 적지 않습니다. 아무리 훌륭한 신경과 전문의라도 다계통 위축증과 파킨슨병을 초기부터 완전하게 구별한다는 것은 현 시점에서 불가능합니다. 이들 감별은 최소한 1~2년 이상 경과 관찰이 필요합니다. 치료는 처음부터 도파민 제제에 효과가 없습니다. 하지만 초기 MSA-P의 경우, 파킨슨병과의 감별이 매우 어렵고, 초기에는 레보도파가 유효한 증례도 적지 않게 존재하기 때문에 초기 진단이 더 어려운 측면도 있습니다.

[그림8-6] 다계통 위축증의 종류와 특징

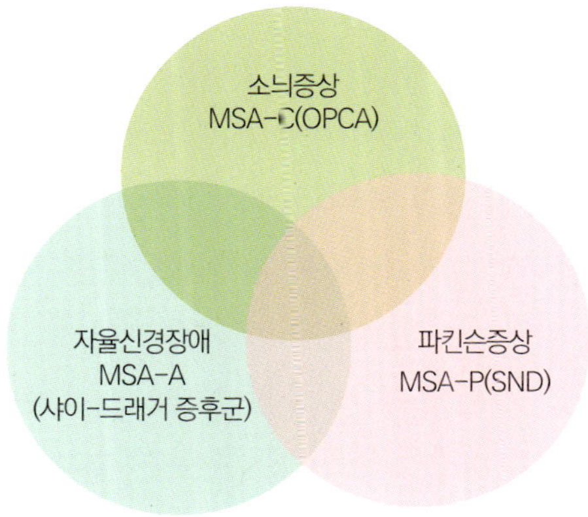

MSA-C=OPCA(약 60%): 소뇌형(Cerebellar). 올리브-고-소뇌계 이상이 두드러진 증례
MSA-P=SND(약 30%): 파킨슨증(Parkinsonism). 선조체-흑질계 파킨슨증후군이 두드러진 증례
MSA-A=샤이드래거(Shy-Drager) 증후군(수%): 자율신경계 자율신경증상이 현저한 증례

정상압수두증(idiopathic normal pressure hydrocephalus: iNPH)

뇌는 물에 잠겨 있음으로 해서 외부의 많은 충격으로부터 보호받고 있습니다. 시중에 시판되고 있는 두부를 떠올려봅시다. 진열대 위에 그냥 놓여 있는 두부가 있는 반면, 물이 채워진 봉지에 들어 있는 두부가 있는데, 전자는 자칫 잘못 만지면 부서지지만, 후자는 웬만해서 이리저리 던지더라도 망가지지 않는 경험을 할 수 있습니다. 우리의 뇌도 후자처럼 물속에 잠겨 있기 때문에 어지간한 외부의 충격에도 끄떡없이 보존되고 있습니다. 이 물을 뇌척수액이라 하는데, 하루에 약 450~500ml 정도 생기고, 이 액체는 제 길을 따라 머릿속에서 허리 끝까지 내려와서 체내에 흘러 들어오는 과정을 거치게 됩니다. 즉, 척수 내의 중심관을 통해 척수로 내려가거나 제4뇌실의 정중구멍 또는 측구멍을 통해 뇌의 바깥으로 나가게 되며, 뇌의 밖으로 나간 뇌척수액은 뇌와 척수의 거미막밑공간을 순환하다가 뇌막의 일종인 거미막의 거미막과립에서 분해되어 없어집니다. 이런 과정을 통해 뇌척수액의 생성, 순환, 분해가 이루어지는데, 생성되는 양과 분해되는 양은 균형을 이루어 항상 일정한 양(120~150ml)의 뇌척수액이 유지됩니다.

그런데 어떤 원인으로 이 과정에서 뇌척수액이 지나치게 고임으로써 문제가 발생하는데, 이것을 수두증이라 합니다. 일반적으로 일정한 공간에 물이 고이면 압력이 높아지게 마련인데, 아직까지 압력이 정상을 유지하는 단계에서는 접두사로 '정상압'을 붙여 '정상압수두증'이라 합니다. 영어로는 normal pressure hydrocephalus(NPH)라 합니다. 특정원인을 찾지 못하는 경우에 의학적으로 흔히 동원되는 단어가 '특발성'이라는 뜻의 idiopathic인데, 이 접두사를 붙여 정상압수두증을 '아이엔피에이치(iNPH)라 합니다. 특발성 파킨슨병을 아이피디(iPD)라고 하는 것과 같습니다. 접두사 아이(i)는 소문자로 하여 꾸며주는 뜻임을 알 수 있습니다. 2012년 노벨의학생리학상을 수상한 일본 교토대학교의 야마나카 신야 교수는 2006년 생쥐의 피부세포에 네 가지 유전자를 주입해 배아줄기세포 상태를 만들었는데, 이를 '유도만능줄기세포(induced pluripotent stem cell)'라 하면서 iPS세포라 약칭하여 소문자 i와 대문자 PS로 표현하였습니다. 그는 유도만능줄기세포를 iPS로 네이밍할 때 여러 가지 사례를 살펴보면서 고심한 끝에 내린 결론이라고 하였는데, 소문자 i를 사용한 것은 젊은이들에게 인기 있는 iMac이나 iPod와 닮아 보이려고 했답니다. 그리고 i를 소문자로 한 이유는 iPS세포보다 먼저 개발된 ES세포가 알파벳 두 글자로 구성되어 외우기 쉽다는 점을 참고하여 경쟁심에서 소문자 i와 대문자 PS의 두 글자로 꽤 인상에 남는 이름을 짓고자 노력하였다고 했습니다. 다행히 거의 동시대에 성공한 미국연구그룹들이 과학잡지 《네이처(Nature)》에 논문을 발표하면서 'iPS cell'이라고 하여 이 이름이 정착되었다고 합니다.[22] 일본 교토대학교 유도만능줄기세포 연구소 이름도 CiRA(사이라)로 하고 있습니다. 하여튼 우리는 소문자 i의 대중적 사용으로 특발성 파킨슨병의 iPD, 특발성 정상압수두증의 iNPH가 iPod, iMac, iPhone, iPS 등과 나란히 사용되는 우연한 일치에 흥미로움을 느낍니다.

뇌척수액이 뇌실 계통을 순환하지 못하거나, 생산된 뇌척수액과 동일한 양의 뇌척수액이 혈류로 흡수되지 않을 때 발병하는 정상압수두증에서는 세 가지 특징적인 증상이 나타납니다. 먼저 보행장애로서 발걸음이 약간 끌리거나, 넘어지는 경향이 있거나, 발이 무거운 느낌이 들거나, 계단을 이용하는 것이 어려운 형태입니다. 다음은 요실금으로 빈번하게 또는 급한 요의, 참을 수 있는 자제력을 상실하는 양상을 보입니다. 마지막은 인지증으로 망각, 단기 기억 상실, 활동에 대한 흥미 상실 또는 기분 변화의 형태가 나타납니다. 정상압수두증의 3대 주요 증상인 보행장애는 94~100%, 인지증은 69~98%, 요실금은 54~83%의 비율로 나타나는 것으로 알려져 있습니다. 가장 많이 나타나는 보행장애는 크게 3가지 타입으로 나타나는데, 보폭장애(petit-pas gait), 발 거상

저하(magnet gait), 양발 간격 확대(broad-based gait)입니다.[23] 뇌영상검사에서 뚜렷한 뇌실 확대 소견과 보행장애라는 특징을 가진 환자라면 수두증으로 진단을 하게 됩니다. 인간의 뇌 앞부분을 전두엽이라고 하는데, 이 전두엽 피질은 크게 3가지 기능을 가지고 있습니다. 첫째로 최고배뇨중추로 작용하며, 둘째로 인지수행능력을 담당하고, 마지막으로 보행능력을 담당합니다. 뇌척수액이 과잉되어 뇌실 내 뇌척수액이 과잉되면, 이 전두엽 피질 부위를 압박하게 됩니다. 그 결과, 앞서 언급한 세 가지 기능에 장애가 발생하여 배뇨조절장애, 인지기능장애, 보행장애가 발생하게 됩니다. 보행장애가 진행되는 것은 혈관성 파킨슨증후군과 같이 선조체를 포함한 운동제어 회로망의 손상이 계속된다고 봅니다.

[그림8-7] 고령화 사회에서 특발성 정상압수두증에 대한 정보를 제공하고 있는 일본의 정상압수두증 정보 홈페이지[24]

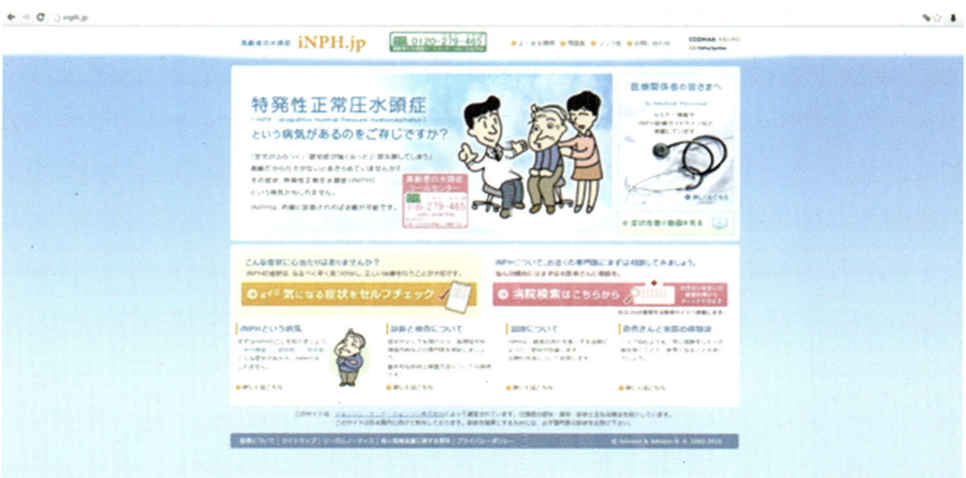

iNPH.jp
特発性正常圧水頭症
という病気があるのをご存じですか?

여기서 '정상압'이라고 접두사를 붙인 수두증은 척수액이 고이더라도 아직 정상압력을 유지하고 있어서 물을 즉각 빼내주어야 할 단계는 아니라는 것을 의미합니다. 이와는 달리 다양한 뇌수술 후유증으로 물이 고여 압력이 높아지면 인공튜브로 물길을 만들어주기도 합니다. 이를 뇌실 션트(shunt)라고 하는데 션트 튜브를 몸에 박아둠으로써 여분의 뇌척수액을 체강으로 흘려보내는 수술을 하게 됩니다.

인지장애를 특징으로 하는 파킨슨증후군

치매를 뜻하는 dementia는 라틴어에서 유래하여 '정신(-mens)'이 '사라지는(de-)' '상태(tia)'라는 의미입니다. 치매는 일본에서 만든 용어로서 어리석을 '치'와 어리석을 '매'가 중복되어 '어리석고 또 어리석은'이라는 경멸감과 부정적인 시각이 담겨 있습니다. 이러한 이유로 2004년부터 일본은 인지증으로 바꿨으며, 중국에서는 '노년치매증', 대만에서는 '실지증(失知症), 홍콩에서는 '뇌퇴화증'으로 부르고 있습니다. '정신이 사라지는' 병, 혹은 제정신이 아닌 증상 발현은 여전히 현대의학에서 치료가 불가능합니다. 현재 출시된 치매치료제는 증상을 조금 개선하는 데 그칠 뿐이며, 조기발견을 통하여 진행을 예방하는 데 초점을 맞추어야 합니다. 전체 치매 중 70%를 차지하는 알츠하이머병은 전형적인 증상 출현이나 과정을 거치지 않는다면 오진 확률이 적어도 20% 이상은 된다고 봅니다. 파킨슨병이나 그 증후군을 만날 때 느린 동작 등의 운동장애보다 치매 증상이 두드러진 환자를 보게 되는데, 다음 세 질환을 대표적으로 들 수 있습니다.

루이소체 치매(dementia with Lewy bodies: DLB)

뇌의 퇴행성 질환에서 병리적으로 루이소체, 또는 레비소체라는 말을 반드시 듣게 됩니다. 레비는 독일어의 표현이고, 루이는 영어 발음인데, 이 병리소견을 처음 발견한 독일 태생의 신경학자, 프레데릭 레비(Frederic H. Lewy)가 1912년 자기의 이름을 따서 명명한 데서 유래하고 있습니다. 루이소체라는 단백질이 뇌의 밑 부분(즉 뇌간)에 쌓이면 파킨슨병 증상이, 대뇌피질 전체에 나타나면 루이소체 인지장애가 나타납니다.

1989년〈죽은 시인의 사회〉에서 열연한 로빈 윌리엄스가 2014년 자살로 그 생애를 마감하게 되는데, 그 당시에는 심한 우울증을 그 원인으로 지목하였으나, 최종적으로 뇌 부검 결과에서 루이소체형 치매로 밝혀졌습니다. 로빈 윌리엄스는 1990년 출시된〈사랑의 기적(Awakenings)〉에서 뇌염 후유증으로 발생한 파킨슨증후군 환자를 돌보던 신경과 전문의 '닥터 세이어' 역을 맡았었는데, 화면에서의 연기가 그의 실제 삶의 일부가 되었습니다.

루이소체 인지증은 증상이 복잡하게 나타나는데, 환자에 따라 너무나 다양하여 일률적으로 뭐라 할 수 없기 때문에 초기 단계에서 제대로 된 진단이 거의 나오지 못하고 있습니다. 남성이 여성에 비해 약 두 배 이상 높다고 알려져 있으며 전체 치매 환자 중 약

20%를 차지한다고 합니다. 전형적인 증상은 파킨슨병과 같이 우울증, 변비 등이 오래 전부터 있게 되며, 몸동작이 서서히 느려지고, 몸 근육이 뻣뻣해지며, 걸을 때 균형 잡기가 힘들고, 나중에는 인지기능저하가 오게 됩니다. 간혹 인지기능저하가 파킨슨병 증상보다 먼저 나타나기도 합니다. 일반적으로 파킨슨병 증상에 치매 증상이 반반의 비율로 섞여 나타나는 경향을 보이고 있습니다. 파킨슨병 증상이 진행되면서 치매 증상이 뚜렷해지면 루이소체 치매를 의심하면 될 것으로 보입니다. 치매에 덧붙여 망상과 환각, 환시가 일어나고 이어서 잠꼬대가 나타납니다.

전두측두엽변성증(Frontotemporal lobar degeneration: FTLD)

본 질환은 변성부위(anatomy topography)에 근거한 질환군입니다. 인지증을 일으키는 3대 변성질환인 알츠하이머병(AD), 루이소체 치매(DLB), 전두측두엽변성증(FTLD)을 예로 들면 AD는 타우(tau) 단백질과 베타(β) 단백질 축적에 의하며, DLB는 알파시누클레인 축적으로 정의되어 이들 단백질이 축적되는 부위는 상관하지 않습니다. 그러나 FTLD 진단에는 전두엽과 측두엽이라는 일정한 부위에서 일어난다는 충분조건이 있어야 하며 축적물질의 종류는 상관하지 않습니다. 따라서 AD나 DLB라 하더라도 주요 병변부위가 전두측두엽에 있다면 FTLD로 분류되기도 합니다. FTLD의 주 증후군은 첫째로 성격·행동이상이 두드러진 전두측두엽형 인지증(frontotemporal lobe dementia: FTD), 둘째로 진행성 비유창성 실어증(progressive non-fluent aphasia: PA), 셋째로 단어와 사물의 의미를 모르게 되는 의미성 인지증(semantic dementia: SD)입니다.

전두측두엽형 인지증은 성격변화, 반사회적 행동이상, 자제력 결핍, 성적 행동이상, 수행기능장애, 기명력 저하를 나타냅니다. 진행성 비유창성 실어증은 서서히 진행하는 언어장애가 특징으로 이름 대기가 힘들며 문장의 문법적 오류가 많아 횡설수설하는 유형입니다. 의미성 인지증은 유창하게 말을 하나 본인이 한 말의 의미를 모르며 얼굴을 알아보지 못하는 특징이 있습니다.[25]

알츠하이머병(Alzheimer's disease: AD) 합병증으로서의 파킨슨증후군

알츠하이머병은 치매를 일으키는 가장 흔한 퇴행성 뇌질환으로, 초기에는 종종 파킨슨증후군이 앞서 나타난다고 알려져 있습니다. 이 경우에는 특징적인 기억장애를 중심으로 한 인지기능장애가 있는지 여부와, 뇌MR이나 뇌스펙트검사, 뇌척수액검사 등으로 알츠하이머병의 특징적인 변화가 보이는지 여부가 감별진단의 요점이 됩니다. 주요 증상은 기억력 감퇴, 언어능력 저하, 시공간 파악능력(지남력)의 저하, 판단력 및 일상생활 수행능력의 저하, 정신행동증상 및 신체증상으로, 뇌영상의 MRI, 페트에서 특징적인 내측두엽 위축 소견이 비교적 초기 단계에서 확인되기도 합니다.

참고문헌

1. Langston JW, *The Parkinson's complex: parkinsonism is just the tip of the iceberg*, Ann Neurol, 2006:59(4):591-6.
2. Racette BA, Willis AW, *Time to change the blind men and the elephant approach to Parkinson disease?*, Neurology, 2015:85(2):190-6.
3. 일본신경학회용어위원회 편, 《신경학용어집 개정 제3판》, 분코도, 도쿄, 2008, p.108.
4. Colcher A, Simuni T, *Clinical manifestations of Parkinson's disease*, Med Clin North Am, 1999:83:327-47.
5. Hughes AJ, et al., *Accuracy of clinical diagnosis of idiopathic Parkinson's disease: a clinico-pathological study of 100 cases*, J Neurol Neurosurg Psychiatry, 1992:55:181-4.
6. Hughes AJ, et al., *The accuracy of diagnosis of parkinsonian syndromes in a specialist movement disorder service*, Brain, 2002:125:861-70.
7. Bower JH, et al., *Incidence and distribution of parkinsonism in Olmsted County, Minnesota, 1976-1990*, Neurology, 1999:52:1214-20.
8. Carlo Colosimo, David E. Riley, Gregor K. Wenning, *Handbook of Atypical Parkinsonism*, Cambridge University Press, 2011, pp.126-141 개정 인용.
9. Starr BW, Hagen MC, Espay AJ, *Hydrocephalic Parkinsonism: lessons from normal pressure hydrocephalus mimics*, J Clin Mov Disord, 2014:1:2.
10. 아툴 가완디, 김희정 역, 《어떻게 죽을 것인가》, 부키, 서울, 2015, p.70.
11. 올리버 색스, 이민아 역, 《온더무브》, 알마, 서울, 2016, pp.78-79.
12. 후생신문, 2005년 4월 19일, 부작용 우려 의약품 국내 버젓이 판매.
13. Shin HW, Chung SJ, *Drug-induced parkinsonism*, J Clin Neurol, 2012:8(1):15-21.
14. Shin HW, Kim MJ, Kim JS, Lee MC, Chung SJ, *Levosulpiride-induced movement disorders*, Mov Disord, 2009:24(15):2249-53.
15. Shim YH, Park JY, Choi WW, Min IK, Park SU, Jung WS, Moon SK, Park JM, Kc CN,

Cho KH, Cho SY, *Herbal medicine treatment for drug-induced parkinsonism*, J Altern Complement Med, 2015:21(5):273-80.

16. Ishikawa T, Funahashi T, Kudo J, *Effectiveness of the Kampo Kami-shoyo-san(TJ-24) for tremor of antipsychotic-induced parkinsonism*, Psychiatry Clin Neurosci, 2000:54(5):579-82.
17. 동아일보 2015년 11월 27일 A14면, 뇌내출혈로 몸 불편해져 주사기 재사용.
18. 동아일보 2015년 11월 28일 8면, 어눌한 말투에 손 떨어…의사 맞는지 불안.
19. 조선일보, 2016년 6월 6일 A8, 링 위에선 챔피언…링 밖에선 자유의 투사.
20. 중앙일보, 2016년 6월 6일 2면, 나비처럼 날아 벌처럼 쐈다…오바마 "가장 위대한 사람."
21. 중앙일보, 2017년 2월 10일 22면, '환상문학' 이론 정립한 인문주의 선구자 토도로프.
22. 마스카와 도시히데, 야마나카 신야, 《대발견의 사고법》, 분게이슌쥬, 도쿄, 2012, pp.13-15.
23. 《특발성정상압수두증 진료가이드라인》, 메디컬리뷰사, 도쿄, 2004.
24. 웹사이트: http://inph.jp
25. 나카노 이마하루, 〈전두측두엽변성증(FTLD)의 개념과 분류 update〉, 임상신경, 2011:51:844-847.

제9장

나가면서

인텔의 명예회장인 앤디 그로브가 파킨슨병으로 2016년 3월 21일에 자택에서 별세하였다는 소식이 들어왔습니다.[1] 인텔 최전성기를 이끌었고 스티브 잡스의 멘토였던 그는 2005년 은퇴하면서 거금의 연구비를 파킨슨병 재단에 기부하기도 하였는데, 파킨슨병 지병으로 79세라는 비교적 이른 나이에 그의 생애를 마치게 했다는 것이 안타깝습니다. 이 또한 미국에서의 파킨슨병에 다한 표준적인 치료 접근의 한계(incurable disease)라는 점을 생각하도록 해줍니다.

파킨슨병을 앓고 있는 사람들은 거의 노인들입니다. 이들을 대상으로 하는 치료방법에는 노인들의 생리·병리 특성을 고려하여 무리한 치료를 피하고 환자에 대한 면밀한 분석을 통하여 삶의 질을 높이는 슬로 메디슨(slow medicine)에 주목할 필요가 있습니다. 이 개념은 적극적인 검사와 치료 중심의 의료에서 벗어나 현대의학이 간과할 수 있는 삶의 질 부분을 보완하는 것으로, 2002년 이탈리아의 심장내과 의사인 알베르토 돌라라(Alberto Dolara)가 제창한 '슬로 메디슨으로의 초대(invitation to slow medicine)'에서 시작되었다고 합니다. 그는 빠른 검사와 진단·치료로 이어지는 현대의료를 패스트푸드에 비유했는데, 그의 전공인 심장혈관조영술, 심장스텐트 같은 적극적인 검사나 치료가 사망률을 높일 수 있다는 주장입니다. 검사·수술·시술·투약 등 의학적 치료가 100% 옳은 것은 아니며 오히려 환자 본인의 자생력과 회복력에 대해 자신감을 가지도록 신체 회복력·면역력을 키우는 데 더 신경 쓸 것을 권유합니다.[2] 파킨슨병이나 파킨슨증후군 모두 중년 이후에 발병하는 특징이 있으므로 약물 중심의 치료보다 면역력 강화가 우선되어야 한다는 그의 말을 경청할 필요가 있습니다.

파킨슨병은 표준약물이 글로벌하게 사용되나, 파킨슨증후군은 개별성이 두드러지고, 약물발현 또한 천차만별이기 때문에 텍스트에 의존한 치료가 어렵습니다. 이러한 신경질환의 치료에 대하여 도쿄대학교 의학부 제1내과 나가이 요시키 교수는《난치병 총론》에서 다음과 같이 한방치료에 대한 기대를 표현하고 있습니다.[3]

> "특히 병의 원인을 규명하여 근본을 해결한다는 서양의학은 원인을 알 수 없는 질환에 대해서는 치료방법을 구사할 수도 없으며, 나아가 설사 원인을 안다고 하더라도 대처 수단이 개발되어 있지 못하면 이 또한 속수무책이다. 서양의학의 화려하고 눈부신 발전에 현혹되어서는 안 된다. 서양의학이 만능이라는 것은 환각에 지나지 않는다. 서양의학에도 약점이 있으며, 특히 난치성 신경질환에 대해서는 한방치료에 양보하여야 한다. 의사가 '이 질환에는 치료법이 없다'라고 할 때의 치료법이라는 것은 서양의학적 치료를 말하며, 한방의학에서는 여러 가지 치료법을 구사할 수 있는 것이다. 서양의학 지식만 가지고 있는 의사는 의사로서 치명적인 결함을 가지고 있는 의료인이며, 서양의학적 치료만을 행하는 의료기관은 결함 의료기관이라는 인식을 일반사람들은 가져야 한다. 환자는 '올바른 치료를 받고 싶다'라는 바람을 가지고 있다. 이때 '올바른'이라는 것이 서양의학이든, 동양의학이든 모두 '올바른' 치료라는 사실은 두말할 필요가 없다. 서양의학밖에 모르는 의사가 자신이 '올바르다'고 생각하여 '이 난치병에는 치료법이 없다'고 선언하더라도 한방적으로는 뭔가 유효한 치료수단이 있을지 모른다. 따라서 의사들은 '이 질환에 서양의학적으로 유효한 치료법은 없습니다. 한방의학에는 여기에 대응하는 방법이 있을지도 모릅니다'라고 정확하게 말해야 한다."

도쿄대학교 의학부를 나와서 소화기내과 전문의와 한방전문의를 다 같이 전공한, 간켄아리아케 병원의 통합암진료센터 호시노 에쓰노 박사는 그의 최신 저서에서 "서양의학의 한계는 의학의 한계가 아닙니다. 서양의학만으로는 불가능한 일이 '한방+알파'를 추가함으로써 길이 열립니다"라고 분명한 어조로 밝히고 있습니다.[4]

환자라는 주체적 개별성이 과학 만능시대의 보편성과 객관성 속에 매몰되는 문제에 대하여 소설가 김훈은 그의 2015년 산문집 〈목숨2〉에서 다음과 같이 말하고 있습니다.[5]

> "생명과 병듦과 늙음과 죽음의 개별성은 개체의 것이다. 모든 인간의 병을 범주화하고 일반화해서, 동일한 징후에는 동일한 처방을 내린다는 방식으로는 이 개별적 징후들과 소통할 수 없을 것이다. 병과 징후들은 일반화했을 때 의학은 보편성이라는 자부심을 가질 수 있겠지만, 그 자부심은 앓고 있는 인간의 고통의 개별성과는 별 관련이 없어 보인다. 나의 고통은 나의 생명 속에서만 유효한 실존적 고통인 것이다. 인간의 존엄은 그 개별성에 있다. 나의 병은 다른 모든 유사한 병과 다른 것이다. 그러므로 병을 치료한다는 것은 개별적 존재의 개별적 병을 치료한다는 말이 되어야 할 것이다."

의료인의 입장에서는 환자 한 사람은 n분의 1이지만, 환자 본인은 100% 그 자체라는 인식에 공감해야 할 것입니다. 파킨슨병 환자 개인이 가지고 있는 불편함은 빙산의 일각일 수도 있고, 장님 코끼리 만지기일 수도 있다는 점을 충분히 깨닫고, 더 많은 관심과 주의를 기울여 나가야 할 것입니다. 이 세상에는 오로지 서양의학만 있는 것이지, 나머지 의료는 말도 안 될 뿐만 아니라 믿을 바가 못 된다는 이런 고정관념(stereotype)으로 일관하는 의학자들에게,[6] 지적 평론으로 최고의 지성인으로 꼽히는 황현산은 '내가 알고 있는 것이 무엇인가'라고 했던 르네상스 시대의 사상가 몽테뉴의 말을 빌리면서 한 개인이 이 세상에서 일어나는 모든 일을 다 알 수도 없거니와 어떤 사안이나 현상에 대하여 일정한 지식을 지녔다고 하더라도 그것이 그 앎의 끝일 수 없다는 점을 강조하면서 그의 경험을 털어놓고 있습니다. 그는 홍역을 앓는 중에 피난을 가서 생사의 길을 헤매다가 인삼탕으로 건강을 회복한 경험을 가지고 있는데, 어느 한국인 의사가 인삼에 대한 우리의 믿음은 미신일 뿐이라는 칼럼을 기억해 내고 있습니다. "한 지식체계의 변두리에서는 지식이 낡은 경험을 식민화하지만, 오히려 중심부에서는 지식이 늘 겸손한 태도로 세상을 본다"는 그의 말은 제대로 된 의료인이라면 오로지 환자만을 바라볼

뿐이라는 격언을 떠올리게 합니다.[7]

일본에서 파킨슨병으로 가장 유명한 준텐도대학 신경내과 핫토리 노부타카 주임 교수는 일반인들을 위한 그의 최신 저서에서 파킨슨병에 화제가 되고 있는 수소물까지 언급하면서 환자에게 보탬이 된다면 무엇이든지 검토할 필요가 있으며, 기존 약물치료법 외에 유효한 방법이 무엇인지 살펴보는 것도 주치의가 할 일이라고 하였습니다. 이것저것 안 된다는 식으로 환자의 희망이나 용기를 끊는 것만큼 나쁜 것은 없다는 그의 지적은 환자를 진정으로 위하는 의료인의 고유한 직분을 되새기게 만듭니다.[8]

한의학을 표준의학이나 첨단의료의 반의어로 보는 시각도 있는 듯합니다. 현재를 포함하여 미래의 재조명을 끊임없이 기다리는 보물창고가 아닐까 하는 상념에 사로잡히기도 합니다. 일각에서는 한의학은 과학이 아니라는 주장을 펴면서 한 수 깔고 보는 경향이 있습니다.[6] 일반적으로 과학이라 함은 '실험실에서 반복된 실험으로 획득한 지식의 집합'인 데 반해, 한의학은 '임상현장에서 반복된 경험으로 획득한 지식의 집합'이라 정의할 수 있는데, 이 양자는 대척점에 위치하는 것이 아니라 동일 선상에 위치하고 있음을 알 수 있습니다. 박형주 국가수리과학연구소장은 과학논리에 대하여 "(시대에 따라) 과학의 색깔은 바뀌어 왔지만, 그 본질은 같다. 주어진 데이터로부터 논리적 추론과 지배법칙을 사용하여 결론에 다다르는 것, 특정 파벌의 이익도 그 앞에선 무의미하며 획일적 열정도 그 결론을 바꾸지 못한다. 이러한 방식이 이끌어가는 시대를 우리는 '이성과 합리'의 시대라고 부른다"라고 하였습니다.[9]

고령자 사회에서 직면하게 되는, 질병의 특성상 점차 진행하는, 사용 중인 약물의 한계가 분명한, 이러한 성격을 가진 파킨슨병과 그 언저리에 있는 질병군에 대하여 환자 개별성에 중심을 둔 양한방 통합의료의 현장 목소리를 이 책에 담아보려고 노력하였습니다. 《동의보감》 같은 고전적인 의학서를 들여다보면서 '이것은 그 사람들이 살던 그 시대의 질병 수준에 대한 해결책'인데 '타인들의 과거'를 '오늘날 우리의 현재'에 적용할 수 있겠느냐는 의문을 가지기도 합니다. 그러나 한편, 이탈리아의 알베르토 안젤라는 《고대 로마인의 24시간》[10]을 통하여 시간을 초월한 공간을 공유함을 보여주고 있습니다. 인류의 발달사에서도 2,000년 전에 비하여 오늘날 인간의 지혜는 과연 발전되었는가, 더 나아진 것이 있는가 하는 의문을 끊임없이 던집니다.

2016년 7월에 일본 후생노동성 발표에 의하면, 2011년 이후 4년 만에 '장수국가' 일본을 제치고 홍콩이 평균 수명이 가장 높은 지역임을 알려주고 있는데, 2015년 남성 평균수명이 81.24세, 여성은 87.32세로 남녀 모두 세계에서 가장 오래 사는 것으로 나타났습니다. 이에 대한 이유를 몇 가지 꼽으면서 24개의 한약재를 우려낸 한방차 '24차'를 국민음료로 불릴 만큼 많이 찾는 모습을 거론합니다.[11] 24개의 한약재라면 실제로 한방처방 하나 이상의 개수인데, 이를 옅게 끓여 음료수로 대용하는 것을 장수비결 중 하나로 지목하는 것은 전통의학을 응용할 줄 아는 지혜가 살아 있다는 증거입니다. 홍콩 사람들은 하루 1잔씩 따뜻한 차를 마시는 생활습관 덕분에 죽을 때까지 건강하게 산다고 분석을 하는데, 여기서 따뜻한 차라는 것은 몸을 따뜻하게 하는 성분의 한약차를 말합니다. 저는 이 기사를 접하면서 저녁 7~9시 대의 프라임 타임에 홍콩 TV에서 흘러나오는 수많은 전통 한약 광고가 새삼 생각납니다. 고유의 전통의학을 오늘날 과학화하여 전 세계로 광고하는 그들의 모습을 보면서 같은 동아시아에 소속된 한국과는 너무나 다른 환경에 살고 있다는 것이 부러웠습니다.

이런 의미에서 2016년 서울대학교 미술관의 기획전인 '뉴 올드: 전통과 새로움 사이의 디자인' 전에 주목할 가치가 있다고 생각합니다.[12] 사물의 새로움과 오래됨에 대해 살펴 그 차이와 새로운 결합에 대해 논의한다는 것으로, 즉 낡음이 되어버린 한때의 새로움을 현재의 또 다른 새로움으로 전이시키는 작업이야말로 순환의 숨통을 열어준다는 주제 설정입니다. 전통과 새로움은 대립항이 아니라 선조와 후손이라는 한 연대기 선상에 놓여 있는 족적이라는 면에서 오늘날 숨쉬고 있는 한의학의 존재가치를 생각합니다. 의료인 입장에서는 양한방 두 체계이지만, 환자의 입장에서는 목적지가 같다는 면에서 서양의학의 한계가 전체 의학을 대변하는 것은 아니며, 한국에서는 플러스 한의치료가 있다는 현실적 통합의료를 실천해야 할 것입니다.

그러면서 과연 우리가 전통을 중시하는 문화가 있는지 의문을 가지면서 전통의학이 설 자리가 갈수록 없어지는 현실을 보면 안타까운 심정을 금할 수 없습니다. 과학이라는 하나의 잣대로 전통을 폄하하려는 태도는 인간의 역사가 '경험의 누적과 그 전달'이라는 개념에 비추어 크게 잘못된 사고임을 알 수 있습니다. 전통이라는 것을 현대의 과학이라는 이름으로 함부로 훼손할 수 없다는 것은 2016년 7월에 출시된 모바일 게임 '포켓몬 고'에서도 볼 수 있습니다. 물론 포켓몬은 1996년 일본의 닌텐도 비디오게임으로 탄생되었지만, 이번의 '포켓몬 고' 열풍으로 인하여 '요괴학'이라는 학문적 차원에서 그 연원을 탐색하고 있습니다. 잘 알다시피 포켓몬에 무수한 요괴들이 등장하는데, 이들은 느닷없이 오늘날 세상에 탄생된 것이 아니라, 먼 인류 역사에서 이미 나왔던 것을 현대화했다는 분석입니다. 동아시아 요괴학의 출발은 기원전 4~3세기에 나왔다는 중국의 《산해경(山海經)》으로, 이미 일본의 포켓몬 고에 대항하여 중국발 산해경go가 나와 있습니다. 《산해경》은 한국에도 번역되어 있을 정도로 고전문학을 하는 사람들에게는 필수 문헌이지만, 이를 현대어로 번역하고 수많은 삽화를 넣어 시각적 효과까지 작업을 한 것은 1902년부터 첫 번역이 나오기 시작한 일본입니다. 21세기 첨단 문명국에서 모든 사물에 영혼이 있다고 믿는 '애니미즘(animism)'의 재발견은 이미 백 년 전에 일본의 민속학자와 철학자들이 주목하였던 결과입니다. 됴쿄대학을 나온 불교철학자인 이노우에 엔료(1858~1919)는 미신을 타파하는 입장에서 요괴를 연구하여 《요괴학강의》를 저술하기도 하였고, 민속학의 거두인 야나기타 구니오(1875~1962)가 이어받았으며, 만화가인 미즈키 시게루(1922~2015)에 의하여 1960년대부터 요괴들이 대중들에게 파고들었습니다. 일본에서 특파원 생활을 한 조선일보 논설위원인 선우정은 '내 나라 전통문화에 대한 학자들의 깊은 애정, 내 나라 전통문화를 대중에게 알리고자 노력한 만화가의 집념이 백 년 넘게 층층이 쌓여 오늘에 이르렀다'고 평합니다.[13] 애들 장난으로 취급하던 요괴를 학문화하고, 이를 오늘날 우리 눈 높이로 맞추어 재생산해 낼 수 있었던 것은 아무리 서구문화가 대세를 이룬다고 하더라도 전통 중시라는 스탠스를 잃지 않았기 때문입니다. 권만우 경성대학 디지털미디어학부 교수는 "우리나라도 '뽀로로'처럼 성공한 상품이 있지만, 인문학적 기반이 없는 순수 창작물에 가깝기 때문에 포켓몬처럼 '롱런'하는 세계적 콘텐츠로 발돋움하긴 힘들다"고 코멘트를 하고 있습니다.[14] 여기서 인문학적 기반이라 함은 고전을 말합니다. 뼈대 없는 졸부의 깜짝 아이디어보다는 조상들의 이력을 살펴보면서 이를 보편화하고 일반화하는 사고영역을 확장하는 모습이 곧 글로벌이라 하겠습니다. 제가 왜 이렇게 원고의 외연을 넓힐까요? 우리는 너무 가볍게 전통을 버리고, 또 느닷없이 필요할 것 같으면 뜬금없이 주워 모은다는 것입니다. 19세기 후반까지는 한의학이 가장 과학화되어 있었고, 당대 의철학의 중심이 되어 국민들의 섭생과 건강을 책임졌다는 엄연한 사실을 되돌아보는 지혜를 가져야 할 것입니다. 전통의학의 입장에서 보면, 민족주의와 국수주의의 유전자를 버리고 동아시아 3

국, 한국을 비롯한 중국과 일본의 업적을 서로 공유함으로써 서구 중심 의학의 문제점을 보완하고 필요하면 대체할 수 있을 것입니다.

2016년 8월, 한국의 전례 없는 폭염 속에서 브라질 리우올림픽이 열렸는데, 미국 수영 선수인 마이클 펠프스의 어깻죽지에 부항 자국이 선명하게 나온 사진이 인상적이었습니다. 근육통에 도핑 문제로 사용이 극히 제한되는 약물치료 대신에 부항치료를 선택한 것 같습니다. 이 부항치료는 침술과 마찬가지로 현대의료기술이 아니고 원시 의술에서 왔습니다. 중국고대의학에서 시발한 것으로 적어도 그 응용의 역사는 3,000년을 넘고 있는데, 이를 과학적으로 증명되지 않아 용도폐기를 주장한다면 다른 방식의 삶을 인정하지 않고 자기들만이 우월하다는 오만함의 발로라고 하겠습니다.

서구의학자들은 중국의 전통의학에 대해 일찍이 관심이 있었는데, 1949년《황제내경》이라는 고대중국의학의 81편 논문집 중《소문》편의 영어번역판을 냅니다. 과학기술의 시대에 인문학을 강조하면서 기원전에 완성된《일리아드》·《오디세이아》·《노자》·《논어》를 다시 들추어내는데, 이에 편승하여《황제내경》도 중국을 비롯하여 일본에서 재조명을 받으면서 찬란하게 그 모습을 드러내고 있습니다. 동양에서는 성인이 저술하거나 편찬하면 경(經)이라 하여 높이 평가하는데, 의학의 기본 틀을 제시한《황제내경》또한 이러한 대접을 받고 있습니다. 오늘날 의학자들은 동아시아의학의 시발인《황제내경》에서 출발해야 합니다. 그러지 않으면 서구중심주의의 편협한 시각에서 벗어날 수 없을 것입니다. '과거'를 쉽게 잊고, '고대'를 우습게 여기는 민족은 미래도 없습니다. 헬스케어를 산업화하고 있는 다음소프트 부사장 송길영은 '동양의학의 고전인 황제내경에서는 사람의 건강과 질병은 개개인의 내면(정신)과 외면(육체), 그리고 사회환경에 의해 형성된 것'이라는 말을 인용하면서, '진정한 건강'이 무엇인지 정의하려면 건강 이외의 이슈도 분석할 필요가 있다는 논리를 펴고 있습니다.[15] 일본의 저명한 내과 교수는 기원 후 3세기 후한시대에 나온 치료서,《상한론》의 내용을 내과학 교과서에 넣어야 한다고 주장했습니다. 신경과 전문의이면서 인간의 뇌와 정신 활동에 대하여 흥미로운 이야기를 들려주는 올리버 색스는 그의 자서전《온더무브》에서 시작하기도 전에 "인생은 앞을 향해 살아가야 하지만 이해하기 위해서는 뒤돌아봐야 한다"는 키르케고르(Kierkegaad)의 말을 인용합니다.

꽤 진행된 파킨슨병 환자를 보면 깊이를 알 수 없는 고통의 심연이 엿보이기도 합니다. 하지만 환자 자신이 가지고 있는 여러 배경인자를 고려하여 의사 의존적이 아니라, 본인 스스로 많은 지식을 가지고 이끌어 가야 합니다. 우리는 멀쩡하다가도 사소한 떨림 하나만 가지고서 파킨슨병이라는 말을 듣고 공황상태에 빠지는 경우를 목격하기도 합니다. 더구나 희귀난치성질환으로 등록까지 해줍니다. 좋은 의미에서 국가의 지원책인데, 여기서 문제되는 것은 '난치성'이라는 단어가 가지고 있는 뉘앙스입니다. 고치지 못한다는 의미이기 때문에 의료비의 많은 혜택을 받는데도 불구하고 마음은 천근만근 무겁습니다. 인터넷을 들여다보면 적어도 다섯 단계로 나뉘어 있는 파킨슨병에 대하여 이들을 뒤섞어 얘기하다 보니, 먼 훗날 찾아오는 증상이 바로 내일로 다가오는 것 같은 공포감도 느낍니다. 파킨슨병이지만 건강한 사람이라는 자신감을 갖고 남들과 어울리는 연습을 하도록 가족, 친지, 지인들이 도와주어야 합니다. 파킨슨병에서 주전선수인 약물치료가 마라톤을 완주할 때까지 잘 뛸 수 있도록 보완 대체할 수 있는 후보선수, 운동하는 응원단들도 조직할 필요가 있습니다. 요즈음은 환자들이 직접 자기 몸을 관리하는 방법과 사회심리학적인 처방까지 담은 혁신적인 아이디어를 공유하는 헬스케어 산업이 핫트렌드인데, 여기에도 뭔가 돌파구가 있지 않을까 주목해 볼 필요가 있습니다. 최근에는 IT기술에서 이들 환자를 위한 다양한 보조 도구들이 개발되고 있으며, 2013년 9월 미국의 구글은 수전증과 파킨슨병 환자를 위한 손 떨림 보완용 '스마트 숟가락'을 선보이기도 하였습니다.

오늘날 한의치료기술은 경험과 과학의 결합이라고 정의할 수 있습니다. '과학'이라는 단어는 합리성, 논리성, 이성이라는 함의성 및 객관성과 허물어지지 않는 절대성이 부여된다는 면에서 당대 치료의학으로서 존재가치를 나타냅니다. 그러나 시대의 상황과 관련 학문의 진보에 따라 과학이라는 단어는 맥없이 춤추기도 하고 가치를 훼손시키는 잣대로 악용되기도 합니다. 일본 노벨상 산실인 이화학연구소의 마쓰모토 히로시 이사장은 미(未)과학과 비(非)과학을 구별하면서 미과학적 발견이 중요하다고 역설했습니다. 미(未)과학은 과학이 아닌 것이 아니라 아직 과학이 되지 못한 것으로, 여기에 주목해야 한다는 것입니다.[16] 과거 2,000년간의 경험의학이 비(非)과학이 아니라 앞으로 과학화할 보고(寶庫)의 미(未)과학이라는 점을 다 같이 생각해 보았으면 합니다. 전통을 현대적인 감각으로 재탄생시킨다는 '헤리티지'는 중요한 키워드입니다.

참고문헌

1. 조선일보, 2016년 3월 23일, A25, 발자취.

2. 중앙일보, 2016년 3월 14일, 건강한 당신, 노인 낙상 환자, 또 넘어지지 않게 다각적 치료해야 한다.

3. 나가이 요시키, 《난병의 총론, 한방치료지침》, 로쿠쇼보, 도쿄, 1999, pp.629-630.

4. 호시노 에쓰오, 조기호 역, 《한방 암 치료의 기적》, 리스컴, 서울, 2015, pp.14-17.

5. 김훈, 《라면을 끓이며》, 문학동네, 서울, 2015, pp.142-152.

6. Kim HJ, Jeon B, Chung SJ, *Professional ethics in complementary and alternative medicines in management of Parkinson's disease*, J Parkinsons Dis, 2016 Aug 31, [Epub ahead of print]

7. 한국교직원신문, 2015년 10월 26일, [교육공감] 내가 아는 것이 무엇인가.

8. 핫토리 노부타카, 《준텐도대학이 알려주는 파킨슨병 자택요법》, 슈후노토모 인포스조호샤. 도쿄, 2014, pp.111-118.

9. 동아일보, 2016년 3월 8일, A30, 박형주, 특정 파벌 뛰어넘는 합리의 시대.

10. 알베르토 안젤라, 주효숙 역, 《고대 로마인의 24시간》, 까치, 서울, 2012.

11. 조선일보, 2016년 7월 29일, A2, 최장수 국가? 일본 아닌 홍콩.

12. 동아일보, 2016년 3월 8일, A24, 한때의 새로움이 낡아 또 다른 새로움으로.

13. 조선일보 2016년 7월 29일, A34, 일본의 요괴학.

14. 조선일보 2016년 7월 28일, A2, 포켓몬 신화 뒤엔 ··일본의 100년 요괴학.

15. 매일경제, 2014년 11월 21일, B5, 헬스케어, 행복을 처방하는 혁신 담아야.

16. 매일경제, 2016년 11월 21일, "기초과학 미래의 폭발력, 아무도 모른다."

찾아보기

바

사

아

자

차

카

타

파

하